家庭健康新书架丛书

家有药香

——专家解读家庭用药正与误

赵春艳 编著

U0188871

中国科学技术出版社

·北 京·

图书在版编目（CIP）数据

家有药香：专家解读家庭用药正与误 / 赵春艳编著 .
-- 北京：中国科学技术出版社，2022.9
ISBN 978-7-5046-9427-0

Ⅰ.①家… Ⅱ.①赵… Ⅲ.①中成药—用药法 Ⅳ.① R286

中国版本图书馆 CIP 数据核字（2022）第 023905 号

责任编辑	张建平
装帧设计	成思源
责任校对	邓雪梅
责任印制	马宇晨

出　　版	中国科学技术出版社
发　　行	中国科学技术出版社有限公司发行部
地　　址	北京市海淀区中关村南大街 16 号
邮　　编	100081
发行电话	010-62173865
传　　真	010-62173081
网　　址	http://www.cspbooks.com.cn

开　　本	787mm×1092mm　1/16
字　　数	240 千字
印　　张	14.5
版　　次	2022 年 9 月第 1 版
印　　次	2022 年 9 月第 1 次印刷
印　　刷	北京顶佳世纪印刷有限公司
书　　号	ISBN 978-7-5046-9427-0 / R·2831
定　　价	68.00 元

前言

　　我国实行药物分类管理以及非处方药（OTC）制度已经二十多年，取得了良好的社会效果，目前公众已经普遍树立了"大病到医院，小病去药店"的观念。但由于药物消费和药物使用的特殊性，以及公众药物常识的普遍缺乏，目前不正确用药或滥用药的现象仍屡见不鲜，因不正确用药而到医院就诊的病人也时有所见，有的病人甚至因此导致了严重不良后果，给身体健康造成了不应有的损害。

　　为了提高大众用药的安全性，指导病人和家庭正确用药，我们根据人们经常遇到的用药问题以及自己的临床用药经验，精心编写了这本书。主要内容包括人人应该了解的药物常识，家庭合理用药的必备知识，药物不良反应的预防，老人、小儿及孕妇的用药宜忌，中药和中成药合理使用，以及家庭购买和贮存药物的正确方法等几部分。作者以一问一答的形式，科学严谨的态度和深入浅出的表述，对大众普遍关心的关于用药的方方面面的问题予以通俗易懂的解答，内容丰富、简明、实用，切合大众实际生活需要，非常适合普通读者阅读参考，是每个家庭必备的实用参考书，也可供相关部门和机构作为健康教育及安全用药的宣传资料使用。

　　作者虽然花费了大量精力进行有关资料的收集和整理，力求做到内容的严谨和实用，但由于涉及的问题较多，书中难免可能会有讹误、差错之处，敬请读者及时和我们反馈，以便再版时订正。

目录

三 "是药三分毒"——药物不良反应不可不知

四　特殊人群用药加减法——老人、小儿及孕妇的用药宜忌

五　你可能并不真的了解中药——中药的常识

六 家庭购药学问大

七 家庭存药讲究多

一　正确用药第一步
——关于药物的 ABC

什么是药物?

药物是指用于治疗、预防或诊断疾病的物质。从理论上讲，凡能影响人体器官生理功能或细胞代谢活动的化学物质都属于药物的范畴。人们用药的目的，就是要发挥药物对机体的有益作用，而避免其不良反应。

药物按其来源可分为天然药物、合成药物及生物技术药物。天然药物是指那些未经加工或仅经过简单加工的物质，大都是经过长时间的临床使用，其疗效多已肯定、使用时安全性较高的物质，如中药。合成药物是指采用化学合成方法制得的药物，如磺胺。生物技术药物是指通过细胞工程、基因工程、酶工程和发酵工程等新技术生产的药物，如酶制剂、疫苗等。相比来说，合成药物及生物技术药物中某些品种毒副作用较大，有些毒副作用要在使用较长时间后才能被发现。

任何药物必须经过临床用科学方法验证其疗效和不良反应，并经国家药品监督管理部门批准后取得许可，方可用于病人。

《中华人民共和国药品管理法》对药品的定义作了法定的解释：药品是用于预防、治疗、诊断人的疾病，有目的地调节人的生理机能并规定有适应证或者功能主治、用法和用量的物质，包括中药材、中药饮片、中成药、化学原料药及其制剂、抗生素、生化药品、放射性药品、血清、疫苗、血液制品和诊断药品等。

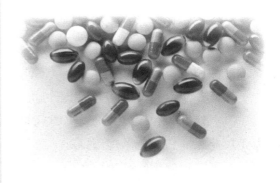

药物具有两面性，使用得当可以防病治病，造福人类；使用不当，则可危害人类健康。也就是说，药物与毒物间无明显的界限。无数惨痛的教训告诉我们，滥用药物造成的危害至今尚未引起人们的足够重视。因此，我们要正确认识药物，科学、合理地使用药物，真正使药物成为人类健康的保护神。

药物分哪几类？

1. 按药物出现的时间分类

按出现的时间不同分类，药物可分为现代药与传统药。现代药是指用现代医学、药学理论方法和化学技术、生物学技术等现代科学技术手段发现或获得的并在现代医学、药学理论指导下用于预防、治疗、诊断疾病的物质。根据不同来源，又分为化学药物、抗生素、生物制剂和生化药物等。传统药是指按照传统医学、药学理论指导下用于预防和治疗疾病的物质，包括中药、蒙药、藏药、维药等。

2. 按药物管理方式分类

按药物的管理，药物可分为以下几类：

（1）处方药和非处方药：处方药是指凭执业医师和执业助理医师处方方可购买、调配和使用的药物。非处方药是指由国家药品监督管理局公布的，不需要凭执业医师和执业助理医师处方，消费者可以自行判断、购买和使用的药物。

（2）新药：是指未曾在中国境内上市销售的药物。

（3）特殊管理药：《中华人民共和国药品管理法》将麻醉药物、精神药物、医疗用毒性药物、放射性药物列为特殊管理的药物，国家对这类药物的管理及使用都有严格的规定。

（4）国家基本药物：国家药品监督管理局根据世界卫生组织（WHO）的建议，组织制订和公布的具有代表性的药物。这些药物具有临床治疗必需、疗效好、不良反应小、质量稳定、价格合理、使用方便等特点。每两年公布一次《国家基本药物目录》。《国家基本药物目录》主要用于指导临床医师合理选择用药品种，引导药物生产企业的生产方向，保证基本药物的生产和供应。

（5）基本医疗保险药物：是社会保险经办机构支付参保人员药物费用的依据。目的是为了控制基本医疗保险支付药物费用，保障参保人员的基本医疗需求，保证医疗保险基金的收支平衡。《基本医疗保险药品目录》只适用于基本医疗保险的参保人员。

3. 按药物使用方法分类

按使用方法，药物可分为口服药、注射药、外用药等。

药物在人体内是如何吸收的？

药物进入人体后，一方面药物对人体产生多种作用，另一方面人体也在改变药物，使药物经受吸收、分布、排泄、代谢、蓄积等过程。

药物的吸收是指药物从用药部位进入血液循环的过程。静脉注射或滴注给药时，由于药物直接进入血液循环，所以没有吸收这一过程。

药物口服之后，若是片剂，首先必须崩解，其中所含药物成分必须溶解，才能被吸收。由于胃内容物排空迅速，胃内吸收面积较小，所以许多药物在胃内吸收量很少。药物吸收的主要部位是小肠，以其面积大、血流量丰富以及药物在肠内溶解度较好等因素所促成。从胃肠道吸收的药物，都要经过门静脉进入肝脏，再进入血液循环。有的药物大部分就在肝中被代谢而失效，使进入血液循环的有效药量减少，药效降低，像这样的药物就必须舌下给药。由于舌下给药或直肠给药（用栓剂），药物是经口

腔、直肠和结肠黏膜吸收，两者吸收表面积虽小，但血流供应丰富，且吸收后不必经过肝脏，因而进入血液循环的相对有效药量就比较多。

药物吸收的快慢受多种因素的影响。首先是药物本身，例如镁盐和硫酸盐很难从肠道吸收，而钠、钾的氯化物却极易被肠道吸收。药物的溶解度与吸收也有关系，容易溶解的药物能很好地吸收，而不溶解的药物就不能被吸收。其次，与用药方法也有关，如口服吸收要比注射的慢等。肌肉组织血流量比皮下组织丰富，所以肌注时吸收比皮下注射快。油剂、混悬剂可在注射局部滞留，由于其吸收缓慢，因而可使作用时间持久。

药物吸收的快慢，是决定药物作用快慢的主要因素。因为吸收快的药物，能在人体器官组织中很快达到有效浓度，迅速发挥药物的治病作用，所以在急救情况下要用注射的方法，以争取时间。

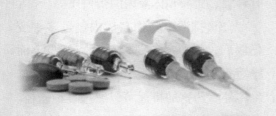

药物进入人体后是如何分布的？

药物进入血液循环后，迟早都要离开血液而分布到各器官组织。但是，由于药物的性质以及各器官的特性（主要是器官的血流量及对药物的亲和性）不同，药

物停留在各器官的浓度也有差别。比如，磺胺类、乙醇、溴化物等在体内各部位的分布比较均匀；碘在甲状腺组织中的浓度比血液中高约25倍；钙、铅多沉着于骨组织；汞、砷、铋则多积聚于肝。有的药物还可通过胎盘而分布到胎儿体内。

不言而喻，药物在体内分布的特点和药物的治疗效果有密切的关系，因为只有当药物进入到某一器官组织并达到一定浓度时，才会出现药效。因此，为了更正确有效地应用药物，必须对药物在体内的分布有所了解。例如，链霉素在口服给药时，主要停留在肠道内（吸收少），在血液、组织和尿中出现很少；相反，在肌内注射时，却主要出现在血液、组织和尿中，而肠道内的数量极少，在脑脊液中几乎没有。由此可见，如果要用链霉素来治疗肠道传染病时，口服给药显然是最好的方法；相反地，如果要用链霉素来治疗血液和组织的疾病时，那就必须注射。如果感染发生在脑膜，有时还要把链霉素直接注射到脑脊液中去。

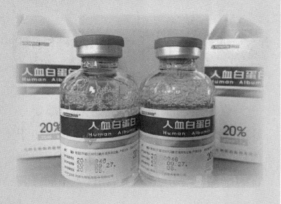

药物进入人体内会发生什么变化？

药物进入人体内部后，可发生两方面的变化：

（1）生物转化：也称为解毒或代谢，这是指药物进入人体后所发生的一种质的变化，其结果是使药物的作用和毒性都减弱。但少数药物也可在体内转化为作用更强或毒性更大的物质。肝脏是人体最重要的解毒器官，由于肝细胞中存在有许多酶系统（肝药酶），能促进多种药物发生转化，其方式有氧化、还原、分解和结合。有些药物还能影响肝药酶的活性，凡能使其活性增强或合成加速的药物，就称药酶诱导剂。比如苯巴比妥是一种很强的药酶诱导剂，连续应用除容易产生耐受性外，还可加速其他药物（如苯妥英钠、双香豆素）的代谢，使药效减弱。当肝脏有病而功能不良的时候，由于解毒作用减弱，此时就不宜使用药性强烈的药物，否则就会使药物停留在体内而引起中毒。

体内的解毒部位，除肝脏以外，还有肾脏、血液和体液内的蛋白质等。

（2）排泄：药物在体内经过多种变化以后，停留一个时期就会离开身体而排泄出去，也有少数不经变化以原形排出体外。药物的排泄可以通过多种途径。口服而不被吸收的药物，可经大便排出；

吸收后的药物，多经肾脏在尿中排出。肾脏功能障碍时会影响药物的排泄，致使某些作用强烈的药物积聚在体内而引起中毒，因此在使用药性强烈的药物时，必须注意肾脏功能是否健全。

除肾脏以外，药物还可以通过唾液、乳汁、汗液等排出体外，因此也要注意孕妇、哺乳妇女的用药，以免孕妇、哺乳妇女因服用毒性较大的药物而影响胎儿和婴儿的发育，甚至使胎儿或婴儿中毒。

（3）药物在体内的蓄积：药物在体内的解毒和排泄可以统称为消除。消除时间的快慢与药效和给药剂量、次数都有很大的关系。例如，有些磺胺类药容易从尿排出，若要维持它们的作用，必须在几小时内再次给药；而苯巴比妥、洋地黄类药等由于它们的排泄和解毒较慢，在用到相当剂量以后，必须减少给药次数和剂量。

当肝脏或肾脏的功能降低时，药物的消除就缓慢，每次用量过大或给药次数过多，都能使药物在人体内积累起来而产生蓄积作用，甚至引起药物的中毒症状，这种情况叫蓄积中毒。

即使解毒和排泄功能正常的人，如果给药次数过于频繁，人体不能及时地消除，也能使药物在体内蓄积起来而致中毒，在使用体内消除缓慢的药物时尤其容易如此。所以必须强调，要严格遵守医生的指示和规定的用药方法，不要自作主张乱用药物或任意加大剂量，以免发生中毒意外。

药物分哪些剂型？

剂型是为适应治疗、诊断及预防疾病的需要而制成的不同给药形式。不论天然药或人工合成药，为了便于使用和保藏，都要加工制成一定的形式，但有效的化学成分不发生变化，这种制品就称为药物的制剂。按照用药方法的不同，常用药物制剂的形式（简称剂型）可分成口服制剂、注射剂和外用制剂三类。

1. 口服制剂

常用的有下列几种：

（1）溶液剂：多为不挥发性药物的水溶液，一般是透明的，如氯化钾溶液。

（2）合剂：是一种由多种药物配成的透明的或混浊的水性液体，如复方甘草合剂。

（3）酊剂：是指植物性药物的乙醇性浸出液。一般每 100 毫升的药效相当于 10 克原生药，如颠茄酊。习惯上也有将某些化学药物的乙醇溶液称作"酊"的，如碘酊。

（4）糖浆剂：为蔗糖的浓溶液，其中不含药的叫单糖浆。味苦的药水，尤其是小儿用药常用糖浆作调味品，如止咳糖浆。

（5）片剂：药粉经压制而成的小片。片剂在制造、分发和服用等方面都很方便，是医疗上应用最多的一种药物制剂。包括普通压制片、糖衣片、缓释片、控释片、泡腾片、微囊片、多层片等。

（6）锭剂：是药粉加糖等调味剂后压制成的较松药片，如薄荷喉症片。

（7）胶囊剂：是一种把药物装在胶囊内的剂型，具有避免某些药物的苦味，或减少对口腔、胃肠黏膜刺激性的作用，如氯霉素胶囊、盐酸克林霉素胶囊等。又分硬胶囊和软胶囊（又称胶丸）。

（8）散剂：也叫粉剂，是一种干燥、均匀、粉状的药物。易于潮解的药物不宜做成散剂。

（9）颗粒剂：也称冲剂，大多是由植物性药材浸提物与糖粉等辅料调和、干燥而制成的细颗粒状制剂。用开水冲化后即成汤剂，既保持了中药汤剂的特色，又克服了煎煮中草药的不便等缺点。但容易受潮、结块并软化，要注意保存。单剂量颗粒压制成块状的冲剂称块状冲剂，分为可溶性、混悬性、泡腾性颗粒剂。

（10）膜剂（药膜）：是将药物溶解于或混悬于多聚物的溶液中，经涂膜、干燥而制成，如硝酸甘油药膜、舒喘（氨哮素）药膜，供舌下含服。也有供外用的，如避孕药膜（阴道用）、毛果芸香碱眼用药膜（直接放于眼结膜囊内使用）。

2. 注射剂

注射用的药液要求是灭菌的透明溶液（或混悬液）。注射剂因装在密封的玻璃安瓿中，所以也叫安瓿剂或水针剂。有些在溶液中不稳定的药物则以干燥状态封装，临用前配制成溶液，称粉针剂。

3. 外用制剂

皮肤黏膜表面的外用药剂型有以下多种：

（1）软膏：也称油膏，用油脂或其他半固体物质如凡士林、猪油、羊毛脂等作基质，另加有关药物研匀制成，如氧化锌软膏。

（2）眼用软膏：是一种专供眼用的极细腻的灭菌软膏，如红霉素眼膏。

（3）洗剂：是一种水性液体，常含有不溶性粉末，用时应先摇匀，比如皮肤科常用于止痒的炉甘石洗剂。

（4）擦剂：是一种刺激性药物的油性、乙醇性或肥皂性溶液，如松节油擦剂等。

（5）栓剂：又称坐药，是塞入人体不同腔道内的一种软性制剂，以油脂类为基质，遇体温即溶化而发生作用，重量和形状因用途不同而有差别。肛门栓剂呈圆锥形，重约2克，如甘油栓；阴道栓剂呈球形或卵形，重约5克，如避孕栓剂。

（6）气雾剂：也称气溶胶，是指药

物与抛射剂（液化气体或压缩气体）一起封装于带有阀门的耐压容器内的液体制剂，使用时借助抛射剂气化的压力，将含有药物的内容物以极细的气雾（一般雾粒直径在10微米以下）喷射出来，吸入后药物可直达肺部深处，能立即发生作用，可用于支气管哮喘急性发作，如气喘气雾剂、芸香草气雾剂。外用于皮肤病、烧伤治疗的气雾剂雾粒则较大，如烧伤气雾剂。

常用的用药方法有哪些？

用药方法又称给药途径或给药方法，如口服、注射等。不同的给药方法对药物的吸收、分布、代谢和排泄都有很大的影响，往往能改变药物作用的性质和强度。至于采用哪一种给药方法，取决于药物的理化性质、药理作用、病情和所预期的效果。非处方药不包括注射剂，即通过注射给药的药物不能作为非处方药。

常用的给药方法有如下几种：

1. 口服给药

口服是最方便、最常用的给药方法。它的优点是简便、安全而经济，不需要任何器械，所用的药物可以是固体和液体的各种形式。在一般情况下，口服是

最好的给药方法。它的缺点在于：①吸收要比其他方法慢，所以不适用于急救；②有些药物口服后会被消化液所破坏，或不能在消化道内吸收；③呕吐不止和人事不省的病人无法口服，在这种情况下，就必须考虑注射给药。

口服药物时应该注意以下问题：

（1）药水（包括合剂、糖浆剂等液体剂型）：在服药水的时候，如果药水是混浊的，应先将瓶内的药水摇匀，然后倒出所规定的分量服下。药水是否可以冲淡服下，要看情况决定。比如健胃药是一种利用苦味刺激舌头上的味觉神经而促进食欲的药物，一般在饭前10～30分钟服用，以便到时发挥药性，所以，服用时就不应该冲淡，更不宜在药水中加入白糖、果汁等甜味的东西，服药后也不要漱口。至于其他用途的某些苦味药物则可以冲淡，或加些蜂蜜、白糖等调味。止咳药水和糖浆类药物口服时能保护咽部黏膜，因而缓和刺激，减轻咳嗽，所以也不应冲淡，服后也尽可能不

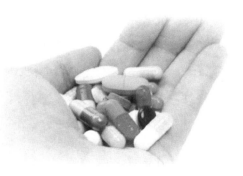

要喝水。对消化道黏膜有刺激性的药物（如稀盐酸、铁剂等），服用时就必须冲淡，服后还要漱口，不然酸类会损坏牙齿，铁剂会使牙齿变色。这一类药物最好在饭后服，以减少对胃的刺激。

（2）药片：一般服用时可以多喝些温开水，使药片容易吞下，并帮助其溶化吸收。服用糖衣片、胶囊剂时，切不可将它咬破或压碎，以免苦味或刺激性妨碍吞服。

（3）药粉：服用有三种方法：①先将药粉溶解在少量水中，然后咽下；②将药粉撒在舌上，然后用温开水送下；③先含一口水，再将药粉倒进嘴里吞下。患病小孩吃药粉时，用第一种方法较为方便。

2. 注射给药

注射有皮内、皮下、肌内、鞘内注射和静脉注射等多种，它们发挥药效的速度快慢不一。静脉注射可使全部药物迅速进入血液，因而作用最快，而且剂量最准确。在急救时，静脉注射有时是重要的方法。肌内注射时，由于肌肉含有丰富的血管，药物的吸收要比皮下注射来得快。同时，由于肌肉对疼痛刺激的敏感性较低，所以某些刺激性较大而不宜于皮下注射的药物，多采用肌内注射。皮内注射一般所用药量很小，主要用于皮内试验，如青霉素过敏试验，注射后可见皮面隆起一个小丘疹，但不必按揉，可任其自行吸收。

注射给药需要严格的无菌操作和医护人员的参与，特别是它能引起疼痛和组织损伤，在技术错误时更易发生严重反应，所以在适用口服的场合，应尽量少用注射给药。

注射时应听从医护人员的嘱咐，与他们合作。当注射针头刺入组织时，不要惊慌、乱动，更不要将受注射的肢体突然缩回或抖动，以免将针头折断在肌肉组织中。有时在皮下、肌内和静脉注射时，会引起局部发红、肿胀、疼痛，可用热毛巾敷贴局部，肿胀就会逐渐消退。有时某些药液从静脉内漏至皮下，会结成硬块或引起溃烂，遇到这种情况可请医生进行适当处理。

3. 舌下或直肠内给药

舌下黏膜血管丰富，吸收能力较强，故起效迅速，但只适用于少数用量较小的药物，如硝酸甘油片、硝苯地平片的舌下含化，用于心绞痛的治疗。直肠内给药没有口服的一些缺点，栓剂和灌肠只适用于少数能穿透黏膜的药物。

4. 吸入给药

气体、挥发性药物的蒸气通过扩散自肺泡进入血液，吸收速率仅次于静脉注射，如乙醚吸入麻醉。此外，可将药物制成气雾剂吸入，治疗呼吸系统疾病，起效也很快，如吸入异丙肾上腺素（喘息定）气雾剂用于支气管哮喘的治疗。

5. 外用法

完整的皮肤表面只有少量的吸收能力，所以一般只限于发挥局部的治疗效果，如止痒、止痛、消除红肿等。黏膜却不然，它的吸收能力较强，但也可因部位不同而异。前面讲到，舌下黏膜血管丰富，吸收能力较强，可引起全身作用，如硝酸甘油片的舌下含药，可用来治疗心绞痛。完整阴道黏膜与膀胱黏膜的吸收能力很弱，但在破损时药物却很易吸收。鼻、喉和气管黏膜的吸收能力很强，其他部位则一般。

用药的时间与次数有什么讲究？

选择合适的用药时间和次数，主要是为了使药物服用后获得最好的治疗效果，并且不产生或少产生副作用。

1. 服药的次数

一般根据药物在体内消除的快慢来

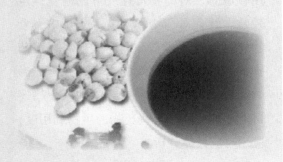

确定给药次数，多数药物是每天 3 次。同一药物因其剂型不同，服药次数也有差异。某些药物毒性较大或消除缓慢，因而对它的每天剂量和疗程均有限制性规定。

2. 服药的时间

要根据具体药物而定，比如，饭前服用的药物如抗酸药、胃肠解痉药、苦味健胃药、收敛药、肠道抗感染药、利胆药等；空腹或半空腹时服用的药物如驱虫药、盐类泻药等；睡前服用的药物如催眠药、缓泻药等；饭后服用的药物如吲哚美辛、阿司匹林、铁剂等，这类药物多对胃有刺激；止喘药、镇痛药可在症状发作时服用。

药物的用量是如何确定的？

在治疗疾病时，除了药物的选择外，用量大小也是一个重要的因素。凡能产生药物治疗作用所需的用量，称为剂量。应用药物必须达到一定的剂量才能产生预防或治疗效果。通常药物说明书上规定的剂量称作常用量，是指成人（18～60 岁）一次的平均用量。

药物的安全性与药物剂量有关。剂量过小，药物不能发挥其有效作用；剂量过大，超过一定限度，则对机体可能产生不同程度的毒性。因此要发挥药物的有效作用，又要避免其不良反应，就必须严格掌握用药的剂量范围。药物的用量因患者具体情况不同而不同。

成人用药剂量一般在药物说明书中有明确标示，按规定服用即可。60岁以上的老人，一般可用成人剂量的3/4。小儿用药剂量比成人小，一般可根据年龄按成人剂量折算。对毒性较大的药物，应按体重计算，或按体表面积计算，后面会介绍。

影响药物疗效的因素有哪些？

在生活中常常碰到这种情况，医生给同样的病人以同种药物治疗，结果有的病人治好了，有的病人却没有治好。这是为什么呢？原来用药效果是受多种因素影响的。

1. 个体差异

（1）年龄：年龄是影响药物作用的一个重要因素。小儿与老年人对某些药物的反应与成年人不同。小儿的各脏器尚未发育完善，因此应用某些药物易引起中毒。老年人的生理功能和代偿适应能力都逐渐衰退，对药物的代谢和排泄功能降低，所以对药物的耐受性也较差，故用药剂量一般比成人量减小。

（2）性别：性别的不同会影响药物

的作用。妇女有月经、妊娠、分娩、授乳等特点，用药时应适当注意。妇女在月经期和妊娠期，子宫对某些强刺激性药比较敏感，如用药不慎，就有引起月经过多、流产、早产的危险。妇女在妊娠期和哺乳期，由于某些药物能够通过胎盘进入胎体或经乳汁被乳儿吸入体内，有引起胎儿或婴儿中毒的可能。

（3）精神状态：病人的精神状态与药物的治疗效果也密切相关。病人如能以乐观态度正确对待疾病，不但可以减轻对疾病痛苦的感受，而且还能增强病人对疾病的抗御能力，有利于身体的康复。相反，如果病人对疾病有很大的思想压力，悲观失望，则可能降低药物的治疗效果。

（4）耐受性：不同病人对同一药物的耐受性有所不同。有的病人对于某些药物特别敏感，有的病人对于某些药物特别耐受，必须用较小或较大剂量才能产生应有的药物作用。

（5）营养状况：营养状况也能影响药物的作用。营养不良的病人对药物作用较敏感，对药物毒性反应的耐受性也较差。饮食对药物作用有一定影响，食物能延缓胃的排空，因而能延缓口服药物的吸收，推迟药效的出现，并可能影响药物作用的强度和持续时间。食物还可能增加或降低某些药物的生物利用度，应用时应具体分析。

（6）病理状态：病理状态对药物作用有一定的影响，比如解热药对发热病人有效，而对正常人并无降低体温的作用；肝功能严重不足时，在肝内代谢的药物作用将加强；肾功能不足时，药物排泄减慢，药效及毒副作用都将加强。

2. 体重

药物的常用剂量是对体重 40~60 千克的人而言，过重或过轻都应适当增减。因为药物在体内作用的质和量的变化是以血中浓度为依据的，体重大的血液量多，体重小的血液量少，所以要达到有效的血药浓度，亦应根据体重大小来增减用药量。

3. 药物剂量

不同剂量药物产生的药物作用是不同的。一般来说，在一定范围内剂量越大，药物在体内的浓度越高，作用也就越强。临床上应用的既可获得良好疗效而又较安全的剂量称为治疗量或常用量。《药典》对某些作用强烈、毒性较大的处方药规定了它的极量，即达到最大的治疗作用但尚未引起毒性反应的剂量，超过了即可能引起中毒。一般用药应在这个范围以内，不宜超过极量。不同人对同一剂量的药物反应存在着差异，但大多数药物的常用量对一般病人都能达到治疗效果，只有少数人需要加大或减少剂量。

4. 给药途径

给药途径能直接影响药物的吸收快慢和药物在血中浓度的高低，从而决定药物作用的强弱、快慢和长短等。有时可因给药途径不同而使药物发生不同的作用，如硫酸镁口服可致泻，而注射则有镇静和抗惊厥的作用。因此，应根据病人的具体情况和药物本身的特点来选择适当的给药途径。

5. 用药时间

药物的吸收、代谢和排泄的速度还存在着昼夜节律，如早晨 7 时给病人服用消炎痛，可使病人血中药物浓度较快达到最高值，而且以清晨 4 时最强。因此，人们按照各种不同的药物和人体的生理时辰节律的关系来确定各种药的给药时间，可使疗效提高到最大限度。此外，药物应用必须与人的饮食、睡眠相适应，如"空腹"是在清晨用药，可使药物迅速入肠，适用于驱虫药、盐类泻药；"饭前"是指进食前 30 分钟用药，一些收敛止泻、胃壁保护等药物宜饭前服；"饭后"是指进食后 15~30 分钟用药，绝大多数药物可在饭后服，特别是对胃有刺激性的药物，如一些抗生素、消炎痛等；"睡前"服药适用于催眠药、安定药及某些作用缓和的导泻药。

6. 用药环境

环境可以影响人体的功能状态，从而影响药物疗效。医生良好的服务态度以及家庭成员耐心、周到的照顾，可以使病人树立战胜疾病的信心，促使病情好转。相反，恶劣的环境、不良的情绪，可使病人胃肠功能紊乱而影响药物吸收，导致加重病情。所以良好的环境是保证药物发挥作用的重要条件。

7. 配合用药

两种或两种以上药物同时应用或先后应用，可能产生一定的相互影响，使药物效应加强或减弱，使毒副作用减少或者出现新的毒副作用。如果联合用药的结果使药物效应加强，称为协同作用；如果使药物效应减弱或消失，则称为拮抗作用。

两种或两种以上药物配伍在一起应用，引起人体药理效应上或药物本身物理化学上的改变，导致影响治疗效果甚至影响病人用药安全，这种情况称为"配伍禁忌"。无论药物相互作用还是配伍禁忌，都会影响药物的疗效及其安全性，因此需要特别注意。

8. 烟、酒、茶的影响

烟、酒、茶能降低药物的疗效，或增加药物毒性，甚至引起药源性疾病。烟中有大量多环芳烃类化合物，这种化合物能使酶活性增强，从而加速药物代谢而降低疗效，如吸烟能降低心得安、咖啡因、速尿、氨茶碱、非那西丁等的药效。乙醇与某些药物可在人体内产生相互作用，如服用阿司匹林、消炎痛等药物时饮酒，可增强其对胃黏膜的刺激，促进溃疡的形成，甚至引起溃疡出血。

茶叶中含有大量鞣酸，与含铁、钙等元素的药物相遇在一起，就会发生沉淀，妨碍药物吸收，如鞣酸与胃蛋白酶、胰酶、乳酶生、多酶片等酶类结合，会影响抗菌活力。因此，有嗜好烟、酒、茶的人在服药期间，应戒除这些嗜好，以免降低药物的治疗效果。

什么是药物的不良反应？

合格的药物在正常用法用量下，出现的与用药目的无关的或意外的有害反应，即为药物不良反应。

发生药物不良反应的原因较多，与药物方面、机体方面及给药方法等都可能有关。药物方面的影响有药理作用、药物剂量、药物剂型及药物质量等；机体方面的影响有种族差异、性别、年龄、病理差异、个体差异等；给药方法的影响有药物的相互作用、用药途径、减药或停药等。

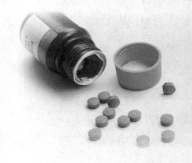

药物的不良反应一般可分为副作用、毒性反应、过敏反应和继发感染（也称二重感染）4 大类。不良反应有大小和强弱的差异，它可以使人感到不适、使病情恶化、引发新的疾病，甚至置人于死地。后面还要详细介绍。

药物的相互作用有哪些？

一个药物的作用往往不是单一的，我们用药是用其某个作用达到防病治病的目的。在联合用药时，由于另一种药物的作用，可能使它的防治疾病作用增强，但也可能出现对防治疾病不利的作用。

这种因联合用药而发生的毒副作用，属于药理性配伍禁忌。药物的相互作用和理化配伍禁忌是不同的。许多药物在理化性质上找不出不能合用的理由，然而合用后却使疗效降低，甚至消失，毒副作用增强。药物的这种相互作用是在机体转运过程中发生的。药物发生相互作用的原理比较复杂，但绝大部分是由体内某些生化过程及药物代谢过程相互作用所致。

不合理的联合用药已经成为临床日益重视的问题。美国曾做过统计，药物相互作用引起的不良反应，占所有不良反应的 6.9%。由此可见，合并用药有其有利的一面，也有其弊端。因此合并用药时要科学，切勿滥用。

什么是药物的配伍禁忌？

配伍禁忌是指两种或两种以上药物在一起应用时，产生了质变，降低了疗效，毒性增强或产生了其他不利于机体的变化，因此不得合用。配伍禁忌分为两种情况，一种是理化性配伍禁忌，另一种是药理性配伍禁忌。

1. 理化性配伍禁忌

当两种或两种以上药物使用时，由于不同药物各自物理化学性质的相互作用而发生氧化、还原、化合、分解、中和与水解等化学反应，从而出现变色、浑浊、沉淀、起泡变质等反应，因而影响了药物的疗效，增强了毒性。如维生素 C 与苯巴比妥合用，会使苯巴比妥析出、维生素 C 部分分解，影响疗效；甘草流浸膏遇酸性药物，可使甘草皂苷水解生成不溶于水的甘草酸沉淀。

酸性药与碱性药及氧化性药与还原性药合用都会产生配伍禁忌，这在注射液中多见，所以要格外注意。

2. 药理性配伍禁忌

药理作用相反的药物合用，药物的疗效被抵消或降低了，毒副作用增强了。如兴奋药与抑制药、升压药与降压药、泻药与止泻药、扩瞳药与缩瞳药等，相互合用，会使药理作用消失或降低。

药物合用后，一种药物可影响另一种药物的吸收、分布、代谢、排泄，也就是说，一种药物改变了机体某器官的生理环境，从而使另一种药物不能正常发挥其作用，或出现某些不应有的毒副反应。

什么是药物的耐受性？

耐受性是针对人体来说的。有些人长期应用某种药物后，感到效果越来越不好了。原来机体对药物的敏感性在逐渐降低，因而药效随之减弱。如催眠药速可眠、苯巴比妥等长期使用，不仅容易成瘾，而且还可以使其作用逐渐减弱，睡眠时间也随之缩短，需要不断增加剂量，才能获得原有疗效。这一方面由于这些药物能促使肝细胞内的药物代谢酶（简称药酶）分泌量增加，从而加速对药物的分解；另一方面是由于神经组织对药物逐渐适应的缘故。

药物产生耐受性，除了影响自身的药效外，也可影响与它同时应用的其他药物的疗效。因为随着耐受性的产生，

药酶量增加，同时也加速了对其他药物的代谢。如与催眠药（如苯巴比妥）同时应用华法林、氯霉素等，需要加大剂量才能奏效。反之，一旦停用催眠药，这些药物必须减少用量，否则会导致中毒。另有一些人对从未用过的药物会产生先天性的耐受性，这与遗传有关，如少数佝偻病患者用维生素 D，需超过常用量的 1000 倍以上，方能奏效。

防止药物耐受性产生的方法，是用药时间宜短不宜长，或者间断使用，或者选用同类药物相互交替使用，并及时停药。若病情需要长期服用某种药物，则应间隔一定时间使用。

药物的心理效应指什么？

所谓药物的心理效应，一般是指病人在接受药物治疗时，由于外界的暗示、评论及自身的体验所引起的心理作用。

药物的心理效应是影响药物疗效的因素之一。这种心理效应能通过对病人的心理影响而达到治疗某些疾病的目的。这在临床上常可见到，在高血压病、神经衰弱、溃疡病和一些心理因素比较明显的慢性病的治疗中尤为显著。

药物的心理效应表现各异。有的病人到医院就医，常习惯找阅历丰富的老

医生开处方用药，而往往对年轻医生不够信任，即使处方与老医生的相同，服用后也常常反映疗效不佳。这就是病人对医生的信赖构成了良好的心理暗示作用，起到了超越药物本身的药理作用。还有一些人患病时，家人给了他适当的药，病人服用后会觉得没效果，而医生开出相同的药给病人服用后，病人（并不知两药相同）却连称此药疗效好，这也是药物心理效应的反映。可见药物的心理效应对疾病的治疗有着不可低估的作用。

什么是药物的成瘾性？

有些药物反复足量使用后，人体会产生一种精神或行为的反应，一旦停药就会感到痛苦，如疼痛、全身不适、失眠、心悸、出汗、精神不振、打哈欠、流鼻涕、流眼泪、呕吐、腹泻、大小便失禁等，严重者还会出现痉挛、休克，这在医学上称为药物戒断症状。病人对药物产生了精神依赖或躯体依赖，如再给予这些药物，症状立即消除。因此，病人会强烈地要求连续使用这些药物，以避免停用时的不适，这就是药瘾，医学上称为药物成瘾性。吸毒会成瘾就是这个道理。

药物成瘾性的产生原因尚没有完全研究清楚。易致成瘾性的药物主要是麻醉药物和部分精神药物，由于目前还无其他更有效的无成瘾性药物替代它们，故只好严格控制使用。

人体一旦对药物成瘾，其精神和肉体上都将产生很大的痛苦与危害，因此，使用具有成瘾性的药物时，应慎之又慎，一旦成瘾应积极治疗。

易致成瘾性和习惯性的药物有哪些？

易致成瘾性和习惯性的药物有如下几类：

（1）麻醉性镇痛药：吗啡、度冷丁、安依痛、芬太尼、盐酸二氢埃托菲等。

（2）可待因：具有中枢镇咳作用，也有镇痛作用。

（3）可卡因：其注射液及溶液剂用

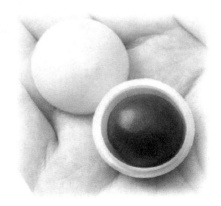

于局部麻醉。

以上三类药均属麻醉药物，有较高的临床治疗价值，但极易成瘾，所以要严格控制使用。

（4）抗抑郁药：如苯丙胺、利他林等，具有较强的中枢神经兴奋作用，长期连续用药时易成瘾。

（5）镇痛药：强痛定等属于精神药物，有明显的成瘾性。

（6）镇静安眠药：如苯巴比妥、利眠宁、安定、安宁等，有明显的习惯性，使用时要掌握低药量短期应用的原则，以免成瘾。

（7）解热镇痛药：如阿司匹林、APC、索米痛等，大量反复使用也会形成对药物的依赖，产生习惯性，应加以注意。

何谓麻醉药物？

麻醉药物是指连续使用后易产生生理依赖性、精神依赖性、能成瘾癖的药物。停药后会产生一系列病态表现，除具强烈的心理上的渴求外，还有生理上的依赖性，出现戒断症状。虽然它们会产生严重的不良反应，但目前还无其他更有效的无成瘾性的药物替代它，故只好严格控制使用。我国专门制定有《麻醉药品管理办法》。目前国内应用的主要麻醉药物有吗啡、度冷丁、可待因、安侬痛、芬太尼、盐酸二氢埃托菲等。

必须具有医师以上专业技术职称并经考核合格后的医务人员，才有麻醉药物的处方权。麻醉药物的每张处方注射剂不得超过2天常用量，片剂等不超过3天常用量，连续使用不得超过7天。对于一些确需使用麻醉药物止痛的危重病人，可由县以上卫生行政部门指定的医疗单位凭医疗诊断书和户口簿核发麻醉药物专用卡，患者凭专用卡到指定医疗单位按规定开方配药。癌症病人可放宽使用（包括时间和剂量）。

医疗单位对麻醉药物管理也十分严格，需要专人负责，专柜加锁，专用账册，专用处方，专册登记。禁止非法使用、储存、转让或借用麻醉药物。药房对违反规定、滥用麻醉药物者有权拒绝发药，并有义务及时向当地卫生行政部门报告。

何谓毒性药物？

毒性药物全称为"医疗用毒性药物"，是指毒性剧烈、治疗剂量与中毒剂量相近、使用不当会致人中毒甚至死亡的药物。为了加强毒性药物的管理，防止中毒或死亡事故的发生，国家制定有

《医疗用毒性药品管理办法》。毒性药物的管理品种由国家卫生行政部门规定。常用的毒性药物有阿托品、洋地黄毒苷、氢溴酸东莨菪碱、西地兰等。

医疗单位供应和调配毒性药物，需凭医生签名的正式处方；药店供应和调配毒性药物，需凭盖有医生所在医疗单位公章的正式处方。每次处方剂量不得超过 2 天极量。个人自配民间单、秘、验方需用毒性中药，购置时要持有本单位或者城市街道办事处、乡（镇）人民政府的证明，供应部门方可出售，每次购置也不得超过 2 天极量。

在使用毒性药物时，一定要严格遵守医嘱或遵循药物说明书，严禁随意增加剂量或服药次数，否则会产生严重不良反应，甚至会有生命危险。

何谓精神药物？

精神药物是指直接作用于中枢神经系统，使之兴奋或抑制，长期连续使用能产生依赖性的药物。依据精神药物使人体产生的依赖性和危害人体健康的程度，分为第一类和第二类精神药物。第一类精神药物有安纳咖、咖啡因、司可巴比妥、强痛定等；第二类精神药物有巴比妥类、安定类等。

医生应当根据医疗需要合理使用精神药物，严禁滥用。除特殊需求外，第一类精神药物的处方，每次不超过 3 天常用量，第二类精神药物的处方，每次不超过 7 天常用量。第一类精神药物只限供应县以上卫生行政部门指定的医疗单位使用，不得在药店零售；第二类精神药物在医药门市部可以供应，但应凭盖有医疗单位公章的正式医疗处方零售。

在使用精神药物时，一定要严格遵照医嘱执行，不得随意增加用药剂量和服药次数，以免引起严重的不良反应。

药物与保健食品有什么区别？

药物一般是指经制药厂家生产加工后具有一定的使用价值与经济价值的商品药物。生产企业在生产药物前须先获得国家药品监督管理局的批准才能生产，在药物的外包装及标签上均应印有"国药准字"批准文号。

保健食品与药物完全不同，它以天然物质为基础，经过强化或减少某种成分，或加入具有某种功能的物质，或以"药食两用"品种加以调配，从而达到促进新陈代谢、提高机体免疫力或延缓衰老的目的。

家庭不合理的用药现象有哪些？

（1）不按时定量用药：由于病人对医药知识的缺乏，用药时随主观意识而不能遵医嘱按时定量服用。如有的人服用了上次忘了下次，致使血中药物达不到有效治疗浓度；有的人随意加大用药量，无端增加了不良反应的发生率；有的人只用了一段时间药，没有按疗程用药，症状有所改善便不再用药，致使病情出现反复，增加了治愈的难度等。

（2）合并用药：有些病人治病心切，往往同时找几个医生看病，并将不同医生所开的药物同时服用。须知道，就是极普通的几种药物合并使用，也有可能出现配伍禁忌等问题。一个处方上的药物在用量、配伍上可能是合理的，但不同处方的药物合在一起用，就很难保证用药的合理性了。

（3）滥用药物：有些病人凭一知半解或自恃"久病成医"，不经医生诊断盲目用药。殊不知许多疾病症状虽相同或相似，但病因却不相同，治疗方法也各异。有的病人轻信广告宣传或一些游医药贩，滥用广告药物、保健药物，或被骗使用了假药、劣药，对人体只能是有害无益。

（4）自备药物使用不当：一般家庭或多或少都会贮存一些药物，但由于缺乏药物使用保管常识，常出现药物过期或药物变质后仍继续使用、成人用药与小儿用药混用、内服药与外用药混淆等现象，由此而引起的药物不良反应屡见不鲜。

处方药与非处方药是如何划分的？

处方药是凭有处方权的医生开出的处方才能从医院、药房购买的药物。这些药物由于具有一定的毒性及其他潜在影响，用药方法和时间也因不同病情而有各种要求，所以由患者自行购买使用不安全，必须在医生的指导下用药。

非处方药（国外称 Over the Counter，简称 OTC）是指经国家药品监督管理局批准，不需要经过医生处方，由公众自己按照药物说明书，自行判断、自行使用、安全有效的药物。

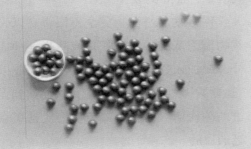

非处方药具有哪些特点？

（1）非处方药物需经医药专家遴选、评价，并经国家药品监督管理局批准公布才能确定。不能想当然地凭经验来认定，即非处方药具有法律性。

（2）非处方药物是常用药物，但常用药物不等于都可以作为非处方药。

（3）良好的安全性，即根据长期临床使用证实安全性大，无潜在毒性，不引起蓄积作用，不掩盖其他疾病症状；基本上无不良反应；不引起依赖性，无"三致"（即致癌、致畸、致突变）；组方合理，无不良相互作用，中药组方无"十八反""十九畏"。据此，抗生素、抗菌药物（个别外用者除外）、心血管类药物一般不能入选非处方药。

（4）确切的疗效，即药物作用针对性强，功能主治或适应证明确，不需经常调整剂量，连续应用不会发生耐药性。

（5）药物质量稳定，即质量可控，性质稳定，不需特殊保存条件。

（6）使用方便，即用药时不需进行特殊检查与试验，剂型、规格方便自用与携带，以口服、外用（包括滴眼剂、滴鼻液）、吸入、塞肛等剂型为主，注射剂绝不能列入。

（7）非处方药只适用轻微病症。非处方药具有患者可根据自我判断病症、自我购药、凭标签或说明书自我药疗的特点，因此，其适应证必须是小伤小病。有关部门在制定非处方药遴选原则的同时，还规定了非处方药的适应证范围。

（8）同一药物可以是处方药也可以是非处方药，有同一活性成分的药物如阿司匹林、布洛芬、吲哚美辛，根据其适应证的不同，可以同时将其划分为处方药部分和非处方药部分，并在剂量上加以限定。以法莫替丁为例，作为非处方药，其适应证为解除胃酸过多（烧心），口服每次 20 毫克，24 小时内不超过 40 毫克，连用不超过 7 天，16 岁以下不推荐使用；而作为处方药时，法莫替丁的适应证为胃及十二指肠溃疡、应激性溃疡、急性胃黏膜出血、反流性食管炎。

（9）处方药不允许利用大众传播媒介发布广告（专业医药刊物除外），非处方药则可以利用大众传播媒介发布广告。

非处方药是如何遴选出来的？

非处方药来源于处方药，是经临床长期使用，并由医学、药学专家评审遴选，经国家药品监督管理局审批颁布的药物，并不断调整和完善。国家非处方药的遴选原则是"应用安全、质量稳定、疗效确切、应用方便"，并坚持"安全有效、慎重从严、结合国情、中西药并重"

的指导思想。

（1）应用安全：即根据现有资料和临床使用经验证实安全性范围大的药物。药物无潜在毒性，不易引起蓄积中毒。在正常用法与正常剂量用药时不产生不良反应，或虽有一般的副作用，但病人可自行觉察，可忍受，并且为一过性，停药后可迅速自行消退。不易引起依赖性，无致癌、致畸、致突变作用。抗肿瘤药、毒麻药、精神药物等以及可致严重不良反应的药物不能列入。

（2）质量稳定：即药物的质量可控制，物理化学性质稳定，一般贮存条件下可较长时间贮存而不至变质。

（3）疗效确切：即药物作用针对性强，适应证明确，易由使用者掌握。治疗期间不需经常调整剂量，不须特殊监测。经常性和普遍性应用不会引起疗效降低（如机体对药物产生耐受性或病原微生物对抗生素产生耐药性）。

（4）应用方便：以口服、外用、吸入等便于大众自行应用的剂型为主。分剂量应当简单明了，且价格合理。

非处方药的标识物包括哪些？

非处方药标识物包括两部分，一部分系指药瓶、铝箔袋、锡管、铝塑水泡眼等内包装上贴印的标签，也称瓶签；另一部分系指药盒外包装上贴的标签和药物说明书。

1. 非处方药标签的特征

非处方的标签既是为消费者提供的药物信息，又是产品本身的外观形象。

（1）标签的写法应简明，不会产生误导作用，能指导一般患者规范用药，达到自我诊断、治疗和保健的目的。

（2）标签的语言应通俗，能使人群中大多数人读懂和理解，或遇有问题时能从医生、药师或家庭成员中寻求帮助后理解。

（3）标签的内容应详尽，标签内容包括药物名称、生产厂家和地址、产品的活性成分和非活性成分、内容物的净含量、适应证及用法与用量的介绍、注意事项及忠告内容、注册号及注册商标、贮存条件及有效期等。

（4）标签的版式应规范，包括印刷的字体大小、颜色对比度等。标签应明显区分药物是处方药（Rx）还是非处方药（OTC）。

2. 非处方药说明书的特征

非处方药说明书是指导患者选择药物的主要依据，也是合理、正确使用药物的指示说明。

（1）药物说明书的内容应科学严谨。撰写虽由研究和生产单位完成，但内容应实事求是，不任意夸大宣传、错误导向或有意回避。

（2）药物说明书的解释应充分细致。除外标签中所述的各项外，还需详细描述药物可能发生的不良反应，药物使用的注意事项，药物过量后的处理方法，禁（慎）用症状，在饮食、症状初起或其他与时间因素有关的用药方法，服用时调配方法（如振摇、溶解、稀释等），贮存及放置条件。

（3）药物说明书的文字应通俗易懂，应以正常人的理解进行文字表达，尽可能少用专业术语，有时可用图解加以指导。在少数民族地区应用的非处方药还需加印少数民族文字。

为什么必须谨慎使用非处方药物？

非处方药虽然经过国家有关部门认真检测鉴定，使用较为方便，毒副作用较小，但药物毕竟是药物，如果使用不当，仍可造成许多负面的影响。因此，为了预防不测，每个人都应明白，在使用非处方药时，仍需注意以下几点：

（1）购用药物要有针对性：非处方药仅适用于某些轻微病症，且能自己明确诊断者，切忌盲目购用药物。

（2）要严格掌握药物的计量和使用方法：小儿药量常以每千克体重来计算，老人也应格外注意，力求计算准确。

（3）要注意用药的禁忌：如青光眼患者忌用颠茄类制剂，高血压合并胃溃疡患者不宜用利血平或含有利血平的复方降压药。有些药物有致畸的危险，有些药物可引起子宫收缩导致流产，有些药物可以进入乳汁而影响哺乳婴幼儿健康，因此，怀孕和哺乳妇女用药最好先请教医生。

（4）要认准药物外包装上的"两号一标"："两号"即卫生行政部门批准生产的文号和生产单位的生产批号；"一标"即注册商标和条码标志，并标有生产厂家名称和地址，以防购买到假冒伪劣药物。

（5）要注意药物的有效期和失效期：一般药物有效期为 1～5 年，可按生产批号推算出药物的有效期和失效期。如批号为 220807，规定有效期为 2 年，则该药的有效期为 2022 年 8 月 7 日至 2024 年 8 月 6 日。进口药物标有"Exp date"为失效期，"Valid date"为有效期。不可使用过期药物。

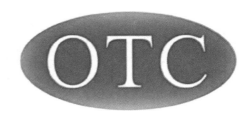

（6）切忌滥用药物：不要因为购买药物方便而随意滥用。例如长期服用解热止痛药，可能导致肾脏损害，严重者可发生"镇痛药肾病"；长期滥用抗生素，可引起肠道菌群失调，导致腹泻、伪膜性肠炎及真菌感染；有些药物长期滥用，可产生药物成瘾。

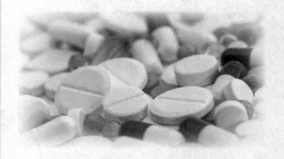

如何识读医生的处方？

病人就诊后，若需用药治疗，医生则会开出处方，通过药剂人员嘱咐病人如何用药。

处方中除了应有病人的姓名、性别、处方日期、医生签名外，主要就是所用药物的名称、剂型、规格、数量及用法用量。麻醉药物专用处方还需注明病情摘要及病人详细地址，以便加以控制使用；有些公费控制使用的药物，也须医生注明病情。

医生处方可用中文、拉丁文或英文书写。大家会有一个共同看法就是医生的处方不易看懂。若要掌握药物的名称（包括正式名、别名、商品名、中文名、拉丁名、英文名等）确实比较困难，可查阅有关书籍如《当代药品商品名与别名辞典》等或网络上有关资料，了解用法用量的简写或外文缩写，这对病人正确使用药物肯定会有一定帮助。

二 明明白白吃药
——家庭用药的必知常识

如何选择最合适的给药途径？

给药途径的不同，对药物的疗效影响很大。常用的给药方法有以下几种：

（1）口服：口服是最安全、最方便和最常用的给药方法。缺点是吸收较慢，不适于危急病人的抢救，也不适于不能吞咽或昏迷的病人。一些对胃肠道有强烈刺激、在胃肠道内不易吸收及在胃肠道内易被破坏的药物，不能采用口服给药方法。有些药对胃肠道有一定刺激性，但不强烈，还可作为口服药，但胃肠功能不好的病人口服时则应慎用。此外，不可随意将注射剂、外用药等其他给药途径的药物改为口服，以免发生意外。

（2）注射：注射用药分为皮下注射、肌内注射和静脉注射。特点是剂量准确、作用快。凡是急症和不能口服的病人都适宜采用注射用药。一些不适宜口服的药物可以制成注射剂。但生产注射剂要求十分严格，且成本高。皮下及肌内注射有一定刺激性，静脉注射还容易引起静脉炎及热原反应（因药液不纯或器械消毒不彻底，细菌及代谢产物未除尽而导致的体温急剧上升，并伴有不同程度的恶心、呕吐、寒战、出汗、血压下降等症状时，称为热原反应）。"打针比吃药好"的认识是不全面的，正确的做法应该是能口服用药时尽量不注射用药。

（3）局部用药：局部用药方法有涂搽、含漱、喷雾、湿敷、洗涤、滴入、吸入、肛门给药或阴道给药等。药物可在局部保持较高浓度，达到治疗局部疾病的目的。亦可通过吸收分布全身，治疗全身或局部疾病。

药物服用时间的选择有什么讲究？

为了使药物达到最佳疗效，减少不良反应，用药时间的选择是十分重要的。

（1）饭前：是指饭前 10～30 分钟服药，此时胃及十二指肠内基本无食物，药物吸收干扰小、浓度高、吸收充分、作用迅速。胃肠道用药多为饭前服，如苦味健胃药复方龙胆酊、制酸药胃舒平、收敛药碱式碳酸铋、解痉药颠茄、止泻药次碳酸铋和鞣酸蛋白、肠溶糖衣片（丸、胶囊）和人参等贵重滋补中药。

（2）饭时：饭前片刻服用，如助消化药稀盐酸、胃酶片、淀粉酶、胃蛋白酶合剂等，有利于与食物充分混合，发挥其疗效。

（3）饭后：一般指饭后 15～30 分钟服用。当胃中有食物后，可减少药物对胃肠的刺激。药物说明中如未特殊说明，绝大多数药物都是在饭后服，对胃肠有刺激的药物更应在饭后服，如解热镇痛药消炎痛和作用于神经系统的药物苯妥英钠、氯丙嗪。

（4）睡前：是指睡前 15～30 分钟服用，如催眠药苯巴比妥（鲁米那）；又如缓泻药酚酞片在服用 8～10 小时后才能见效，所以也应睡前服，翌晨生效。注意服用催眠药后切不可做易出危险的事情和躺在床上吸烟，以免发生意外。

（5）空腹服：是指清晨空腹服，如盐类泻药、硫酸钠、硫酸镁等，能使药物迅速入肠，并保持较高浓度。

（6）必要时：是指根据需要服用，如解热药、镇痛药、止吐药、防晕车船药和抗心绞痛药等。

为什么药物有不同的服药时间要求？

一般来说，除了有特殊的用药时间规定外，大多数药物都可在饭后服用。饭后服通常是指饭后 15～30 分钟服用，此时胃中有食物，可减轻药物对胃肠道的刺激作用，尤其是一些对胃有刺激的药物（如消炎痛、阿司匹林、硫酸亚铁等），更须在饭后服，以免出现不良反应；同时由于延长了药物的通过时间，可使药物吸收更加充分。当然，因为食物的影响，使药物吸收速度减慢，疗效出现也会较慢，这是口服药物的一大缺陷。

各种药物选择特定的服药时间都有其科学道理，患者不能随意更改。只有按照规定的时间用药，才能充分地发挥疗效并降低不良反应。这一点，患者应有充分的认识。

病人在药房配药时，常被告知某某药须在饭前服，这是为什么呢？因为环境因素对药物作用的发挥影响很大，为达到充分发挥药物疗效的目的，须根据具体的药物决定服药的时间。

饭前服通常是指饭前 10～30 分钟服药，主要有以下几种情况：

（1）苦味健胃药：饭前服可增加食欲和胃酸分泌，达到健胃目的。

（2）肠溶药和收敛药：饭前服可使药物较快通过胃进入小肠，遇碱性肠液释放出药物，减少药物被胃酸破坏的机会。

（3）胃壁保护药如氢氧化铝、次碳酸铋等：饭前服可使药物充分作用于胃壁，起保护作用。

（4）吗丁啉等胃肠动力改善药：饭前服可改善胃肠蠕动情况，促进胃排空，缓解病症。

（5）胃肠解痉药：如阿托品、普鲁本辛等。饭前服可使药物保持较高有效浓度，发挥作用快。

（6）胆道抗感染药和利胆药：饭前服可使药物通过胃时不至于被食物过分稀释，确保药效的发挥。

（7）吸附药如药用炭等：饭前服，胃中食物少，便于发挥吸附胃肠道有害物质及气体的作用。

（8）人参等对胃无刺激的滋补药物：饭前服可使药物吸收较快且充分，减少浪费。

除了常见的饭前和饭后服药的规定外，还有下列几种特殊的服药时间要求：

（1）睡前服：通常是指睡前 15～30 分钟服用，如催眠药，在药物生效时使患者迅速入睡；又如泻药大黄、酚酞等，服后 8～10 小时方能见效，故可在睡前服下，翌晨生效；再如胆囊造影剂，服后 12～14 小时才在胆囊出现，也需晚上服药。须注意的是，服药后要稍做活动然后再卧床休息，不宜服药后立即卧床，以免药物滞留在食管，引起食管溃疡。

（2）空腹服：通常指清晨空腹服，如泻药硫酸镁等，能使药物快速入肠并保持较高浓度，迅速发挥作用。有的驱虫药要求在空腹或半空腹时服下，若在饭后服，药物被食物隔住，就难以达到治疗目的。有些抗生素如氨苄青霉素、氟哌酸等宜在饭前或饭后 2 小时左右半空腹状态下服用，疗效较好，因食物会影响其生物利用度。

（3）必要时服：通常是指患者在一般情况下不用，而在症状发作时或有特殊用途时才服用，如解热药、镇痛药、止喘药和防晕药等。这些药物在使用时

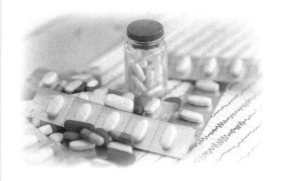

应注意使用间隔时间，不宜在短时间内反复使用，以免引起严重不良反应。

你知道用药"慎用""忌用""禁用"的含义吗？

有的人对药物说明书中"注意事项"项内的"慎用""忌用""禁用"等词的含义理解不正确，不但耽误了疾病的早期诊断和治疗，有的甚至旧疾未去，反使身体又受药物毒副作用的损害。

"慎用"是指可以使用，但需密切注意有无不良反应。在"慎用"之列的药物，使用时发现问题应及时停药。一般药物慎用的对象多见于老年人、小儿、孕妇及心、肝、肾等功能低下者。

"忌用"意为不宜使用，提醒某些用药者，此药的副作用会产生不良后果或对某些病症不得使用。如咳必清是抑制咳嗽中枢的镇咳药，咳嗽痰多时就应忌用。凡属忌用某药者，应尽量避免使用，若病情需要，则宜在医生指导下选择药理作用类同、不良反应较少的其他药物代替。

"禁用"就是禁止使用。如甲氧苄啶、醋酸可的松等药物，孕妇禁用。吗啡有抑制呼吸中枢的不良反应，故支气管哮喘及肺源性心脏病患者禁用。对患者来说，凡属禁用的药物，万不可贸然使用。

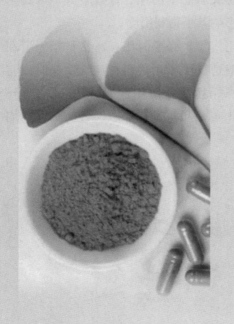

为什么有些药物用法要"遵医嘱"？

在药物标签上的"用量"项下，常标有"或遵医嘱"，这是什么意思呢？

由于病人的年龄、性别、体质、病情及对药物敏感性等情况的不同，用药剂量也应有所不同。而药物标签上标的用量是常规剂量，一般病人可按此常规剂量服用，但对某些特殊病人，则要求医生根据具体情况加大或减少用药剂量。一个药物往往不仅一个单一用途，不同的用途需用不同的剂量。例如，阿司匹林常量可有退热作用，而抗风湿时则要加大剂量。一般药物说明书都是标有主要用途的用量，故用于其他用途时，则应由医生决定加减。弄不清药量的药物最好遵从医嘱，不要自作主张。

如何正确服用口服药？

口服药物是很有讲究的，如果服用方法不对，会造成食管损伤，甚至影响疗效。有不少食管发炎、溃疡及晚期食管狭窄的病人就是因服药方法错误而引起的。

口服药物在达到胃之前，先经狭长的食管，为避免损伤食管，应掌握口服药的正确方法：

（1）服药应采取站位或坐位，不要躺着吃药，也不可服药后立即躺下，至少要保持坐姿数分钟。久病卧床或吞咽困难的病人，应尽量服用液体制剂。

（2）服药饮水应至少100毫升，不能只喝一两口，更不能干吞。

（3）尽量避免夜间服药，尤其是片剂和胶囊。

（4）肝脏病和心脏病病人口服药物时应格外注意，如果不是肠溶衣片，可把药片研成粉末服用。

（5）不受饮食影响的药物，可在就餐中服用。

药物多吃几次或加大剂量能不能增强疗效？

每一种药都有规定的剂量和给药间隔时间，如随意增加用药次数或剂量，不但不能增强疗效，反而有可能中毒，因此是万万不可马虎的。

用药量和用药间隔时间是服药治病的两大要素。药物虽多种多样、作用千差万别，但都存在着一个量效关系。

用药量并不是绝对不可变的，临床上常根据病人的性别、年龄、体质及病理状态，在药物的安全范围内调整用量，但绝不可随意滥用。如果超出了这个范围，不是因量小无效，就是因量大中毒。对治疗指数小的药应特别慎重，即便是毒性较小的药物，服用过量也是有害的，如维生素E，用多了可使胃酸分泌减少、肠蠕动减弱，并导致腹胀、生殖功能障碍和月经不调。

用药间隔时间是根据药物在血中浓度而确定的。因为药物进入血液后经一定时间可排出体外或代谢成无效的物质，为了保持血中有效浓度，就需不断补充药量。多长时间补充一次合适，要看药物的消除速度，药物的消除速度可用药物的半衰期来表示。所谓药物半衰期，就是血中药物浓度下降50%所需的时间。一般半衰期长，间隔给药时间就长，如复方新诺明每天服2次即可；如半衰期短，间隔时间就相应短些，像四环素、磺胺嘧啶就需4小时服用1次。可见，用药间隔缩短，就相当于增加了用药量，也容易造成药物中毒。

因此，用药时切不可不遵医嘱，随意加大或缩小剂量，或随意缩短、延长服药间隔，否则会降低疗效或引起毒副作用。

为什么不能凭着一知半解想当然地自我用药？

目前社会各行各业竞争激烈，人们普遍感到生活节奏快速，工作压力较大，一天到晚忙忙碌碌，因而不少人对头痛、发热、腹痛、腹泻等"小毛病"满不在乎，凭着一知半解的医药知识，自己给自己当大夫，随便拿来一些药物对付，有时也能收到一定的效果，但是多数情况下往往没那么简单。自我用药如果选药不适当，不但会造成严重的并发症，还可能掩盖病情，延误治疗时机。我们在临床上亲身经历过不少惨痛的教训。

我曾在急诊室碰到一位13岁的女孩，她在期末考试时患了感冒，父亲胡乱买了三种感冒药物一起给她吃了，结果出现了严重的药物中毒反应，不得不急诊住院治疗。这种自作主张的服药和一部分人为了能尽快治好疾病而超大剂量服药的做法，往往会带来严重后果。统计资料表明，医院急诊病人中有4%的人是因用药不当造成的。像因服用速效感冒胶囊而引发的粒细胞、血小板减少，以致严重的造血功能障碍而危及生命的病例也屡有所见。

再比如维生素的问题。其实，只要平时不偏食，荤素搭配合理，一般人的身体是不会缺乏维生素的。可是近年来由于维生素药物品种的不断增多，药物厂家为了促销产品，往往对维生素进行夸大、渲染等不当宣传，使得不少人误认为人体普遍缺少维生素，因而盲目购买补充维生素，尤其是给儿童补充维生素更是父母们热衷的事。曾在门诊遇到一个平素很健康的男孩，他母亲从一些网络文章中了解到维生素C能增强机体抗病能力，于是自作主张，长期给儿子服用维生素C泡腾片。几个月后发现孩子的尿液总是非常混浊，遂到医院看医生。经检查尿常规，结果发现其尿液偏酸性，且尿内含有大量尿酸盐和草酸盐。我让其立即停用维生素C泡腾片，并辅以碳酸氢钠碱化尿液，并嘱咐其多饮水，患儿尿液很快逐渐变清。这个男孩幸而就医及时，否则极有可能会发生尿路结石，后果相当严重。

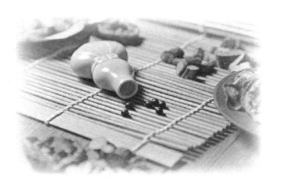

胶囊内的药粉能不能倒出来服用？

不少人觉得胶囊口服时不太方便，还有些家长为了便于给患儿用药，将胶囊里的药倒出来用水溶化后给孩子用，这种做法是不正确的。

为什么一些药物要制成胶囊剂，其目的主要是：①为掩盖药物的不良气味；②在胃中易被破坏的药，制成肠溶衣胶囊，可以通过胃进入肠道再被吸收，更好地发挥作用；③漂亮的外观，减少患儿的厌恶感。

可见，如果是肠溶胶囊，就不能将药粉倒出来服用。大一些的患儿应鼓励整粒服用，太小的婴儿则应避免使用这类胶囊剂。

肠溶衣片为什么不能嚼碎服用或研化服用？

有些家长为了给婴儿服药方便，常常把药片包括一些糖衣片溶化了用。还有一些病人认为，把药片嚼碎了服用药

效会发挥得更完全。对一般药物而言，这种做法没什么不好，但如果溶化或嚼服的药片是肠溶衣片，那么这种服法就是错误的。

药厂在制作药物时，之所以把有些药物制作成肠溶衣片，是因为许多药物在胃液的酸性条件下不稳定，容易分解失效，对胃黏膜有较大的刺激性，可引起恶心、呕吐，因此需要药物完整地通过胃，到达吸收最快的肠道，故而肠溶衣不同于普通糖衣。普通糖衣用的是滑石粉、羟甲基纤维素钠、玉米面等材料包衣，而肠溶衣用的是不会在酸性环境中分解而只在碱性肠液中溶解的苯二甲酸纤维等材料。

所以，为了减少药物的毒副反应，更好地发挥药效，肠溶衣片应完整吞服，切不可研碎溶化服用或嚼碎服用。若是儿童病人，年龄大一些的应鼓励其自己吞服，对年龄小不会吞服的婴幼儿，医生一般会使用疗效类似的其他药物。

目前常见的肠溶衣片有红霉素肠溶

衣片、庆大霉素肠溶衣片、麦迪霉素肠溶衣片、呋喃旦啶肠溶衣片、胰酶肠溶片、淀粉酶肠溶片、双氯灭痛肠溶片、复方菠萝酶肠溶片等。

注射剂能否口服？

有些注射剂在注射时会引起局部疼痛，于是有些人就想把这些注射剂改为口服，他们认为这些药物既然可以直接注入机体组织或血管，口服就更没有问题了。这种做法是否可以呢？一般来说是不可以的。

药物采用哪种给药方式，是根据药物的性质及其在体内的过程等因素确定的。有些药物之所以制成注射剂，是因为该药物不适宜采用其他给药方法。如青霉素、肾上腺素等口服后会被胃中的胃酸及胃肠道的消化酶破坏。链霉素、庆大霉素、肝素等在胃肠道内不易被吸收或吸收不规则。还有些药物对胃肠道刺激强烈，如氮芥、酒石酸锑钾等口服会引起恶心、呕吐。还有的药物口服与注射的作用完全不同，如硫酸镁口服有泻下作用，而注射则有镇静和抗惊作用。因此，切不可随意将注射药物改为口服。

当然，也有个别注射药物是可以口服的，如维生素 C、葡萄糖注射液等。

但注射液成本要比口服制剂高得多。

药物漏服了是否还需补服？

大家知道，用药的次数除特殊规定外，一般都采取均分给药法，也就是常见的每天 2 次、每天 3 次或每天 4 次等。

药物之所以分成不同间隔时间给药，是由药物的性质决定的，多是根据临床观察和动物实验或根据人体对药物的吸收分布、排泄的过程而决定的。药物治疗疾病，在血液中需要维持一定的有效浓度，均分法给药就是为了使体内维持一定的有效血药浓度。因此漏服了药物肯定会影响体内药物浓度，也就降低了疗效。

要知道，并非药物在体内的浓度越高越好。高于有效浓度时，疗效并不增加，而毒副作用却可能随浓度的增高而增加。如两次药并一次服，间隔时间忽长忽短，都对病情不利。所以漏服药物后

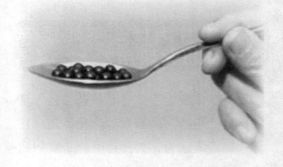

补服也要有章法，不可乱来。一般应该注意以下几点：

（1）服药的正常间隔一般为4～6小时，如果漏服，发现时若在间隔时间的1/2之内，可以按量补服，下次服药仍可按照原间隔时间；

（2）如果已超过1/2的时间，则不必补服，下次务必按时吃药即可；

（3）发现漏服马上补上，下次服药时间依此次服药时间顺延。此法较前法好些；

（4）漏服药物后千万不可在下次服药时加倍剂量服用，以免引起药物中毒；

（5）抗生素药物务必按时按量服用，"三天打鱼两天晒网"不但消灭不了病菌，反而可能增加细菌的耐药性。

吃错药怎么办？

在日常的医院工作中，经常可以看到因吃错药而送医的病例。其中以服药自杀为最严重，最常见的是服用有机磷农药。其他各种液体和固体的毒药也可能被当作饮料或误为治疗用的药物而吃下肚去。小孩误吞毒药的机会更多，五六岁以内的小孩，往往在父母不在的时候，把有毒药物当作糖果胡乱吞下肚去，以致引起生命危险。常见吞服的毒

物有碘酒、杀虫药、杀蟑螂药及硝酸、硫酸等。那么，如何对吃错药的病人进行现场处理呢？

先闻一下患者呼出的气味，如有刺鼻味，往往是有机磷类农药中毒；如闻到酸味，可能是硫酸之类，如口腔有腐蚀烂坏现象，则硫酸可能性更大。

再看患者的神志，如已昏迷，说明中毒较深且时间较久，此时应立即进行现场急救。可用手指或木筷刺激患者的咽后壁，使其呕吐，然后让患者喝清水300～500毫升，并用催吐方法让患者吐出胃内容物，如此反复多次洗胃和催吐。对昏迷患者应注意取侧卧位，以免呕吐物和分泌物误入呼吸道而造成窒息。这样处理后，可明显减轻患者的病情。如病情不见缓解，应迅速送患者去医院救治。

值得注意的是，对中毒较深的患者，家属往往会给予照顾，但对中毒很轻的患者，可能会警惕不够，而偏偏就是这类患者，很可能在一时的大意中发生意外。尤其是那些有自杀倾向的患者或精神病患者，不论白天或晚上，均要有家属或医护人员看护。

直接用药瓶喝药水好不好？

有些药物需制成液体口服剂，如糖

浆、合剂、酒剂等。有些患者图方便，服药时常常直接用药瓶往嘴里倒，这样服药是很不科学的，也是比较危险的。

（1）难以控制药量：服药量过少难以奏效，服药量过多会增加不良反应。如催眠药水合氯醛溶液、治胃肠道疼痛的颠茄合剂等喝多了就很危险；

（2）不卫生：药液很容易因瓶嘴沾染上多种病菌而发生霉变；

（3）不安全：因为药瓶在灌装时可能会有轻微破损，如直接口服，稍不注意可能会划伤口唇。

为什么有的药物不可突然停服？

癫痫、精神病等一些疾病的治疗需较长时间地服用抗癫痫药、抗焦虑药及糖皮质激素类等药物，在服用这些药物时，一定要注意不能因久治未见好转或已有好转时，擅自骤然停药，这样很容易会因"停药反应"而使病情恶化，必须给予高度重视。

（1）抗癫痫药：这类药物常用的有苯妥英钠、抗痫灵、扑痫酮及鲁米那、硝基安定等。为了控制癫痫发作，一般需要服药3~4年，如果服药期间骤然停药或任意更换药物，会加重病情。

（2）肾上腺皮质激素类：这类药物主要有可的松、氢化可的松、泼尼松、甲氢化泼尼松、去炎松、地塞米松等，主要用于治疗炎症、过敏性疾病、血液系统疾病及风湿性关节炎等，一般需要长期服药或短期大量服药。在服用皮质激素药物时，切不可不遵医嘱，擅自过快减药或突然停药，否则会引起停药综合征，或叫"反跳现象"，使病情加重。

（3）安定、利眠宁及巴比妥类：这类药长期大量使用易产生耐受性或依赖性，如果突然停用，会表现出激动、忧郁、惊厥等戒断症状，如要停药，必须咨询医生。

另外，还有些药物长期大量服用后突然停服，也会出现一定程度的停药反应，如长期大量服用维生素C，骤停后会出现牙龈肿胀、出血等。

哪些药物不宜合用？

（1）磺胺类药不宜与酵母片、普鲁卡因合用。磺胺是通过抑制细菌的叶酸合成而达到抗菌目的的，而酵母片中含有细菌代谢所需的对氨基苯甲酸，普鲁卡因在体内可分解出对氨基苯甲酸，这就等于为细菌合成叶酸提供了原料，从而使磺胺的疗效降低或消失。

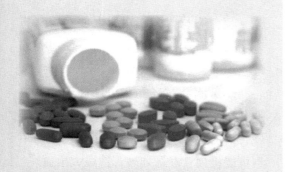

（2）磺胺药用于尿路感染时不宜与维生素C合用，因为维生素C及其他酸性药物能使尿液变酸，使磺胺在肾脏析出结晶，对肾脏造成危害。

（3）抗生素用于消炎时不宜同时使用乳酶生。乳酶生可使肠道酸性增高，抑制腐败菌的繁殖，而抗生素又可抑制乳酸菌繁殖，故两药合用，会使两药的药效降低。

（4）四环素不宜与碱性药物同用。四环素在酸性环境下易被吸收，碱性药物可中和胃酸，影响四环素的吸收，降低其疗效。

（5）磺胺类不宜与丙磺舒同用，两者同用时，毒性可增加。

（6）四环素不宜与重金属药及含重金属离子的食物（如牛奶）同服，因为四环素可与重金属离子形成难溶于水的结合物，难以被人体吸收。

（7）利福平不宜与对氨基水杨酸钠同服，因后者可影响胃肠道对利福平的吸收。

（8）利福平、异烟肼不宜与安眠药同服，联用有可能引起药源性肝炎。

（9）苯妥英钠不宜与氯霉素、异烟肼同用、联用，否则会引起苯妥英钠中毒。

（10）阿司匹林不能与消炎痛联用，联用可增加胃出血和胃穿孔的可能。

（11）胃复安与胃疡平不能同服，联用可降低药效。

（12）降糖药D860与双氢克尿噻合用，可因后者的升高血糖作用，而拮抗了D860的降糖作用。

（13）苯巴比妥、苯妥英钠、导眠能、利福平同为药酶诱导剂，可使口服避孕药、皮质激素、双香豆素、强力霉素等药物代谢加快，从而降低其药效。

为什么有的药物服用时要忌口？

忌口亦称忌嘴，即用药禁忌中的饮食禁忌。我们通常所说的忌口实际上应分为两种，一种是疾病忌口，如糖尿病忌食糖及含淀粉多的食物，冠心病应少食高脂肪及高胆固醇食物，溃疡病应忌烟酒及油腻辛辣食物等；另一种是用药忌口，即用药期间应避免食用的食物。

提起忌口，许多人只知道吃中药忌口，而不知道服用西药也应注意这个问题，许多食物与西药的某些成分同样也会发生反应，或降低其疗效，或增加其毒性。

（1）服用四环素时，应忌食牛奶、乳制品和黄豆制品，因这些食物中的钙离子可与四环素发生反应，生成难以溶解的结合物，降低药效。

（2）服用灰黄霉素时，吃脂肪性食物会提高血中药物浓度，可增加其毒性。

（3）服用氨基比林及克感敏、优散痛、安痛定、撒利痛、凡拉蒙等含氨基比林药物时，不宜吃腌肉，以防药物中的氨基与腌肉中的亚硝酸钠反应，生成有致癌作用的亚硝酸。

（4）服用优降宁时，不宜同时吃干酪、香蕉、扁豆等含酪胺多的食物，因优降宁能抑制单胺氧化酶，若同时吃含酪胺多的食物，会发生体内酪胺堆积而引起高血压危象。

吃药时为什么要多喝水？

口服药物时要多喝温开水，这是因为：

（1）服用解热镇痛药时多喝水，可防止因出汗过多引起虚脱；

（2）服磺胺药时多喝水，可稀释尿液，加快药物排泄，防止在泌尿道形成结晶而损害肾脏；

（3）服药时多喝水可促使药物在胃中崩解，有利于药物的吸收，使血中的药物浓度上升，疗效加强；

（4）服药时多喝水可加速药物通过咽和食管，有保护食管的作用。比如肝硬化患者常合并食管静脉曲张，服药不当可能将食管静脉划破，造成大出血。

所以，除因病情特殊，医生明确告知不能多喝水的患者外，一般服药时都应适当多喝些水。

用茶水服药好不好？

不能用茶水服中药或西药，这是有科学道理的。茶水中含有由茶叶浸出的鞣质、咖啡因和茶碱等化学成分，这些成分可与某些药物发生化学反应，从而影响疗效。

（1）茶叶中主要含有鞣质，市售茶叶中一般含鞣质3%～13%，鞣质溶于水后可与各种含有金属离子的药物结合，产生沉淀，影响药物吸收，如铁剂类、钙剂类、铋剂类、钴剂类、铝剂类等。鞣质与这些药物发生反应生成沉淀不仅影响疗效，而且会刺激胃肠道，引起胃部不适，严重者可引起胃肠绞痛、腹泻或大便秘结。鞣质还能与一些抗生素、维生素和消化酶类药物发生反应，降低这些药物的抗菌作用或生物活性，如四环素、红霉素、强力霉素、氯霉素、链霉素、新霉素、利福平、胰酶、淀粉酶、胃蛋白酶、乳酶生及维生素 B_1 等。鞣质还会与氨基比林、麻黄碱、奎宁、利血平、阿托品及含生物碱的中药元胡、黄连、大蓟、小蓟等发生沉淀反应，影响疗效。同样原因，中药滋补药也不宜用茶水服。

（2）茶水中含咖啡因，有兴奋神经中枢的作用，因此，在服用安眠酮、眠尔通、利眠宁、安定等药物时不宜饮浓茶水，以免对抗这些药物的镇静催眠作用。

（3）茶水中还含有茶碱，茶碱可影响四环素族抗生素、呋喃旦啶、苯妥英钠、苯巴比妥等药物在胃肠道的吸收；影响吡哌酸、磺胺类、红霉素等药物在肾小管的重吸收，降低药物疗效。另外，患病时如果饮过量浓茶，其兴奋作用还可导致失眠、心悸、头痛、耳鸣等。

当然，服药不宜用茶，并不意味用茶水服了药就会对身体产生致命危害，因为与茶水中鞣质等成分发生反应的仅是部分药物。茶水有浓有淡，几口淡茶水服药，不会降低多么大的疗效或构成多大的危害。况且，从另一角度讲，茶的收敛、兴奋作用亦有一定医疗价值。因此一般讲服药期间只要不喝浓茶和大量饮茶即可。

吸烟对药物的疗效有什么影响？

烟草燃烧后形成的烟雾的主要成分是烟碱（又叫尼古丁），烟碱不但本身毒性强，有碍身体健康，若在服药时大量吸烟，还会影响药物的作用。烟碱可使药物在体内的代谢和清除率加快，消除半衰期缩短，降低疗效。如右丙氧芬用于肿瘤患者的镇痛，不吸烟者90%有效，每日吸烟20支的患者85%有效，每日吸烟超过20支的患者，有效率为80%。

吸烟对氨茶碱、心得安、安定、利眠宁、阿米替林、丙咪嗪、利多卡因、华法林和去甲羟胺等疗效都有不同程度的影响。

另外，服药期间吸烟还常带来其他不良反应，如吸烟妇女服用雌激素类避孕药，心肌梗死的发病率和死亡率比不吸烟者超出近10倍。

饮酒对药物的疗效有什么影响？

服药期间大量饮酒，会增加药物的不良反应或使药物失去疗效。

（1）胰岛素依赖性糖尿病患者，大量饮酒后会出现低血糖现象，甚至可致昏迷、死亡。服用降糖灵时饮酒，也可能引起严重的低血糖；

（2）服用洋地黄类药物的患者大量饮酒，可使机体对药物的敏感性增强，引起洋地黄中毒；

（3）癫痫患者服用苯妥英钠时大量饮酒，可使苯妥英钠的体内代谢加快，从而降低疗效；

（4）服用优降宁、胍乙啶等降血压药时饮酒，可发生体位性低血压，甚至昏厥；

（5）服用阿司匹林类药物时饮酒，会加强对胃黏膜的刺激，并可引起严重胃出血；

（6）乙醇有扩张血管的作用，所以服用抗心绞痛药物硝酸甘油时饮酒，常引起胃肠不适及晕厥；

（7）大量乙醇能加强中枢抑制药的作用，故服用巴比妥类催眠药、丙咪嗪、阿米替林、多虑平、溴剂、利血平、安定、导眠能等药物时，均不可大量饮酒。

因此，为了用药安全、有效，用药期间应该禁酒。

药物会影响粪便或尿液的颜色吗？

大小便的颜色常常是临床医生诊断

疾病或判断是否产生了药物毒副反应的重要依据，对作出正确的判断有很大的帮助。如长期使用保泰松、华法林或阿司匹林等药物，可因药物刺激消化道引起出血而导致大便呈红色或黑色；长期使用消炎痛，可因肝损害引起胆绿素血症，而使尿液呈绿色；长期使用庆大霉素，可因药物损害肾脏而引起血尿等。出现上述情况，说明药物已产生了明显的毒性反应，需立即停药。

但是也有一些药物，它们本身或其代谢产物有一定的颜色，由于不能被机体吸收，服用后有色物质可随大小便排出体外，而使大小便的颜色发生改变。这属于非病理性变化的正常现象，不必为此提心吊胆，一般停药后1~2天，大小便颜色即可转为正常。

因此，当出现粪便或尿液颜色改变这类情况时，应根据用药情况加以区别对待。医生在开这些药物时，也应先告诉病人，以免患者为此惊慌和忧虑。

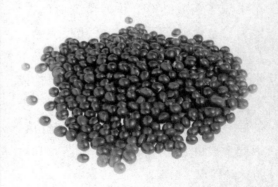

维生素类药物为何不宜饭前服？

为了使人体组织能够更充分地吸收各种维生素，维生素类药一般应在饭后服，而不宜在饭前服。这是因为，维生素B类药物口服后主要经小肠特定部位吸收，若在饭前空腹时服，维生素很快通过胃肠，很可能在人体组织尚未充分吸收之前，即从尿中排出；如果在饭后服，因胃肠中有食物，可使维生素缓缓通过肠道，能较完全地被吸收，起到较理想的治疗效果，故宜在进食时或饭后立即服。而维生素C对胃肠道有一定的刺激作用，且可破坏食物中的维生素B_{12}，还会与食物中的铜、锌离子络合，阻碍其吸收，故应在饭后一段时间服用。此外，维生素A、D、E等脂溶性维生素由于饮食中的油类食物有助于它们的吸收，故也宜在饭后服用。食物中的有些矿物质对于维生素的吸收利用有一定的帮助，同时有的维生素也可促进一些矿物质的吸收，因此，需要补充维生素时最好在饭后服用，或在两餐之间服用。

为何不宜用牛奶送服药物？

有些人服药时，特别是有些家长在给小孩喂药时，常将药物研碎混入牛奶中或用牛奶送服。这样做虽然能掩盖药物的某些不良味道，使小孩乐意服药，但你可能未曾想到，这样做一般问题不大，但对某些药物是会有不良影响的。因为牛奶中含有较多的钙及铁、磷等无机盐类物质，它们可与某些中药物中的黄酮、有机酸等化学成分发生作用而影响药物的吸收，降低药物的疗效。西药中也存在相似的情况，如四环素等可与钙、铁结合成络合物，使药物的吸收受到一定的影响，达不到治疗的目的。另外，牛奶中的蛋白质、脂肪等对某些药物的吸收也有一定的影响。

因此，用牛奶送服药物是不妥当的，最好不要这样做，以确保药物疗效的发挥。

能用果汁送服药物吗？

在小孩患病时，有些家长用果汁代水给孩子服药，这是不科学的。在各种果汁饮料中，大都含有维生素C和果酸，而酸性物质容易导致各种药物提前分解或溶化，不利于药物在小肠内吸收，影响药效。有的药物在酸性环境中会增加不良反应，可对人体产生不利因素。

如小孩发热时常用的复方阿司匹林

等解热镇痛药，对胃黏膜有刺激作用，若在酸性环境中则会加重对人体的危害，轻者可损伤胃黏膜，刺激胃壁，发生胃部不适等症状；重者可造成胃黏膜出血。又如常用的抗生素红霉素、麦迪霉素、黄连素等糖衣片，在酸性环境中会加速糖衣的溶解，一可对胃黏膜造成刺激；二可使药物在未进入小肠前就失去作用，降低药物的有效浓度，影响疗效；三还可能与酸性溶液发生反应，生成有害物质。

所以，给小儿服药时，不宜用果汁及酸性饮料送服。若要喝果汁等酸性饮料，也必须在服药前后相隔90分钟以上饮用为宜。

为什么酒后不能服用镇静催眠药？

胡女士患有失眠症，每天晚上睡觉前都要服用几片舒乐安定（通用名艾司唑仑）。有次晚上朋友聚餐，喝了不少酒，睡觉前她照常服了几片舒乐安定，可服药不久她便昏迷了过去。家人见状不妙，急忙将她送进医院抢救，才转危为安，捡回了一条性命。

酒后服镇静催眠药可能会导致严重毒性反应的发生，这是为什么呢？这是因为酒的主要成分乙醇可增强细胞膜的通透性，酒后使用镇静催眠药，如苯巴比妥、速可眠（司可巴比妥）、安定（地西泮）、安宁（眠尔通）等，可使药物非常容易地进入细胞内部，从而大大提高药物在中枢神经系统的浓度，使药物对中枢系统的抑制作用增强，尤其是呼吸中枢受到抑制而导致死亡。患有睡眠呼吸暂停综合征的老年病人更容易因为呼吸中枢被抑制而发生死亡。单独服用乙醇或苯巴比妥时，血中乙醇浓度达到500～800毫克/升，苯巴比妥浓度达到10～29毫克/升时才会导致死亡，而两者合用时的血中浓度则分别达到100毫克/升和0.5毫克/升时就可能导致死亡。可见，饮酒后服用镇静催眠药是有很大危险性的。

研究发现，乙醇对肝细胞内的药物代谢酶存在双向作用，大量乙醇对肝药酶有抑制作用，少量乙醇对肝药酶起诱导作用，使肝药酶的活性增强。同时有些西药和酒并不太"和睦"，一杯烈性白酒有时可能成为一杯致命的"毒药"。

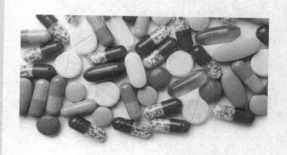

哪怕是只喝了一杯或更少量的酒之后，再服各类镇静催眠药都可能产生协同作用，加重这些药物的毒性，甚至会发生致死性中毒。这种中毒很难抢救，目前还没有很好的方法。因此，喝过酒的人不宜立即服用各类镇静催眠药，喝醉酒的人即使躁动不安、胡言乱语，也不宜喂服镇静催眠药，以免酿成悲剧。同样道理，服用各类镇静催眠药后也不宜饮酒。

除了镇静催眠药不能与酒先后或同时服用外，还有许多药物也不宜与酒同时服用，如抗过敏药、抗凝血药、雌激素类药、抗心绞痛药、降血压药、降血糖药、解热镇痛药、抗抑郁药、止血药、利尿药、维生素、利福平、红霉素及抗血吸虫药等，因为乙醇在体内代谢有一个过程，为了减少酒对药物作用的影响，常喝酒的人应在服药前12天及停药后3～4天禁止饮酒；平时不喝酒的人更不要在服药期间喝酒。

饮酒有损健康，为了您和家人的健康，最好要少喝酒或不喝酒。如果非喝不可的话，也要控制酒量。万一喝醉，家人千万不可盲目地给酒醉的人乱用镇静催眠药，以免酿成悲剧。

服用保肝药物应注意些什么？

肝病患者在治疗上除了合理的营养、适当的休息进行调养外，保肝药如维生素、葡萄糖、三磷酸腺苷、肝太乐、肝荣、肝宁、卵磷脂、烟酸肌醇脂、维丙胺等的合理使用，也是重要的治疗措施。但是，有些人不懂得这些药物的作用机制，长期滥用，不仅造成浪费，还会给身体造成负担，反而使病症加重。

保肝药物的作用在于它能起到帮助肝脏解毒排毒、促进肝细胞再生、提供能量、改善肝功能、减轻临床症状和防止脂肪肝的辅助治疗作用。这些药物必须在医师的指导下，根据患者的不同情况选用，才能够发挥其应有的作用，绝非不加选择地多多益善。

同类的保肝药物有不同的作用和使用范围，如谷丙转氨酶升高时，可选用五味子或垂盆草制剂；食欲不振、胃腹胀满时，可选用田基黄或维生素 B_1、B_6

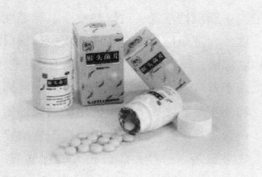

等；维生素 C、肝太乐、肝宁、维丙胺可用于防止肝细胞坏死；凝血酶原有偏低倾向时，加服维生素 K 和维生素 C 等药物比较适宜；为了防止脂肪肝的形成，可适当选用卵磷脂、烟酸等降脂药物。但在病情好转或稳定的情况下，仍把它们当成每日不可缺少的"营养药"长期服用，就不妥当了。

各种药物（包括营养药）进入人体内，都要经过肝脏的分解、转化、转移、排泄，不必要地服用保肝药物，可给肝脏增加额外的工作量，加重肝脏的负担，对肝病患者的康复产生相反的作用。因此，肝病患者不可随意使用保肝药物，必须在医生的指导下服用。

如何正确使用皮质类固醇类药膏？

外用的皮质类固醇制剂主要包括肤轻松、地塞米松、去炎松、恩肤松、艾洛松等乳膏以及肤疾宁贴膏、乐肤液等，这类药物都含类固醇激素，通常把它们叫作激素类药膏。

1. 激素类药膏治疗皮肤病的作用

（1）抗炎作用：急性炎症初期，皮质激素（激素中的一种）通过抑制炎性细胞（主要指白细胞）浸润、降低毛细血管通透性、增加血管张力来减轻炎症的红、肿、热、痛等症状。对于慢性炎症，它能抑制成纤维细胞（在发炎时，这种细胞四处游走并具有吞噬能力，大量聚集在发炎处，生成胶质纤维，用以修复炎症或外伤创面，但它增生过多就会形成瘢痕）增生和肉芽组织形成，以减轻炎症造成的粘连和瘢痕。

（2）免疫抑制作用：人体免疫力针对细菌、病毒等致病微生物是有好处的，而由细胞中介的免疫反应，包括过敏反应（组织胺类物质形成和释放）等，则对人体是有害处的。皮质激素可以抑制这种中介免疫反应，减轻局部的充血、水肿、渗出和皮疹等。

（3）抗增生作用：含卤族（氟、氯、溴、碘、砹等 5 种元素）的皮质激素具有较强的抑制细胞有丝分裂的作用，它还能减慢这种分裂的速度，因而可使表皮变薄，细胞变得比正常小。皮质激素类药膏正是利用皮质激素的这种作用来治疗银屑病等皮肤病的。

2. 激素类药膏的适应证和禁忌证

脂溢性皮炎、过敏性皮炎、神经性皮炎、接触性皮炎、瘀滞性皮炎、钱币状湿疹、局限性银屑病、盘状红斑狼疮、扁平苔藓、天疱疮、蕈样肉芽肿、肛周和外生殖器瘙痒等均可使用激素类外用药膏治疗，这些皮肤病用激素药膏治疗效果显著。另外，痛苦较大的皮肤病，可用激素迅速减轻症状，加快治愈速度。

外用激素药膏也有它的禁用范围，如对于细菌感染性疾病，如脓疱疮、毛囊炎、疖子等禁用；真菌感染性疾病，如手足癣、体癣等也禁用；病毒感染性疾病，如寻常疣、扁平疣、单纯疱疹、水痘和带状疱疹等疾病也不适用。

3. 外用激素类药膏的注意事项

（1）剂型的选择：对于皮肤表面干燥的皮肤病或苔藓化皮肤病，应采用润滑性较好的油膏；对皮肤较厚、角化或苔藓化的皮肤病，也可用软膏；对急性或亚急性皮肤病以及皮肤多毛、较潮湿的皮肤病，则可用乳膏；头部的皮肤病一般适用洗剂和凝胶。

（2）对症下药：如果皮肤病变广泛，应尽量采用弱效或中效药物，而且用药时间不可过长，以 14～21 天为好。婴儿只能用药效弱、短疗程的药物。

（3）当皮肤表面保护屏障受到破坏或皮肤变薄时，应避免用高效激素类药物。对有些急慢性或具有抗药性的皮肤病，可采用高效或中效激素制剂短疗程

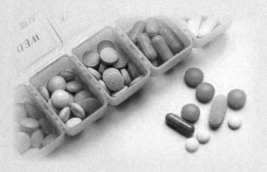

（14～21 天）用药，如果出现不良反应，要立即去向医生咨询并寻求帮助。

（4）原则上激素类药膏应避免长期（3～4 周以上）使用。

紫药水、红药水、碘酒的作用有什么区别?

紫药水、红药水、碘酒是一般家庭常备的外用消毒药。如果发生了小的外伤，适当涂上这些外用消毒药，就可防止创面感染，使创面早日愈合。但这三种外用消毒药各有不同特点，应用范围也不同，如果使用不当，往往会事与愿违。

1. 紫药水

紫药水又名龙胆紫、甲子溶液，常用浓度为 1%～2%。紫药水的杀菌力较强，还具有收敛作用，因此，创面流水时，使用紫药水效果很好。紫药水对皮肤没有刺激性，即使不慎吸入体内，也不易发生中毒或产生副作用。常用于皮肤的溃烂面、浅表创面及一度小面积烫伤、黏膜感染或溃疡。涂用紫药水前，宜先清洗创面，然后每天用药 2～3 次。紫药水不宜与红药水、碘酒一起使用，以免降低疗效。紫药水还有一个缺点，就是容易污染衣物，且不易洗净。

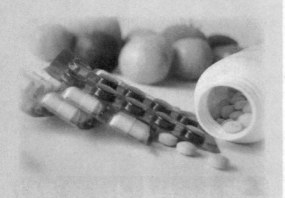

2. 红药水

红药水又名汞溴红、红汞溶液，常用浓度为 2%。红药水是通过缓慢放出汞离子来对细菌的酶产生破坏作用，但杀菌作用相对较弱。其优点是刺激性小，主要用于皮肤伤口和表皮、黏膜等部位的消毒，还适用于不宜用碘酒消毒的面部、眼部、会阴等处的皮肤黏膜和口腔黏膜的消毒。红药水切忌入口，因为汞溴红是一种有毒性的汞化合物，入口可能中毒。红药水也不宜用于深部伤口及化脓伤口，以免被吸收而造成中毒。此外，对汞过敏者禁用红药水。

3. 碘酒

碘酒又名碘酊，是用碘化钾和 75% 乙醇配制而成。碘酒是通过碘与细菌的蛋白质起碘化作用而杀死细菌及其芽孢，杀菌力极强。碘酒还能刺激皮肤，增强面部血液循环，故也可以消肿。当扭伤或碰伤但皮肤未破时，可涂用碘酒，以活血消炎。对一般的皮肤感染，如皮囊炎、创疖未成熟前，皮肤红肿或面部被毒虫咬伤等，均可涂用碘酒。碘酒还可以供注射前皮肤消毒用，但在消毒后要用酒精棉球将碘酒擦掉，以免引起着色、起疱和脱皮。碘酒的刺激性很大，创面涂上碘酒后，会使人感到剧烈的疼痛，因此创面不宜常涂碘酒，以免灼伤创面，影响愈合。由于碘酒对黏膜有刺激性和腐蚀性，所以不能用于黏膜消毒。此外，对碘过敏者应禁用碘酒；碘酒不能内服，也不能涂到眼睛上。碘酒用后应将瓶盖盖严，置于阴凉处存放。碘酒与红药水不能合用或在同一部位先后涂用，因为碘酒中的碘与红药水中的汞混合在一起会发生化学反应，形成腐蚀作用很强的碘化高汞，而碘化高汞是一种有毒的化合物，对皮肤、黏膜等组织能产生强烈的刺激性，引起皮肤损伤、黏膜溃疡，使伤口的愈合延迟，所以，在使用外用消毒药时，要避免将碘酒和红药水混用。

三 "是药三分毒"
——药物不良反应不可不知

什么是药物的不良反应？

药物作用于人体，除了发挥治疗的功效外，有时还会由于种种原因而产生某些与药物治疗目的无关而对人体有损害的反应，这就是药物的不良反应。

药物不良反应发生的原因很多，主要与药物方面、机体方面及给药方法有关。药物方面的影响有药理作用、药物剂量、药物剂型及药物质量等；机体方面的影响有种族差异、性别、年龄、病理差异、个体差异等；给药方法的影响有药物的相互作用、用药途径、减药或停药等。

药物的不良反应一般可分为副作用、毒性反应、过敏反应和继发感染（也称二重感染）4大类。不良反应有大小和强弱的差异，它可以使人感到不适、使病情恶化、引发新的疾病，甚至置人于死地。

药物不良反应可以在患者用药时发生，也可以在患者用药后的数天、数月、数年甚至是数十年后发生。虽然药物在上市前已经过动物实验和临床试验，但其临床试验研究受到诸多因素的限制（如人数、年龄、病种、病情、时间等），这些试验不足以保证药物的安全性，因此导致药物上市后出现各种安全性问题。资料表明，在我国每年5000多万名住院患者中，与药物不良反应有关的多达250万人，其中有近20万人死于药物不良反应。

在现实生活中，由于药物的不合理使用，不良反应的发生率是相当高的，特别是在长期使用或用药量较大时，情况更为严重，甚至出现严重的毒副反应。严格地讲，几乎所有药物在一定条件下都可能引起不良反应，但只要合理使用药物，就能避免或使其危害降低到最低限度。这就要求人们在用药前应该全面了解药物的药理性质，严格掌握药物的适应证，选用适当的剂量和疗程，明确药物的配伍禁忌。在用药过程中还应密切观察病情的变化，及时发现药物产生的不良反应，加以处理，尽量避免引起不良的后果。对于一些新药，由于临床经验不多，对其毒副作用观察及了解不够，在使用时就更应十分慎重。

中药在我国的应用有几千年的历史，各种中药及其制剂在临床广泛使用。长期以来，由于人们认识上的误区，认为中药主要来自植物，对人体不会产生不良反应，加之媒体广告的宣传，认为"中药是纯天然物质"，没有毒副作用，误导许多人长期随意或超量服用中药，从而忽视了中药的不良反应。实际上，植物中所含的化学成分十分复杂，目前临床上因用中药产生不良反应的病例时有发生，并呈逐年上升趋势。已经披露的药物不良反应报告显示，抗生素、解

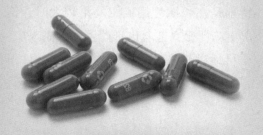

热镇痛药、中药已经成为药物不良反应的"三大祸首"。越来越多的中药不良反应报告，已引起有关部门的高度重视。

为什么会发生药物不良反应？

药物种类繁多，用药途径不同，体质又因人而异，因此药物不良反应发生的原因也是十分复杂的，归纳起来大致有以下三方面。

1. 药物本身的原因

（1）药理作用：药物在应用过程中，在发挥其治疗作用的同时，可能出现一些不良反应。可以说，没有任何副作用、毒性反应和过敏反应的药物是很少的。例如，长期大量使用皮质激素类药物，可能使毛细血管变性出血，以致皮肤、黏膜出现瘀点、瘀斑，同时出现类似肾上腺皮质功能亢进的症状。

（2）药物的物理性质：药物的物理性质决定了药物被机体吸收的快慢，而后者又是影响药物作用的一个重要因素。例如固体药物中凡易溶于水或弱酸性的，一般从胃肠道黏膜吸收快，其作用和毒性亦强；反之则吸收慢，其作用和毒性亦弱。

（3）药物的质量：药物生产中可能混入微量高分子杂质，也常溶入赋形剂

等，这些杂质可能对机体产生不良影响。有时同一种药物，可因生产厂家不同、制剂技术差别、杂质除去程度不同等而导致不良反应的发生率差别很大。

（4）药物的剂量：一般来讲，在一定范围内，药物的作用与用量成正比，超过极量，则由量变引起质变，出现中毒以致死亡。大剂量的药物进入体内后，甚至可以在出现典型的症状前，先表现为休克状态。药物对机体所发生的作用不是其应用量，而是它真正到达体内的量。

（5）药物的剂型：同一药物的剂型不同，往往影响药物的吸收、分布和排泄，也直接影响药物的生物利用度，如不注意掌握，同样会引起不良反应。

2. 机体方面的原因

（1）种族差异：动物实验中，对药物毒性的耐受性可因动物种属的不同而有显著差别。在人类，白色与有色人种之间对药物的感觉性也有一定的差别。

（2）年龄：老年人、少年、儿童对药物反应与成年人不同。老年人由于血浆蛋白浓度减少，与药物结合能力也降低，所以老年人对作用于心血管系统的药物、催吐药及泻药比较敏感。而小儿对中枢抑制药和影响水盐代谢及酸碱平衡的药物比较敏感。一般来说，幼儿较成人易发生不良反应，原因是幼儿药物代谢速度较成人慢、肾排泄较差、作用

点上药物作用的感受性较高、易进入脑内等。据统计，不良反应发生率 60 岁以下者为 6.3%，而 60 岁以上者为 15.4%。

（3）性别：一般妇女对药物敏感性较男性高，这可能是体重和生理特点的不同所致。特别是妇女有月经、妊娠和哺乳等生理过程，对许多药物的反应与一般情况不同。在妊娠期间对泻药、利尿药和许多有强烈刺激性的药物比较敏感，有引起早产、流产的危险，应慎用或禁用。此外还应注意孕妇用药后，药物经过胎盘进入胎儿体内的可能性。授乳妇女用药后，药物可能影响乳汁分泌，并有经乳汁进入乳儿体内的可能性。在这种情况下所选用的药物，应该对胎儿或哺乳儿没有不良影响。

（4）个体差异：在年龄、性别和体重等相同的情况下，个体对药物的反应性仍然不同，这就是个体差异。如常见的过敏反应，有时也是引起中毒的原因。有的人对某种药物敏感，能引起皮疹、气喘等现象，严重时还可能产生过敏性休克，而这种现象对一般个体即使使用大剂量也不一定发生。

（5）病理状态：病理状态能影响机体的各种功能，因而也能影响药物的作用。例如，腹泻时口服药的吸收差，作用小；肝肾功能减退时，可能显著延长或加强许多药物的作用，甚至引起中毒。

（6）营养状态：体内某种营养物质

缺乏时，也可能影响药物的作用。

3. 给药方法的影响

误用药物和滥用药物等均可引起不良反应。给药途径不同，关系到药物的吸收和分布，也影响药物发挥作用的快慢、强弱及持续时间。长期用药容易发生不良反应，甚至能发生蓄积作用而中毒。

如果联合用药不当，由于药物的相互作用，不良反应的发生率也会随之增高。据统计，5 种药物并用的不良反应发生率为 4.2%，6～10 种并用为 7.4%，11～15 种并用为 24.2%，16～20 种并用为 40%。有时减药或停药不当也可能引起不良反应，例如治疗严重皮疹，当停用皮质激素或减药过快时，可能会产生"反跳现象"。

药物不良反应有哪些种类？

药物的作用可分为治疗作用和不良反应两类。凡能对疾病起到防治效果的作用就称为治疗作用；与治疗无关的作用，有时还会引起一些对病人不利的反应，即称为不良反应。药物的不良反应可分为下列 7 种。

1. 副作用

药物的副作用是指在使用治疗剂量的药物时，伴随出现的与治疗疾病目的无关而又必然发生的其他作用。一种药物往往具有多种作用，当人们利用其中某一作用时，其余的作用便称为副作用。药物的治疗作用与副作用都是其本身所固有的药理特性，它们是相对而言的，随着治疗疾病的目的而改变。例如，服用常用量的溴丙胺太林后，除有解除胃肠痉挛的治疗作用外，可以发生口干、视物模糊等副作用。又如麻黄碱具有兴奋中枢神经系统和收缩血管升高血压的作用，如用其治疗低血压，那么兴奋中枢神经系统引起的失眠就是副作用；反之，如果用于治疗精神抑郁性疾病，那么引起血压升高就是副作用了。

药物的副作用涉及面很广，有各种各样的表现，一般症状较轻，属于病人可耐受范围之内，都是可以恢复的。在一定意义上讲，用药过程中出现一些副作用是难以避免的。如服用抗过敏药扑尔敏易出现嗜睡、困乏的症状，服用解痉药颠茄片后引起口干等。但如果副作用较猛烈或由于副作用可能导致病人其他疾病或病情加重时，就应考虑停药、暂时停药或改用其他药物，也可以有针对性地服用一些能削弱或抵消副作用的药物。

2. 毒性反应

药物的毒性反应是指药物引起机体

的生理、生化功能异常和结构的病理变化，或比较严重的功能紊乱的一种比较严重的不良反应。除了个别属于体质特别敏感外，大多数是由于用药剂量过大或用药时间过长而引起的。毒性反应可表现在人体各个系统的器官和组织，其损害程度随剂量加大而增强。应该说，绝大多数的药物在过量使用时都是有毒害作用的。但过量这个概念又是比较难把握的。有时过量是指绝对意义上的用量过大，而有时又可能是相对的，即使是在常用剂量下，有些病人也可能由于种种原因而出现毒性反应。如肝和肾是人体代谢和排泄药物最重要的器官，当它们不能正常工作时，药物就很容易在体内积蓄起来，造成中毒。

药物不同，中毒的表现也各异，但其严重程度一般随剂量加大而增强。毒性反应包括对中枢神经、血液、呼吸、循环系统以及肝、肾功能等的损害。对于绝大多数药物，大剂量时几乎每个病人都会出现性质相同的中毒症状。毒性反应可能立即发生，也可能在长时间蓄积后逐渐发生。前者称为急性毒性，后者称为慢性毒性。

3. 过敏反应

过敏反应又称变态反应，是指有特异体质的患者使用某种药物后产生的不良反应。这种反应不同于副作用与毒性反应。

过敏反应与所使用药物本身的药理性质无关。药物作为抗原或半抗原进入机体从而引起抗原抗体反应，引起药物过敏反应。过敏反应的发生与药物剂量没有直接关系。一般人即使到了中毒剂量也不会发生过敏反应，而特异体质病人在使用极小剂量时就会发生过敏反应。如有的人仅仅接触青霉素溶液就会引起严重的过敏反应。

过敏反应因药因人而异，有的用药当时发生，称为即发反应；有的则有一定潜伏期，几分钟、几小时乃至几天后才发生，称为迟发反应。由于过敏反应仅发生于特异体质患者，故发病率并不高，但因有时后果严重，甚至可以致命，故必须引起重视。

4. 继发性反应

继发性反应是由于药物的治疗作用所引起的不良后果，又称治疗矛盾。例如长期应用抗生素治疗后，由于肠道正常菌群的变化，敏感菌群生理功能受到抑制，引起不敏感菌大量繁殖，而引起继发性感染，又称二重感染。

5. 特异质反应

特异质反应是少数人应用某药后，发生与药物的药理作用完全无关的反应，是一种特异质反应。目前认为，特异质反应大多是由于个体酶缺陷所致，且多与遗传有关。许多的特异质反应的病例，常与遗传酶缺陷有关。这种酶缺陷在平常并无表现，而仅在应用某些有关药物时才显示症状。

6. 耐药性反应

耐药性反应是指在治疗细菌感染性疾病或寄生虫病时，长期使用某种药物，细菌或寄生虫对该药的敏感性降低而言。这些细菌常称为耐药菌株。药物之间也可能出现交叉耐药性。耐药性产生与用药的种类、剂量及给药方法有密切关系。

7. 耐受性反应

耐受性反应是指机体对于药物的敏感性降低，需要提高药物的剂量（甚至中毒量时），才能产生治疗作用。耐受性有天然和后天获得的两种类型，天然的多数与种系遗传有关，后天获得的往往是用药不当所造成。

此外，药物的不良反应还包括致成瘾、致癌、致畸、致突变作用，此处不再赘述。

发生药物不良反应时有哪些常见表现？

（1）以消化系统为主的不良反应常见症状有口干、恶心、呕吐、厌食、腹痛、腹泻、腹胀、便秘、便血，形成溃疡或加重溃疡。

（2）以肝损害为主的不良反应常见症状有肝功能损害、胆汁郁积（黄疸）、转氨酶升高、肝区疼痛、脂肪肝、肝硬化、肝腹水、肝坏死等。

（3）以泌尿系统为主的不良反应常见症状有蛋白尿、血尿、糖尿、少尿、水肿、氮质血症、尿毒症等。

（4）以神经系统为主的不良反应常见症状有口唇及全身麻木、肌无力、头晕、头昏、头痛、嗜睡、幻觉、精神兴奋、失眠、惊厥、癫痫、震颤、精神错乱、出汗、视听障碍、抑郁等。

（5）以循环系统为主的不良反应常见症状有心悸、胸闷、心前区疼痛、发绀、面色苍白、心律失常、血压下降或上升。

（6）以呼吸系统为主的不良反应常见症状有呼吸急促、呼吸困难、咳嗽、哮喘、发绀、急性肺水肿、呼吸麻痹等。

（7）以皮肤为主的不良反应常见症状有荨麻疹或各种形式的皮疹、皮炎、皮肤干燥、皮肤瘙痒、血管神经性水肿、皮肤色素性改变、光敏感性反应、脱发、多毛、局部损害等。

如何对药物不良反应进行自我观察？

（1）注意向医生咨询：用药前要正确估计药源性不良反应的可能性，尤其对于毒性反应较大的药物，用药过程中应注意自己观察用药反应，一旦出现不良反应，应向医生咨询，并进行妥善处理。

（2）注意不良反应的类型：有些毒性反应较轻，很难与副作用区别，如恶心、呕吐、腹痛、头痛、眩晕、失眠、耳鸣等，用药后须注意观察与区别。

（3）注意及时停药：药物副作用一般较轻，病人往往可以耐受，但当药物副作用可以使病人另外存在的病症加重时，就须报告医生，停用此药或换用其他药物。

（4）注意调整用药：肝、肾功能不良者用药时，药物易在体内蓄积而产生过强的反应和引起病理机制的恶性循环，故用药不要任意超过药物常用剂量，同时应注意观察用药后情况，必要时予以适当调整。

（5）注意配伍变化：注意配伍用药药物相互间的变化，避免药物体外、体内变化可能造成的毒副反应。此外，为避免或减轻副作用，可适当合并用药。

（6）注意皮肤反应：药物的局部外用或口服等都可以对皮肤造成损害性反应，一般当出现轻度皮肤改变时即要停药，以防止更严重不良反应的发生。

（7）注意全身毒性反应：不能忽视外用药的毒性反应，如某些化学药物接触或透入皮肤黏膜时，同样可以产生炎症或全身毒性反应。

（8）注意过敏：凡有过敏史或经试验有过敏反应的患者，应避免使用该种药物，并尽可能以不产生过敏反应的药物代替。

（9）其他方面：个人或家族成员中有过敏反应史者，用药须慎重。用药后最好观察半小时，看是否有不耐受现象或特异质反应。长期用药期间应注意检查血象、尿液、粪便、痰液及肝、肾功能情况。

如何预防药物的过敏反应？

对过敏体质者，在用药时要更加严格地掌握适应证，切不要随便乱用药。有过敏史或家族过敏史的病人应牢记过敏的药物，就医时应主动告诉医生。发生过敏反应或有可疑症状时，应先停药。症状较轻时可用抗过敏药对症治疗，严重时应立即请医生诊治。有许多药物在使用后容易引起过敏反应，轻者产生药疹等症状，严重的可致休克，甚至死亡。

要预防药物过敏需做到：

（1）不要滥用药物。患者应在医生指导下，针对具体病情用药，不要随意乱用药物，这样既可节省药物，又可减少药物过敏的机会。

（2）有过敏史的病人，要牢记致敏药物的名称，应避免再次使用。

（3）凡属规定在使用前必须先做皮肤试验的药物，一定要遵照要求执行，并注意这些药物在口服或外用时也同样可能导致过敏反应的发生。有些药物在停药几天后继续使用时，仍须再做皮肤试验，如青霉素停用3天后就应重做皮肤试验。

（4）过敏体质的人用药要小心谨慎，如本人或家族中有荨麻疹、湿疹、过敏性鼻炎、异位性皮疹、哮喘等过敏体质的患者，使用药物时要更加留心，特别是像巴比妥类、青霉素类、退热止痛药和血清制品等药物，应尽量少用。

（5）对一些复方制剂，在使用前要注意其中是否含有患者过敏的药物，因为光看药名是无法知道其内在成分的。如常用的去痛片，它是由非那西丁、氨基比林、苯巴比妥、咖啡因4种药物组成的，患者对其中任何一种药物过敏，服用后均可产生过敏反应。

（6）在使用药物前，要先了解一下该药物的有关注意事项或禁忌证，以防出现意外。

什么是药源性疾病？

药物发生不良反应时，可使机体的某一个或几个器官或组织产生功能性或器质性损害，出现各种病症，这就叫药源性疾病。

药源性疾病一般不包括超过药物极量所引起的急性中毒，它是药物不良反应在一定条件下产生的后果。目前由于大剂量用药、合并用药和长期用药愈来愈多，加上大量新药不断问世，药源性疾病也逐年增加。常见的可引起药源性疾病的药物是以抗生素为主的抗菌药物、解热镇痛药、肾上腺皮质激素、心血管系统用药及抗癌药等。所导致的药源性疾病涉及呼吸系统、消化系统、心血管系统、泌尿系统、血液系统及神经系统等。

那么，如何预防药源性疾病呢？

（1）男女老少患病时，应遵医嘱按时按量服药，不可擅自增加药物剂量，更不可滥用药物。病人对所用药物的毒性和副作用应有所了解。

（2）不可盲目增加中药或中成药的剂量，必须做到科学合理用药。

（3）每次服用药物的种类不宜过多，以防药物之间的相互作用造成严重的不良后果。

（4）不可长期服用某一种药物，否则容易对药物产生依赖性，甚至形成药瘾。

（5）凡是有药物过敏史的病人，就诊时一定要主动向医生讲清楚。用药后一旦发生过敏反应，要立即停药，严重的要做抗过敏治疗。

（6）孕妇必须慎用药物，以保证孕妇自身和胎儿的安全。

（7）不可服用非国家批准的制药厂生产的药物，千万不可服用过期和发霉变质的药物以及一切伪劣假药，以防诱发药源性疾病。

（8）不应向医生乱提要求，乱开滋补、贵重药物，以防诱发药源性疾病。

长期不正确使用抗生素会导致什么不良后果？

抗生素是一种常用药，主要用于治疗由细菌引起的感染性疾病。如果抗生素使用不当，不仅不会药到病除，反而会使病情加重或出现严重的不良反应。时下滥用抗生素的现象十分严重，许多人一旦有病，不管是由什么引起的，即便是头痛、发热也要使用抗生素，特别是那些不到医院检查而自己购药治疗的病人，更是以抗生素为首选药物。殊不知，长期不正确使用抗生素可造成严重危害。

1. 毒性反应

（1）对神经系统的损害：氨基糖苷类（链霉素、卡那霉素、庆大霉素等）和万古霉素等，对第八对颅神经有明显毒性，可损伤前庭平衡功能；链霉素、庆大霉素易损害听力，尤其对老年人特别敏感。青霉素和头孢菌素类对中枢神经亦有毒性，可使人肌痉挛、反射亢进、幻觉、局限性癫痫、抽搐。

（2）对造血功能的损害：氯霉素、磺胺药、头孢菌素类药物可致白细胞或血小板减少，氯霉素还可引起再生障碍性贫血、溶血性贫血等。

（3）对肾脏的损害：氨基糖苷类、万古霉素、头孢噻啶、多黏菌素类都可导致不同程度的肾损害，严重者可引起氮质血症和肾功能衰竭。磺胺类药可引起结晶尿和血尿。

（4）对肝脏的损害：四环素及红霉

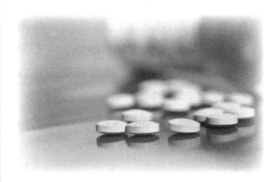

素类、利福平、磺胺药、头孢菌素可引起肝肿大、黄疸、肝功能异常等。

（5）对胃肠道的损害：口服抗生素药和磺胺药后可引起恶心、呕吐、胃肠充气、食欲减退，这是由于药物的化学刺激和肠道菌群失调所致。注射后可引起血栓性静脉炎、组织坏死等。

2. 过敏反应

（1）过敏性休克：青霉素毒性较小，如果发生过敏反应，可导致眩晕、昏迷等，甚至发生死亡。

（2）血清病型反应。

（3）皮疹和药物热。

（4）血管神经性水肿。

（5）其他：如四环素和磺胺药类可引起感光反应，青霉素和四环素类可诱发红斑狼疮、间质性肾炎、过敏性肺炎等。

3. 二重感染

也称菌群交替症，是发生于使用抗生素过程中的新感染。一些对常用抗生素有耐药性的菌群，如金葡萄、肠道革兰阴性杆菌（大肠杆菌、复形杆菌、绿脓杆菌等）和真菌（白念珠菌、曲菌等），因抗生素杀死了其他细菌，生态失衡而趁机猖獗，出现消化道感染（鹅口疮、食管炎、肠炎）、肺炎、尿路感染、败血症等，而发生口腔黏膜疹、舌炎和阴道炎等病疾，治疗相当棘手。

4. 耐药性

由于滥用抗生素，使本身对某种抗生素敏感的细菌发生 DNA 突变、质粒传递耐药性而不再敏感，导致耐药，危害极大，可使医生面对细菌无抗生素可用，治疗相当困难。

此外，滥用抗生素还可造成维生素缺乏、治疗矛盾、心脏损害、灰婴综合征、类糖尿病、出血、低血糖等。

因此，患病后切莫自作主张，盲目使用抗生素，而应先查清病因，对症下药。

如何正确使用抗生素？

（1）有针对性地用药：抗生素只对细菌有效，对病毒性疾病是无效的，滥用只能徒增毒性，对真菌性皮肤病更不能滥用抗生素药。抗生素药物中的沙星类药物氟哌酸对肠道、泌尿道感染有较好的疗效，应作为首选药，而其他部位的感染以选用沙星类药物中的氟嗪酸、环丙沙星为宜。

（2）正确合理用药：有些人为了加强疗效，往往几种抗生素联合使用，这样有积极的一面，但也有消极的副作用。抗生素类药物大体上可分为4类：①对细菌在繁殖期起杀灭作用的青霉素、先锋霉素类；②对细菌静止期起杀灭作用的氨基糖苷类，如庆大霉素、卡那霉素、链霉素等；③快速抑制细菌的红霉素、四环素、氯霉素等；④慢效抑制细菌的磺胺类。临床实践证明，①、②和③、④类药物联合使用可以加强抗菌效果，而①、③类合用则相互降低药效。同时，有些药物联合使用还会增强毒性，如先锋Ⅰ、先锋Ⅱ与氨基糖苷类药物或四环素药物合用，会产生对肾毒性很强的副作用。其他一些不同类的药物合用也会有较大的毒副作用。因此，在不得已的情况下必须联合使用抗生素药物时，一定要了解它的危害性，要顾及患者原有疾病的影响，会不会引起肝、肾的药物积聚中毒。尤其是患有肝、肾病的病人，用药不当会使病情加重。如果病情必须联合使用可损肝、肾和造血功能的药物时，一定要在医生的指导下使用。

（3）用药不在新和价高：不少人在服用药物时存在误区，认为药越新、价格越高越好，其实不然。抗生素的品种繁多，有的价格昂贵，如第三代的先锋必（头孢哌酮钠）、菌必治（头孢三嗪）对革兰阴性杆菌效果比第一、二代的先锋霉素为优，其毒素也较小，但对金黄色葡萄球菌的抑制就不如价格低的第一、二代先锋霉素（头孢氨苄、先锋瑞丁、头孢菌素）好。

容易引起肝功能损害的药物有哪些？

肝脏是人体最大的消化腺体，又是重要的代谢器官，糖、脂肪、蛋白质及维生素的代谢均在肝脏进行，所以，肝脏对保证人的正常生存起着非常重要的作用。同时，肝脏还有解毒作用，可以把体内各种代谢过程中产生的有毒物质或来自体外的毒物经氧化还原反应变成无毒物质，然后排出体外。药物的代谢主要在肝脏，但某些药物对肝脏是有损害的，尤其是长期大量服用药物，必须注意保护肝脏。

因药物过量中毒或不良反应所引起的肝损害称为药源性肝病，是一种常见药源性疾病。据国外统计，药源性肝病发生率占住院病人的2%左右。精神病院和结核病院病人中肝损害率高达20%以上。可引起肝损害的药物近600种，几乎遍及各类药物，因此，在使用这些药物时，应注意密切观察肝功能，以决定是否继续用药、减量或停药。

可引起肝损害的药物很多，常见的

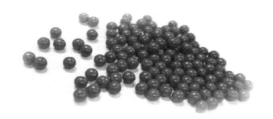

有以下几类，使用这些药物时必须注意，尤其肝功能不正常者应慎用或不用：

（1）抗菌消炎药：四环素、氯霉素、红霉素、新生霉素、洁霉素、氯洁霉素、麦迪霉素、异烟肼、利福平、磺胺类、呋喃类等。

（2）解热镇痛药：消炎痛、炎痛喜康、保泰松、异丁苯丙酸等。

（3）安定药：氯丙嗪、利眠宁、安定、安宁等。

（4）抗癫痫药：苯妥英钠、卡马西平、扑痫酮、三甲双酮、丙戊酸钠等。

（5）抗抑郁药：异丙嗪、丙咪嗪、阿米替林、苯乙肼、闷可乐等。

（6）抗肿瘤药：丝裂霉素、更生霉素、光辉霉素、甲氨蝶呤、氮芥类、6-巯基嘌呤、门冬酰胺酶、农吉利碱等。

（7）降血压药：甲基多巴、优降宁等。

（8）抗心律失常药：普鲁卡因胺、利多卡因等。

（9）降血脂药：安妥明、烟酸等。

（10）激素类药：甲基睾丸酮、苯丙酸诺龙、乙烯雌酚等。

（11）其他易引起肝损伤的药物：甲基硫氧嘧啶、他巴唑、甲苯磺丁脲、口服避孕药、水合氯醛、氟烷、辛可芬、砷剂、锑剂、铋剂等。

药源性肝病与其他原因引起的肝损害很相似，不易鉴别，因此当肝功能不正常时，应协助医生检查一下是否服用过上述对肝脏有损害的药物。

药物所引起的肝损害大多数在停药后就可以恢复，严重者需加以治疗。

容易引起肾功能损害的药物有哪些？

因用药不当或滥用药物引起的肾脏疾病称为药源性肾病。肾脏（俗称"腰子"）位于脊柱两侧，左右各一个，它们通过尿的生成过程来维持人体体内水电解质平衡及排出体内的代谢产物。肾脏犹如一座物资处理回收加工场，肾功能的正常是一个人身体健康的重要保障，不论是肾脏的哪一部分发生问题，都会对人的健康产生重要影响。如果肾功能丧失，发生肾功能衰竭，还会有生命危险。

药物无论通过什么给药途径进入体内，大多数要经肾脏消除，排出体外。如果用药不当或滥用药物，极易使肾脏受到损害。如滥用抗生素或长期滥用止

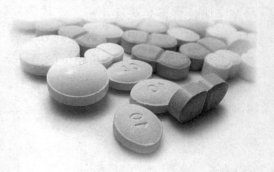

痛药，可因药物的直接肾毒性作用而引起肾小管损伤，导致肾功能紊乱，以至急性肾功能衰竭。有些药物如青霉素、磺胺类药物、利福平等，可因机体的过敏反应导致急性间质性肾炎、急性肾小球肾炎。还有些药物会在肾小管内析出结晶或产生沉淀，导致肾小管的机械性梗阻，如磺胺类药物、氨苯蝶啶等。

常见的对肾脏有损害的药物有以下几类：

（1）作用于中枢神经系统的药：氯丙嗪、甲氧氟烷、水杨酸钠、阿司匹林、保泰松、三甲双酮、非那西丁和巴比妥钠。

（2）作用于心血管系统的药：去甲肾上腺素、胍乙啶、奎尼丁、新福林、甲氧胺、甲基多巴等。

（3）利尿药：乙酰唑胺、甘露醇、山梨醇、有机汞等。

（4）抗寄生虫药：奎宁、盐酸氯胍、伯氨喹啉等。

（5）抗菌药：链霉素、卡那霉素、庆大霉素、新霉素、先锋霉素、四环素、多黏菌素B、两性霉素B、灰黄霉素、万古霉素和磺胺类。

（6）其他：可引起肾毒害的药物还有锂盐、碘造影剂、低分子右旋糖酐、氨苯蝶啶、甲氨蝶呤、苯茚二酮等。

药源性肾病轻则引起可逆性的肾小球、肾小管损伤，重则导致肾小管坏死，发生不可逆的慢性肾功能衰竭。因此，

药物对肾脏的损害必须引起人们的重视。原有肾功能不全的患者，更易受到肾毒性药物的影响，用药时尤应注意。在服药后若出现排尿困难、多尿、少尿或无尿、蛋白尿、血尿、腰痛等症状时，应立即停药。可逆性肾损害一般在停药后数天内可消失或逐渐恢复，必要时要找医生进行治疗。

可能诱发癫痫的药物有哪些？

癫痫是一种常见病，它的诱发因素很多，用药不当就是其中之一。可能诱发癫痫的药物主要包括如下几类：

（1）抗精神病药：能诱发癫痫的药物以氯丙嗪、泰尔登最为多见，氟哌啶醇次之，奋乃静、氯氮平、三氟拉嗪较少，而且与使用剂量有关，如氯氮平每日用量超过500毫克时，即可引起癫痫发作。①抗狂躁药：碳酸锂使用过量或积蓄中毒，会引发癫痫。②抗焦虑药：安宁、利眠宁、阿普唑仑等，皆可加剧癫痫发作。③抗抑郁药：多虑平、阿米替林等，均易促使旧病复发。④抗菌药：萘啶酸既可诱发癫痫，也可加剧其病情。异烟肼若超量服用，也会造成癫痫旧疾复燃。⑤抗溃疡病药：西咪替丁易透过

血脑屏障，当达到一定浓度时，会引起癫痫发作。而雷尼替丁、法莫替丁则不易进入脑脊液，故较为安全，可取而代之。

（2）抗癌药：阿霉素、甲氨蝶呤、长春新碱等均易导致局限性或全身性癫痫发作。另有一些抗癌药会影响抗癫痫药的吸收，以致降低疗效，故两者合用时需调整剂量，以维持有效的血药浓度，如卡氮芥加入顺铂持续静脉滴注 3 个疗程时，若用抗癫痫药苯妥英钠，应增加用量 41% ~ 65%。还有环胞苷也会引起部分病人癫痫持续状态。此外，青霉胺、洋地黄、消炎痛、保泰松、回苏灵、可卡因、戊四氮、苯丙胺、金刚烷胺、左旋多巴、氯喹、乙胺嘧啶、胞二磷胆碱、印防己毒素、麦角酸二乙胺等，均易促使癫痫发作。

还要强调指出的是，即使抗癫痫药本身应用失当也会事与愿违，如苯妥英钠、苯巴比妥钠、三甲双酮过量使用，可使癫痫发作加剧，特别是静脉注射苯妥英钠，可发生致命性癫痫发作，所以治疗无效时，切勿随意增加剂量。又如扑痫酮、乙琥胺、苯巴比妥钠、苯妥英钠等，一般需坚持使用 3 ~ 5 年，不可突然中断，否则会导致旧疾复发，而且还能引起癫痫大发作或癫痫持续状态，尤其服用苯巴比妥钠更应提高警惕。处于青春期的病人极易复发，不能停药。嗜酒者在服药期间也不能饮酒，因为乙醇会促使肝中药酶活性增强，可大大降低抗癫痫与抗惊厥的疗效。

什么是药物性头痛？

在治疗各种疾病过程中，使用常规剂量或大剂量药物引起的头痛症状，称为药物性头痛。头痛症状表现各异，部位不一，如前额部、颈部、顶枕部的剧烈疼痛、跳痛、胀痛或钝痛等，也可伴有面部潮红、头晕、恶心、走路不稳等症状。出现这些症状主要是由于某些药物具有下列作用：

（1）有选择性地扩张冠状动脉、脑血管的作用，增加冠状动脉血流量和脑血流量，如心痛定等；

（2）有扩张周围血管的作用，使血压降低，导致脑缺血，如开博通等；

（3）引起"戒酒硫样反应"，导致头痛，如头孢菌素等；

（4）局部刺激脑膜引起，如红霉素静滴等；

（5）引起头痛的机制不清，如消炎痛等。

药物引起的头痛必须与治疗时的某些原发病所致的头痛相鉴别，以免头痛症状得不到及时解除。如发生药物性头痛，应立即停药，多数症状即可缓解。如果仍不减轻，可口服或肌注安定，但"戒酒硫样反应"不宜使用镇静剂。

可导致血小板减少的药物有哪些？

应用某些药物致使血液中血小板计数低于正常而引起出血等症状，称为药源性血小板减少症，表现为皮肤瘀点、瘀斑以及皮肤和黏膜出血，也可出现贫血。引起本病常见的药物有：

（1）抗生素：磺胺类药物是引起血小板减少的常见药物，即使皮肤外用也可引起本病。其他还有氯霉素、青霉素、链霉素、头孢菌素、利福平、利福定、对氨基水杨酸、异烟肼和吡嗪酰胺等，均可引起血小板减少。

（2）解热镇痛药：保泰松、羟基保泰松和消炎痛是引起本病的常见药物。其他如阿司匹林、氨基比林、非那西丁、布洛芬、哌替啶、可待因等，均可引起血小板减少。

（3）中枢神经系统用药：去甲丙咪嗪、阿米替林、丙咪嗪、安定等较常见。此外还有苯妥英钠、巴比妥类、多虑平、左旋多巴、氯丙嗪、眠尔通、卡马西平等。

（4）其他：奎尼丁、乙胺嘧啶、速尿、双氢克尿噻、氯磺丙脲、洋地黄毒苷、地高辛、甲基多巴、肝素、雷尼替丁、西咪替丁、利血平、维拉帕米、扑尔敏、去敏灵、谷维素、硫氧嘧啶等亦可引起血小板减少。

一旦出现药物性血小板减少症，应立即停用各种可能致病的药物。一般停药 1~7 天后出血可逐渐停止，轻者不需其他治疗。

可导致白细胞减少的药物有哪些？

外周血白细胞总数持续低于 4×10^9 个/升时，称为白细胞减少，其中主要是粒细胞减少。粒细胞是颗粒性白细胞的简称，包括嗜中性、嗜酸性和嗜碱性 3 种。当粒细胞绝对数低于 1.5×10^9 个/升时，称为粒细胞减少症。白细胞或粒细胞减少症在血液病中较为常见，症状可有乏力、头痛、头晕、四肢酸软、食欲减退、低热等。

可以引起白细胞或粒细胞减少症的药物主要有：

（1）抗生素：氯霉素、氨苄青霉素、链霉素、新生霉素、头孢菌素、磺胺类及利福平、异烟肼、对氨基水杨酸等抗结核药。

（2）抗癌药：氮芥、环磷酰胺、白消安、甲氨蝶呤、阿糖胞苷、氟尿嘧啶、长春新碱、阿霉素、柔红霉素、噻替哌、6-巯基嘌呤等。

（3）解热镇痛药：消炎痛、保泰松、阿司匹林、氨基比林、非那西丁等。

（4）抗甲状腺药：硫氧嘧啶类、他巴唑、甲亢平等。

（5）抗心血管病药：普鲁卡因胺、心得安、甲基多巴、利血平、奎尼丁、巯甲丙脯酸等。

（6）降血糖药：甲苯磺丁脲、氯磺丙脲等。

（7）抗精神病药：氯丙嗪、苯妥英钠、巴比妥类等。

（8）利尿药：双氢克尿噻、速尿、乙酰唑胺、利尿酸等。

（9）抗组织胺药：苯海拉明、扑敏

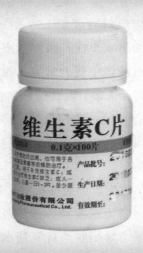

宁等。

（10）其他：青霉胺、铋、锑、有机砷等。

什么是药物热？

药物热是指因使用药物而直接或间接引起的发热，是药物不良反应的一个症状，也是一种常见的药源性疾病。随着新药的不断问世和临床的广泛使用，药物热的发生率也随之增高，药物引起的发热已逐渐成为"发热待查"中的一个常见原因。

引起药物热的常见药物有抗生素、磺胺类、血液制品、疫苗、抗肿瘤药及甲基多巴等。

发热是过敏反应的症状之一，药物过敏反应引起的发热是药物热中最主要且最常见的类型，一般发生在用药后7~10天，个别可发生在2周以上，为中度以上发热，体温逐渐升高，同时往往伴有药物过敏的其他表现，如皮疹等。结构相似的几种药物同时或交替使用时，可发生交叉反应，发热呈持续性。停药后体温迅速恢复正常，为药物变态反应性发热的重要特征之一。通常停药后1~2天退热，1周内恢复正常。体温恢复正常的快慢与药物在体内的代谢和排泄快慢有关。

除此以外，还包括特异性体质患者应用某些药物引起的恶性高热、少数药物混有致热原引起的热原反应（即输液反应），以及药物通过直接刺激体温调节中枢或增加机体新陈代谢，致使周围血管收缩，发汗减少，引起的药物热。

一旦确诊为药物热，首先应立即停用或更换有关药物，然后根据不同的类型及严重程度，采用不同的方法对症治疗。

药物性肥胖是怎么回事？

根据肥胖的标准，体重超过标准体重的 10%~20% 为超重，超过 20% 以上为肥胖，超过 50% 以上为重度肥胖。在长期应用某些药物的过程中，若体重增加超过了正常标准的 20% 以上（排除其他引起肥胖的因素），就称之为药物性肥胖，也属于药物不良反应的范畴。常见的可致药物性肥胖的药物有肾上腺皮质激素、抗精神病药物、雷公藤多苷和赛庚啶等。

无论哪种药物导致的肥胖，都是由于药物引起食欲亢进，或者同时使患者运动减少以及水钠潴留等原因造成的。严格掌握用药指征，掌握最佳用药剂量，并避免多种药物联合应用，可预防药物

性肥胖的发生。停药是消除药物性肥胖的最好措施，多数药物性肥胖在停药一段时间后，体重可恢复正常。对因病情需要不能停药的患者，可适当限制饮食、增加活动，必要时可同时服用某些药物来预防药物性肥胖的发生。

为什么服用抗过敏药后会犯困？

抗过敏药又称抗组织胺药，治疗一些由于粉尘、鱼虾等蛋白质或某些药物引起的过敏反应相当有效。但是凡服用过这类药的人，或多或少都有头晕、嗜睡、乏力等感觉，这是为什么呢？

过敏反应是由于过敏原刺激机体释放出组织胺，这种生理活性很强的组织胺可引起机体出现各种过敏症状。服用抗过敏药后，由其对抗组织胺的作用而使过敏症状缓解。但抗过敏药同时可抑制大脑活动，从而出现了镇静和催眠作用，故服此类药物会有犯困的感觉。常用的口服抗过敏药有扑尔敏、苯海拉明、异丙嗪、酮替芬等。

犯困（嗜睡）虽不是什么严重的不良反应，但对从事危险工作及重要岗位的操作人员来说，千万忽视不得，工作期间要避免服用这类药物，以防发生意

外。除此以外，在服用一些含扑尔敏的复方制剂（如泰诺、速效伤风胶囊等）时，也应注意。

抗过敏药引起的犯困，在停药后便可自行消失。新一代的抗过敏药如特非那丁、息斯敏、仙特敏等，中枢抑制作用较弱，在常用剂量下一般无犯困的不良反应。

量过大也可致脱发；其他如阿司匹林、消炎痛、乙胺丁醇、苯妥英钠、甲亢平、安妥明、别嘌呤醇、左旋多巴、氯喹、呋喃妥因等均可引起不同程度的脱发。

严重脱发可口服胱氨酸及维生素B族药物，必要时可应用泼尼松治疗，也可应用中药和局部使用外用药物治疗。光化疗法、紫外线照射及局部按摩也可酌情使用，应由医生决定。

为什么有的药物会引起脱发？

药物引起的毛发反应，主要见于头发，其变化有脱发症、多毛症和头发变白等，其中以脱发症为多见，我们常可以看到癌症病人在使用抗癌药物治疗时引起脱发。药物通过口服、注射等途径进入机体后引起毛发脱失，称为药物性脱发。这种脱发的程度随着药物的性质、剂量不同而有所差异。药物引起脱发的主要原因是抑制了毛球的有丝分裂，使毛干变细及缩小，毛发在此断裂而导致脱发。

引起脱发的常见药物主要是免疫抑制剂。大部分的抗癌药物均可引起不同程度的脱发，其中阿霉素（发生率为100%）、正定霉素（发生率为70%）最常见；维生素A、肝素、双香豆素等用

滥用止痛药有哪些危害？

大部分人在日常生活中会遇到各种各样的疼痛，如头痛、牙痛、胃痛、关节痛、痛经等，因此，止痛药的使用非常普遍，几乎家家必备。止痛药的名目繁多，如消炎痛、保泰松、阿司匹林、炎痛喜康、布洛芬、百服宁、芬必得等。在使用这些止痛药时，患者经常是不经过医生指导而自行服用，有些人还连续服用多年。止痛药的确能够减轻人们的痛苦，但是若长期使用，尤其是滥用，就会对人的健康造成严重危害。

最严重、最常见的危害是引起肾病。近年来，国内外有许多因服用止痛药发生肾病的报道。长期使用止痛药的人可出现肾乳头坏死或间质性肾炎，最终造成肾功能衰竭。该病发病的高峰年龄在

50岁左右，女性的发病率为男性的4倍。止痛药引起的肾病起病十分缓慢，一般早期会出现多尿、夜尿、烦渴等症状，有些患者还会合并尿路感染、肾盂肾炎，还有些病人会出现轻度的血压增高。但药物性肾病的病人直到晚期也很少出现水肿现象，尿常规检查也仅仅是有微量尿蛋白，所以非常容易被误诊。

所以，需长期服用止痛药的病人应注意以下几点：

（1）长期服用止痛药需由医生指导，切不可随意服用；

（2）应用时须控制剂量和服药时间，在服药过程中应定期作泌尿系统检查；

（3）一旦发生药物性肾病，可用糖皮质激素、抗过敏药及大剂量的维生素C治疗。

危害之二是诱发胃溃疡。许多止痛药都可以诱发胃溃疡，主要表现为上腹部疼痛和大便潜血试验阳性，严重病人可以发生胃穿孔。一般来说，阿司匹林和消炎痛对胃的刺激最强，布洛芬和萘普生等次之。

危害之三是增加出血倾向。止痛药主要是通过抑制前列腺素合成而发挥作用，而前列腺素及其代谢物质是血小板流动、凝血过程必需的物质，所以止痛药也有抗凝作用。如果孕妇滥用阿司匹林等药物，凝血功能就会受到影响，可导致分娩中或分娩后大出血，后果十分严重。

如何正确使用退热药？

感冒了会发热，得了结核病也会发热，伤口感染了还会发热。发热是各种异常的外来或内在的刺激（如微生物产生的毒素、炎性分泌物、代谢产物等）作用于体温调节中枢，使体温中枢处于病理性兴奋状态，人体发热和散热发生失调而引起的。发热时，吞噬细胞的功能加强，有利于身体内抗体的产生，从而不利于病原体的繁殖和生存，因此，发热是身体与病原体进行斗争的一种防御反应。

发热时身体会感到疼痛，那是由于高渗或低渗溶液、酸性或碱性物质、钾离子及其他炎症物质作用于细胞后，释放出来的致痛物质刺激了神经末梢感受器，传入大脑皮质而引起的感觉改变。所谓退热药，专业的名称是解热镇痛药，如阿司匹林、扑热息痛等，这类药一方面能使人的体温调节中枢恢复正常，另一方面能制止致痛物质对神经末梢的刺

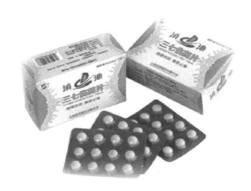

激，达到退热、止痛的作用。

引起发热和疼痛的原因十分复杂，如果没有经医生明确诊断，就草率地使用退热药，不但不能消除病因，反而可能破坏机体的防御功能，掩盖疾病的主要症状，给诊断造成困难，甚至延误病情，导致不良后果，因此，在发热的病因没有诊断明确之前，不要随便使用解热镇痛药物。

一发热就用退热药，此举比发热本身更有危害：

（1）滥用退热药会掩盖症状，加重病情。如果在感染性疾病发病的初期单纯用退热药，短期内虽可以缓解发热的症状，但却是治标不治本，甚至会导致病情加重或恶化。

（2）盲目使用退热药可能会打乱某些疾病的发热规律，从而影响诊断的准确性。例如肺结核的潮热，多在每天下午发低热；大叶性肺炎时体温呈梯形上升，如果在还未明确诊断时就盲目使用退热药，则可能会导致医生的误诊。

（3）滥用退热药无助于疾病的治疗。如急慢性炎症引起的发热，当务之急是抗菌消炎，炎症消退也就自然会退热了，而退热药并不具备抗菌消炎作用。

（4）各类退热药都有一定的不良反应。例如，阿司匹林可引起机体凝血功能障碍，还会引起胃出血，促使哮喘发作；消炎痛虽然具有一定的退热作用，但其过敏反应的发生率非常高。因此，有过敏史、溃疡史或患有白细胞减少症及肝功能不好的患者，应当慎用或不用退热药。

四 特殊人群用药加减法
——老人、小儿及孕妇的用药宜忌

为什么老年人的用药剂量应不同于一般成年人？

由于老年人的生理功能、代谢和形态方面随年龄的增长发生了很大变化，故药物在老年人体内的代谢不同于青壮年成年人，有其自身的特点。

（1）老年人体内水分和肌肉成分减少，而脂肪比重增加，一些脂溶性药物如巴比妥类安眠药可能在体内蓄积。

（2）老年人蛋白质摄入量及体内合成减少，而蛋白分解代谢增加，导致血浆蛋白浓度偏低，药物与蛋白结合的少，游离的药物增多，故用药剂量和给药次数应低于青壮年人。

（3）药物在老年人体内代谢减慢，半衰期延长，致使老年人对药物的敏感性增强，容易发生毒性反应。

（4）老年人的胃酸分泌减少，胃肠蠕动减弱，血流量减少，对某些药物的吸收延迟或减少。

（5）老年人肾功能减退，经肾排泄药物的能力减弱，而容易蓄积引起药物中毒。

（6）老年人对药物的耐受性有所降低，尤其是在多种药物合用时，常常不能耐受，更容易发生各种不良反应。

（7）老年人个体差异比较大，用药剂量一定要根据每个人的具体情况加以调整。

如何指导家里老年人正确用药？

不论是医生还是家属，对老年病人给予明确的用药指导，是预防药物不良反应的最有效的方法之一。据统计，有15%的老年病人住院治疗是由于药物的不良反应，但该数字可能会随着医务人员或家属对病人的明确用药指导而显著减少。研究表明，大约2/3的药物不良反应是可以预防的。

那么如何正确指导老年人用药呢？

（1）首先要详细了解老年病人过去的病史和用药情况，包括用药剂量、有效程度和是否对药物过敏等，便于选择最有效的药物进行合理治疗。

（2）要详细告诉病人有关药物名称、作用、效果、服用方法、注意事项及何时停药，还要告知其可能出现的不良反应及发生不良反应时的处理方法。

（3）给老年病人使用"高危药物"时，由于这些药物的治疗剂量与中毒剂量的差距较小，安全性较低，故应提醒老年病人注意用量，密切监视可能发生的不良反应。如地高辛、利尿药、抗凝剂、抗精神病药物、抗生素等，有条件的应建议到医院进行血药浓度测定。

（4）由于老年人的记忆力衰退，反应较为迟钝，故家属应尽可能地进行督促检查，提高用药安全性和有效性。

家里的老年人在用药时应该注意些什么？

老年人由于生理功能衰退，免疫功能较为低下，又往往同时患有多种疾病，如何合理用药，减少毒副反应，是广大老年人及其家属颇为关心的问题。老年人用药要掌握以下原则：

（1）老年人用药首先要考虑其必要性，有些病症在可用可不用药物治疗时，应尽量不用。如偶尔发生消化不良、睡眠障碍时，常可通过饮食或生活调理、运动取得满意的效果。

（2）老年人需用药物治疗时，一定要严格掌握适应证，用药品种宜少不宜多，要抓住主要疾病进行治疗，不要面面俱到地全面用药，以减少药物不良反应的发生。

（3）老年人用药剂量宜小不宜大。一般情况下60～80岁的老年人用成人量的3/4～4/5；80岁以上者则只用1/2，有肝肾功能障碍的用药量应更小。

（4）老年人用药应尽可能做到个体化，根据每个病人的具体病情选择最适当的剂量，有条件的可到医院进行药物

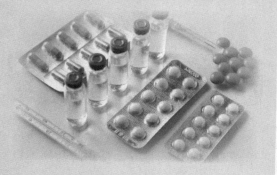

浓度测定，来选择最佳的用药剂量。

（5）要根据病情选择合适的给药方法。一般情况下，应以口服给药为主。

（6）要及时减量或停药。有些老年人用药容易停药难，总是担心停药后病情加重或复发。用药时间过长，易发生药源性疾病，对药物形成依赖性、成瘾性，要特别注意。

（7）能用其他方法（如食疗、体疗、电疗、磁疗、激光、红外线等）治好的疾病，就不要过分依赖药物治疗。

（8）加强督促检查。老年人因记忆力减退，容易忘服、多服、误服药物，需家属帮助，督促检查。

老年人用药应掌握哪几个原则？

为了有效地防止药物损害，根据老年人的生理特点，老年人在服用药物时应注意"六先六后"：

（1）先取食疗，后用药疗：俗话说：是药三分毒，所以能用其他方法治疗的疾病，尽量不用药物。能用食疗的先用食疗，此乃一举两得。如喝姜片红糖水可以治疗风寒感冒；患便秘者可食菠菜粥。食疗后仍不见效者，可考虑用理疗、按摩、针灸等方法，最后再考虑用药物

治疗。

（2）先用中药，后用西药：中药多属于天然药物，其毒性及副作用一般比西药要小。除非是使用西药确有特效，一般情况下，最好是先服中药，过一段时间后再考虑服用西药。

（3）先以外用，后用内服：为减少药物对机体的毒害，能用外用药治疗的疾病，如皮肤病、牙龈炎、扭伤等可用外敷方式解毒、消肿，最好不用内服消炎药物。

（4）先用内服，后用注射：有些老年人一有病就想注射针剂，以为用注射剂来得快，其实不然。应该是能用内服药使病情缓解的，就不必用注射剂。输液虽然可使一些疾病好得快、痛苦少，但一有疾病就采取输液治疗，可能会形成依赖性，以后发病，就必须靠输液才能痊愈。

（5）先用成药，后用新药：新药和特药总是不断涌现，一般来说，它们在某一方面肯定有独特的疗效。但由于应用时间较短，其缺点和毒副作用，尤其是其远期副作用还没被充分认识，经不起时间的考验而最终被淘汰的新药屡见不鲜。一些人认为新药比老药管用，其实不然，一些如复方新诺明、甘草片、感冒清等老药的疗效并不比新药差。因此，老年人患病时最好先用中西成药，确实需要使用新药、特药时，也要慎重，特别是对于进口药物尤其要慎重。

（6）先用单种，后用多种：老年人

患有多种疾病，因而在服药过程中不可避免地用多种药物。老年人用3种以上药物者很常见，有时甚至可达十几种之多。同时服用多种药物可发生毒副作用，如阿司匹林与碳酸钠同时服用可使胃内pH值上升，药物溶解度增大，促使血药浓度增加，同时因胃黏膜通透性增大，易发生胃出血；消胆胺与洋地黄并用，易形成复合体，使洋地黄吸收不良。因此，老年人如患有多种疾病需药物治疗时，可先对危害性较大的主要症状进行治疗，再治疗其他次要疾病，分清轻重缓急，不能强求全面治疗。

老年人用药如何正确掌握服药时间？

服药不是一个简单的问题，大多数人认为只要服了该服的药，就能达到治疗效果，其实不然。人体服用药物的效果与人体的生物钟有着密切的关系，按一定的时间表服药可达到更好的治疗效果，可以"药半功倍"。

人体生物钟支配着人体血压、脉搏、心率、神经兴奋、激素分泌等生理活动。人体器官都有自己的节律，形成不同周期性的生理波动。药物如与这些周期性的生理波动相吻合，则药效更佳。

（1）抗癌药：研究表明，正常细胞的分裂是分时段进行的，而癌症细胞则是整天都在分裂，因此，在晚上服用抗癌药进行化疗能少杀死一些健康细胞。

（2）止喘药：夜间任何人的肺的工作效率都不如白天高，所以哮喘病人往往在夜间呼吸困难，且在夜晚容易丧命。因此，哮喘患者夜间服药的剂量一般要增大到早上的2倍。

（3）抗生素：宜在饭前服用，可使药物在通过胃时不会过分被稀释，而达到更好的效果。

（4）抗过敏药：在临睡前半小时服用，可减少嗜睡等副作用给生活带来的影响。

（5）止痛药：通常在中午服用，因为上午11~12时是人体痛觉最敏感的时候，吗啡、哌替啶（度冷丁）则在晚上9时使用镇痛效果最好。

（6）降压药：宜安排在每天早10时、下午3时服用，此时是人体血压的两个高峰期，而晚上临睡前则最好不用降压药，以免夜间发生意外。

（7）心脏用药：宜在早上起床后就服用，6~8点用药不仅显效快，而且还能有效地度过心脏病的危险高发期。

（8）滋补药：宜在早晨空腹时或晚上临睡前服用，这样便于人体吸收和利用。

（9）维生素：一般宜在两餐之间服

用，有益于身体的吸收，达到最佳效果。

（10）抗溃疡药：最好在睡前加服一次，因为夜间胃酸有一个分泌的高峰期。

（11）助消化药：宜在饭前服用或在饭后5分钟内服用，前者可促进胃液的分泌，后者则能使药物与食物充分混合，利于消化。

（12）铁剂：贫血患者晚7时补铁的效果比早7时补铁吸收效果要高1倍。

此外，一些药物还有自各的特殊服用时间要求，必须按要求服药才能取得好的药效。

老年人如何正确使用镇痛药？

镇痛药可以缓解疼痛，是老年人常备药物之一，但是各类镇痛药的药性不同，副作用也不同，因此，老年人应根据其药理作用进行合理选择。

（1）中枢抑制性镇痛药：最为常用的中枢抑制类药物包括吗啡、哌替啶（度冷丁）、阿法罗定（安侬痛）、阿米酮、布桂嗪（强痛定）、美沙酮（美散痛）、芬太尼、喷他佐辛（镇痛新）、罗通定（罗痛定）等，主要用于外伤引起的剧烈疼痛。而用于心绞痛、肾绞痛、胆绞痛等内脏引起的剧痛，或用于癌症晚期病人，则要同阿托品合用才能发挥

最佳药效，且要注意不能长期、大量服用，否则会像毒品一样上瘾难戒。

（2）解热镇痛药：较为常见的有阿司匹林、对乙酰氨基酚（扑热息痛）、去痛片等，这类药物主要用于治疗感冒头痛、牙痛、神经痛、肌肉痛、关节痛等。长期服用会形成依赖性，对胃、肝、肾有影响，还可引起老年人眩晕、耳鸣、低血压等症，应注意。

（3）非激素类抗炎镇痛药：常用的有吲哚美辛（消炎痛）、苄达明（消炎灵）、双氯灭痛、布诺芬、保泰松、抗炎灵、三水杨酸胆碱镁等，主要用于治疗风湿性关节炎、类风湿关节炎、骨关节炎等非特异炎症所引起的疼痛，而对其他因素引起的疼痛基本没有效果。

（4）平滑肌镇痛药：这类药物主要有阿托品、颠茄酊、溴丙胺太林（普鲁苯辛）、溴苯辛等，主要用于缓解由于平滑肌痉挛引起的肾绞痛、胆绞痛、胃肠痉挛性疼痛等内脏性疼痛。它对老年心功能影响较大，一般应慎用。患有青光眼、前列腺肥大及幽门梗阻的老年人则

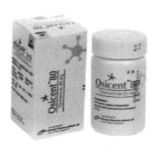

要禁用此类药物。

老年人为什么必须慎用利尿药？

老年人由于各种疾病，服用利尿药者相当普遍。据统计，国外 65 岁以上的老人每 5 人中就有 1 人服用利尿药。在国内，利尿药也广泛用在消肿及高血压病的治疗中。不少病人使用利尿药时只满足于消肿，而忽视利尿药的副作用。

盲目使用利尿药的老年人中有 1/5 会引起低钠血症，由此可产生乏力、低血压、体位性头晕、意识模糊等表现。如使用排钾性利尿药，可引起低血钾，同时服用洋地黄药物，易导致洋地黄中毒；老年人普遍缺钙，使用利尿酸及氨苯蝶啶会增加钙从尿液中排出，加重缺钙；使用大剂量的利尿药物，可能损伤内耳，引起耳聋；活动受限制的老年人使用利尿药物后可能引起尿失禁；双氢克尿噻普遍用于降血压，但也有降低糖耐量、抑制尿酸排泄及引起电解质紊乱等副作用。

老年人常常会有下肢浮肿，它是多种疾病共有的一种症状，多为肾脏病、肝病、营养不良或内分泌疾病所致。由于各种疾病的病理不同，治疗方法也不同，所以，浮肿首先要明确病因，然后进行对症治疗，而不宜自行服用利尿药，否则贸然服药会有不良反应。

有些浮肿不宜服用利尿药，甚至是禁忌：

（1）肾脏排水功能减退引起的浮肿，随意使用利尿药可能会发生急性尿毒症；

（2）肝硬化患者发生腹水的重要原因是低蛋白血症和门静脉高压，单纯使用利尿药难以奏效；

（3）糖尿病患者如服用双氢氯噻嗪会影响糖耐量，不利于血糖控制；

（4）痛风患者如使用利尿酸、双氢克尿噻、速尿，会抑制尿酸的排泄而加重痛风病情。

老年人为什么必须慎用阿司匹林？

阿司匹林是预防和治疗老年冠心病

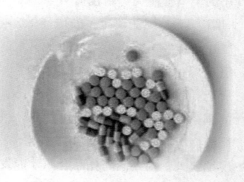

等心脑血管疾病的常用药物，许多老年人家中都备有此药，并经常服用。但有不少老年人对非甾体抗炎药阿司匹林对胃肠黏膜的损害认识不足，认为小剂量阿司匹林对胃肠黏膜影响不大，因丧失警惕而引起胃及十二指肠溃疡和出血者屡见不鲜。

研究表明，每天服用阿司匹林 75～325 毫克者与安慰剂组比较，消化性溃疡出血发生率高 1.5 倍，每天服用阿司匹林 300 毫克、150 毫克和 75 毫克造成出血性消化性溃疡而需住院的发生率分别是 3.6％、3.2％、2.3％，尽管减少剂量稍可降低危险性，但不论年龄、性别、既往有无消化性溃疡和消化不良史，都能诱发胃肠黏膜损害。

阿司匹林引起胃肠黏膜损害的原因是多方面的，主要在于阿司匹林可直接刺激胃黏膜，引起氢离子反弥散，造成黏膜损害；还可通过抑制环氧化酶，使胃内前列腺素分泌下降，导致胃黏膜防御因子和碳酸氢盐等减少，同时影响到与组织修复和溃疡愈合有关的物质如表皮生长因子等的产生，因而引起黏膜损害。老年人组织修复较慢，微循环多已受损，尤其容易因服阿司匹林而引起胃黏膜损害。

值得注意的是，服用阿司匹林等非甾体抗炎药引起的消化性溃疡出血或穿孔发生前，有相当一部分人没有疼痛，

常使人丧失警惕。专家发现，消化性溃疡患者发生出血或穿孔前无症状的人群中，分别有 86.6％ 和 41％ 的人服过非甾体抗炎药；而发生出血或穿孔前有症状的只有 39.5％ 和 17％ 的人服过非甾体抗炎药，这表明阿司匹林等非甾体抗炎药与无痛性消化性溃疡有关。

因此，应用阿司匹林要严格掌握适应证，因预防心血管病等而需要较长时间使用者，可考虑用其他药物预防胃黏膜损害，如胃黏膜保护剂硫糖铝等有一定预防作用；用前列腺素衍生物米索前列醇预防，效果也很好。

老年人如何合理使用降血压药？

近十几年来，我国高血压患者越来越多，尤其老年人患程度不同高血压的比例很高，它直接影响着老年人的健康。服用降血压药是许多老年人日常生活中不可缺少的一项内容，几乎每个老年人都要遇到这一问题。但降压药用的恰当、用的合理、用的有效的老年人并不多。有些老年人血压高时服药，血压不高时则停药；有些老年人服药效果不明显时就随意加大药量；有些老年人急于降压，多种药物并用，使血压降的过急

过快；有些老年人不根据自己的情况来决定用什么药，而是跟着别人学或跟着广告走。种种不合理的用药，不仅浪费了药物，还可能引起严重不良反应。更重要的是，血压控制不好，可直接危害老年人的健康。那么，怎样服药才算合理、有效呢？

（1）避免多种药物同时使用：多数人在发现自己血压高以后，都急于想把血压降下来，所以常常几种药物一起用，其实这样效果并不好。高血压患者在降压治疗时应从单一药物开始，尽量不用两种以上药物。在用一种药物并观察一段时间后，如发现药物降压无效时，再将其停掉，换用另一种药物，继续观察药效。专家认为，换用一种药比增加一种新的药更有效，同时又可以避免药物之间的相互作用而引起不良后果。

需要指出的是，当一种药物有效，但用量过大，或者已出现副作用时，可以考虑加服另一种药物，两种药物在降压时可有协同作用，不良反应可能有相互抵消作用。例如有人用心痛定开始5毫克即有效，渐渐增加到10~20毫克才起作用，用到如此大的量时就容易现头痛、心跳加快（每分钟超过100次）。如换用氨酰心安，一般开始1/4片即有效，渐渐后来增加到1片才有作用，这种β阻滞剂有抑制心脏的作用，用量大可使心跳降到每分钟60次以下。如

果将这两种药物并用，都用原来的小剂量，不但降压效果没有降低，而且头痛、心跳过快和心跳过慢等不良反应也能逐渐消失。

（2）坚持因人而异的个性化用药：每个患者的高血压程度和类型各不相同，目前用于降压的药物又多种多样，某一种药可能只对某种类型高血压有效，而对其他类型效果不一定好，这个人适用的药别人也并不见效，所以要坚持用药的个性化。如有的高血压患者应用利尿剂如双氢克尿塞有效，有的患者就无效；有的患者用心痛定有效，有的患者则无效。

（3）掌握最佳的用药时间：就是依据血压波动规律来用药。测试发现，人每24小时血压波动规律是半夜最低，黎明开始升高，上午9~11时出现一个高峰，中午下降，下午3~6时出现第二个高峰，而后下降至半夜2~4时最低，日复一日循环，这就是每个人血压波动的"两高一低"，即血压的M型分布模式。降压药应在血压高峰之前服用最合适，所以医生常嘱患者在晨8时、下午1时服用降压药。如有的人一清早血压就很高，那么服药时间就要提前，醒后就要服药。特别强调的是，睡前不可服用降压药，因夜间睡眠时血压较低，如这时降压药发挥作用，可使血压再行下降，可能引起脑血栓形成，反而会危及生命。

需要指出的是，那些因激动、发怒、外伤、感染及其他外界刺激而使血压突然升高的患者，要立即在舌下含服如心痛定、消心痛、疏甲丙脯酸等快速型降压药，否则可能出现脑出血，进而危及生命。

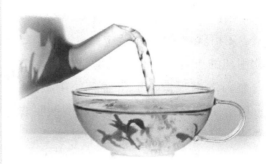

心绞痛病人怎样合理用药？

硝酸酯类药物（包括硝酸甘油、消心痛、长效心痛治等）是治疗冠心病、心绞痛及各型心肌缺血综合征最常用的药物。专家发现，该类药物若连续应用1～2周，有60%～70%以上的患者可产生耐药性，使治疗效果迅速减弱甚至消失。在日常治疗中，经常见到病人连续应用此类药物几周、几个月甚至几年，这是绝对不合理的。

如何合理使用硝酸酯类药物，预防其耐药性，提高其扩张动脉的疗效，可采取下列措施：

（1）与其他非硝酸酯类扩张冠状动脉药交替使用：如吗多明（脉导敏）与硝酸酯类每隔1～2周交替一次，亦可昼夜交替使用。

（2）调整给药次数与时间：如果每日隔6或8小时给药，使血药浓度保持较恒定的水平，则容易产生耐药性。应该在上午6～8时及下午2～4时给2次

药，皮肤贴膏只贴12小时，使身体每日至少有10小时间歇期，这样可减少硝酸酯类耐药性而提高疗效。

（3）补充疏基：硝酸酯类并不具有直接扩张冠状动脉的作用，必须在疏基催化剂作用下产生一氧化氮，再经过一系列生化反应，最终才能导致血管扩张，因此，长期持续应用硝酸酯类，体内疏基会耗竭，硝酸酯类就会失效。若同时补充含疏基的N－乙酰半胱氨酸、蛋氨酸及疏甲丙脯酸等，则可提高硝酸酯类疗效，尤其对合并有高血压或心衰的患者，加用疏甲丙脯酸可获一箭双雕之功效。

（4）严格掌握用药剂量：长期大剂量使用硝酸酯类，可使血管平滑肌疏基耗尽，加速耐药性的出现。实践证明，硝酸酯类加大到一定治疗剂量时，疗效不再上升，反而会下降。

此外，在使用硝酸酯类药物时，还应注意"反跳现象"和"临时效应"。"反跳现象"就是长期使用硝酸酯类，机体产生依赖性，突然停药可引起冠状动脉痉挛，产生剧烈心绞痛，甚至心肌梗

死，因此，停药时须在 1～2 周内渐渐减量，不可骤停。"临时效应"多发生于间歇用药的患者，即在用药间歇期末，体内血药浓度很低，扩张血管作用减弱，也可能诱发心绞痛，故在间歇期加服非硝酸酯类药物，可避免发生临时效应。

心绞痛发作时怎样正确使用硝酸甘油？

硝酸甘油属于硝酸的有机脂类，可以直接扩张各种平滑肌，以扩张心血管最为显著，对于心绞痛患者可通过舒张血管容量，减轻心脏前负荷，使心室容积缩小，张力下降；也可通过舒张小动脉，减轻心脏后负荷，使心肌耗氧量降低，从而缓解心绞痛。

由于硝酸甘油作用迅速，疗效确切，因而在临床上用于治疗心绞痛和冠心病，是老年人的必备药物。然而，只有正确使用，才能使硝酸甘油最好地发挥药效。

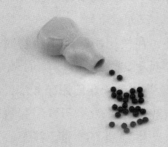

具体地讲，在服用过程中要注意以下几点：

（1）立即含服：有些患者会在发生心绞痛或冠心病时进行忍耐，希望病症自行消失，这是错误的。每一次发病都会造成一次急性心肌梗死或猝死的危险，因此，在病症出现时就要立即在舌下含服硝酸甘油 1～2 片，1～2 分钟内就可见效。为使发病时能立即服药，患者最好在身上、床头、桌子、客厅、卧室等多地点分散放置一些药物，以便在发病时能随时取用，以免耽误病情。

（2）逐渐加量：如果舌下含服 1 片无效，一定不能听之任之，可在 3～5 分钟后症状无明显缓解或缓解缓慢时，逐渐加量至 2、3、4、5 片，直到病症得到缓解。另外，随着抗药性的增强，服用剂量也要逐渐增加。但要注意一点，原则上要以最小的剂量来缓解病症，不能一次性服用很大的剂量。

（3）尽快溶化：有些患者，硝酸甘油放在舌下久久不能溶化，遇到这种情况，应该立即把药片嚼碎后重新放在舌下或口腔中，如无唾液不能溶化，则要适量饮水使药片在 5～10 秒内溶化吸收，在 1～2 分钟内生效。

（4）注意失效期：硝酸甘油必须是最近生产的（不超过 6 个月），否则会因时间长失效而影响药效，在关键时不能应急。

（5）注意副作用：硝酸甘油也有一些副作用，最常见的不良反应为头痛、眩晕，这与扩张血管后颅内压增高有关，连续用药或减量后症状会减轻或消失。少数患者也会出现体位性低血压或意识丧失等症状，故在服用硝酸甘油时应从小剂量开始。

（6）注意服药体位：服用硝酸甘油时，患者最好取半卧位，如靠在座椅上等。因为硝酸甘油除了扩张冠状动脉增加心肌供血供氧外，对周围动脉、静脉也有相应的扩张能力，半卧位可使回心血量减少，心脏耗氧量减少，使心肌供氧量相对满足心肌代谢的需要，能使心绞痛很快得到缓解。因硝酸甘油能扩张外周血管，降低动脉压，故患者含服硝酸甘油不宜站立，以免发生体位性低血压，引起一过性脑缺血而昏倒。且不能饮酒。

此外，青光眼及颅内压增高患者均忌用硝酸甘油；心衰患者则要慎用硝酸甘油贴膏。

使用速效救心丸需注意些什么？

速效救心丸是冠心病病人的常用药，在使用时应该注意以下几点：

（1）使用前，患者要找到自己心绞痛的发作规律，如发病前出现胸闷、心前区不适、左肩膀酸沉等。当这些症状发生后，应立即含服，不要等典型的心绞痛发作后再服用。开始剂量要小，一般用4粒，含服时放在舌头下面，通过舌下黏膜溶化后进入血液循环，起到控制心绞痛的作用。若为了让速效救心丸更快地发挥作用，可用牙齿咬碎再含到舌下。舌下含服比口服经胃肠吸收效果更好。

（2）含服速效救心丸时，最好取坐位姿势。因为站着含服头部位置较高，常因血管扩张而致血压降低，引起头晕、目眩甚至昏厥。躺着含服也不妥当，因大量血液回流使心脏负担加重，心绞痛不容易控制住。

（3）如果用药后10分钟症状不缓解，可立即再服一次。若连服2次仍未缓解，应考虑是严重的心肌梗死，必须立即到医院请医生检查治疗。

（4）在舌下含化时，若失去药物的苦辣味和麻凉感，说明该药已失效，应另换新药。

（5）速效救心丸对冠心病、心绞痛、脑血管器质性疾病有效，对肋间神经痛引起的头痛和胸痛、神经衰弱引起的头痛则无效。要经医生确诊后，对症服用。还要注意用量不要过大，用药时间也不要太长，以免产生不良反应。

老年人如何合理服用催眠药?

人进入老年后，由于环境、生理、心理和药物等因素的影响，睡眠质量下降，睡眠时间大大减少，因此，睡眠障碍的老年人越来越多，许多老年人都被失眠所困扰，服用催眠药物也成为老年人治疗失眠的常用方法。据统计，老年人服用催眠药物的人数随着年龄的增加而增加，65 岁以上的老年人中约有 16% 的人使用催眠药物，其中连续用药 1 年以上者占 75%。催眠药物虽可使老年人有一个较好的睡眠，但长期服用催眠药物可产生各种不良反应。比如，催眠药物可造成老年人反应迟钝、判断力下降，严重者发生意识模糊乃至精神紊乱；可引起老年人焦虑、抑郁和恐慌情绪，少数人还会出现幻觉；可引起睡眠期间的呼吸障碍，有人认为长期使用催眠药物者夜间死亡率较高，可能与催眠药物引起的夜间呼吸暂停有关；可导致停药后的反跳性失眠和恶心、呕吐、耳鸣、焦虑、注意力不集中、震颤及不自主运动等停药反应症状。

老年人在使用催眠药物时，应注意以下几点：

（1）遵照医嘱用药，个人绝不能随意加大剂量；

（2）交替服药，即适当选择 2～3 种药物交替服用，以免产生耐药或药物蓄积中毒；

（3）避免长期服药，因催眠药物用久了可产生耐药和成瘾；

（4）不可突然停药，否则易出现失眠、兴奋、焦虑、震颤、惊厥等；

（5）服药时不能饮酒，否则会导致中枢神经抑制，严重者可抑制呼吸、循环功能而发生生命危险。

此外，对老年人失眠的治疗，除用催眠药物外，还推荐采用以下方法来催眠：

（1）疲劳催眠：睡前可进行较大活动量的体育活动，尔后洗个热水澡或热水洗脚，有助于入睡；

（2）数数催眠：当老年人睡不着时，可以在心里默默数数，一般数着数着就可入睡；

（3）饮食催眠：许多老年人都有一个体会，入睡前喝一杯牛奶常有助于入睡。

前列腺肥大的老年人应忌用哪些药物?

前列腺增生肥大是老年人的多发病和常见病，其主要症状是因膀胱颈被肥大的前列腺夹持、阻塞，出现排尿困难、尿线变细、尿频、夜尿增多，重者甚至发生尿潴留或充盈性尿失禁。临床发现，有的药物可以诱发或加剧尿潴留，有的甚至在用药后 2～4 小时即可发病，因此患有前列腺肥大的老年人必须注意。

那么，前列腺肥大患者应忌用哪些药呢：

（1）平喘药：如氨茶碱、茶碱、麻黄素及奥西那林（异丙喘宁）等。

（2）抗心脑血管病药：如普萘洛尔（心得安）、硝苯地平（心痛定）及维拉帕米（异搏定）。

（3）胃肠止痛药：如颠茄、阿托品、普鲁本辛、山莨菪碱（654-2）、东莨菪碱（解痉灵）、胃疡平、安胃灵等，均会使膀胱逼尿肌松弛。

（4）抗精神病药：如氯丙嗪（冬眠灵）、奋乃静、氟哌啶醇（氟哌醇）等。

（5）抗抑郁症药：如丙咪嗪（米帕明）、多虑平（多塞平）及阿米替林、氯米帕明等。

（6）强效利尿药：如速尿、利尿酸（依他尼酸）等，可引起电解质失去平衡，进而导致尿闭症，故有前列腺肥大者须改用中效利尿药，如双氢克尿噻（氢氯噻嗪）、苄氟噻嗪，或用低效利尿药，如安体舒通（螺内酯）、乙酰唑胺等。

（7）抗过敏药：如非那根（异丙嗪）、赛庚啶、苯噻啶、晕海宁、扑尔敏、抗敏胺（苯茚胺）与阿扎他定、美喹他嗪等，均会增加排尿困难，可改用息斯敏。

（8）其他：如安定类、安他乐、异烟肼、美加明、维脑路通（曲克芦丁）及中药华山参、枳实等。

另外，前列腺肥大者还应预防感冒与禁酒，因为抗感冒药中常含有扑尔敏等抗过敏药，会加剧病情；饮酒也能使前列腺充血、水肿，也会使尿潴留雪上加霜。

老年人怎样预防药源性癌？

医学上将因使用药物而引起的癌症称为药源性癌。据世界卫生组织调查，全球每年有 20 万人死于用药不当。老年人因长期服用某些药物，药物在体内长期的积聚，便可产生致癌物，从而引发癌症。因此，警惕药物致癌是十分重要的。

临床发现，以下几类药物容易导致癌症发生：

（1）解热镇痛药：如非那西汀、阿司匹林、氨基比林、复方阿司匹林、复

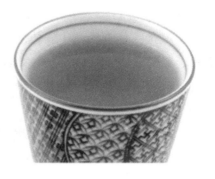

方氨基比林、氨非咖片、撒烈痛片等。如使用数年及至 30 年以上，可引起肾盂癌和膀胱癌，长期服用者的发病率达 10%。

（2）氯霉素：长期使用氯霉素（包括片剂、针剂、眼药水），可导致白细胞减少，产生再生障碍性贫血和诱发急性白血病。其导致白血病的潜伏期可达 7 年之久。

（3）利血平：长期服用利血平的妇女，尤其是绝经后的妇女，易患乳腺癌，其发病率比同年龄妇女高 3 倍。

（4）抗肿瘤药：如服用硫唑嘌呤可诱发淋巴癌、白血病、宫颈癌、唇鳞状上皮癌等；环磷酰胺可诱发膀胱癌、淋巴癌和急性白血病；白消安可诱发支气管癌和外阴癌；长期使用甲氨蝶呤治疗牛皮癣，可诱发肾癌和乳腺癌。

（5）抗癫痫药：患癫痫病并长期服用苯妥英钠的患者可能导致恶性脑瘤。

（6）己烯雌酚：绝经妇女使用此药，子宫内膜癌的发生率明显增高，男性患者如每日服用此药 0.5 毫克，连用数年可发生肾上腺癌。

（7）其他：如螺内酯（安体舒通）、保泰松、亚硝酸盐、亚硝酸胺类及冬花、石菖蒲、砒石、雄黄等中药材也有不同程度的致癌作用。

因此，老年人在生病后，应根据病情，能不用药物治疗的尽量不用，能少用药物治疗的也尽量少用，尤其要避免长期、大剂量使用。必须使用大剂量时，要尽量缩短用药时间。当然，老年人也不能因这些药物有致癌性而该用不用，耽误病情，延误治疗。服用者可定期到医院检查，以防药源性癌的发生。

哪些药物对老年人有促老作用？

衰老是自然规律，任何人也无法阻挡，但其进展速度可因人而异。正因如此，个体间自然死亡的年龄有所差别。影响衰老速度的因素是多方面的，除自身无法改变的先天因素（如遗传、先天发育障碍等）外，还有可以加以防范的后天因素，如运动、饮食、居住环境、生活方式等，这些因素一般易引起老年人的重视。然而，在众多促老因素中，药物对衰老的促进作用极易被人们所忽视，但其促老作用却较为多见，且危害较大。因此，老年人要警惕某些药物的促老作用，正确服用药物。

以下几类药物有促老作用：

（1）解热、消炎、镇痛药：常因头痛、腰腿痛、感冒发热而服用。此类药物可引起眩晕、耳鸣、低血压等与老年病有关的疾病，进一步促使人体衰老。

（2）抗胆碱药、肾上腺皮质激素、水杨酸类、抗生素：可引起老年人视力障碍，如眼压升高、白内障、视神经调节障碍、昏花、色觉异常等，并可由此加速视力老化。

（3）性激素与壮阳药、中枢性交感神经抑制药、抗组胺药：这些药物都可通过对前列腺的影响而出现排尿困难或尿失禁，给老年人精神、生活和自尊心带来极大困扰。

（4）洋地黄及应用于消化系统、内分泌系统的药物：这些药物可诱发老年人眩晕或忧郁，引起病理及生理性变化，促使老年人加速走向衰老。

（5）噻嗪类利尿药：长期使用这类药物，能引起高血脂、高血糖、高尿酸血症，从而加速衰老进程。

上述各种药物对人体老化的促进作用提示老年人，对用药必须持谨慎态度，明确用药的目的，少量、短期为用药基本原则，这样才能尽可能避免药物引起的加速衰老作用。

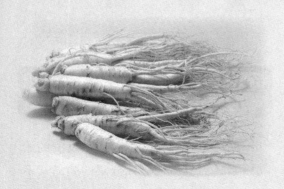

常用抗衰老的西药有哪些？

人体衰老与大脑细胞的退化、过氧脂质增多、机体免疫力下降、细胞膜稳定性降低、微量元素缺乏、各种病痛折磨等有关，因此，能对抗或消除这些因素的药物被认为具有抗衰老作用。目前常用的抗衰老药物主要有：

（1）改善血液状况、促进细胞代谢的药物：桂利嗪（脑益嗪）、脑复康、加氯芬酯（氯酯醒）等。

（2）抗氧化、消除自由基的药物：维生素E、甲氯芬酯、超氧化物歧化酶等。

（3）提高免疫功能、增强防病能力的药物：维生素E、维生素C、各种球蛋白、胸腺素等。

（4）细胞膜稳定剂：维生素E、甲氯芬酯、益康宁等。

（5）含人体缺少的微量元素的药物：人参、黄芪、灵芝、枸杞、三七等中西药复方制剂。

（6）预防病症的药物：如阿司匹林可预防心血管疾病、中风、白内障、结肠癌等；维生素C和维生素E有抗癌作用等。

人至老年，适当服用一些抗衰老药物，对延长寿命不无裨益，但注意应在医生指导下服用，否则反而会折寿。欲养生长寿者不可不知。

所有糖尿病患者都需要服用降糖药吗？

糖尿病的治疗是一个综合治疗，治疗手段靠的是所谓"五驾马车"，即饮食治疗、体育锻炼、药物治疗、糖尿病教育和糖尿病病情监测。许多患者片面地认为，只有吃药才能治病，而忽视了饮食控制和运动锻炼对糖尿病的治疗作用。事实上，并非每一位糖尿病患者都必须服用降糖药物，在有些情况下，非药物治疗同样能解决问题。

对于某些病情较轻的早期2型糖尿病患者，通过适当的饮食控制及运动治疗，血糖便能得到满意控制，这种情况下完全可以暂时不用药。另外，还有一些糖尿病患者，开始阶段需要服用降糖药物才能使血糖控制住，以后随着高糖毒性的解除，病人自身胰岛功能明显恢复，药量可以逐渐减少甚至最终停用，仅靠饮食控制配合运动治疗，血糖也能控制达标。

国外有专家进行过一项研究，对一组初诊的糖尿病患者实施短期（2周左右）的胰岛素强化治疗，然后随访观察，发现其中的大多数患者可摆脱药物，仅靠饮食控制便能满意控制血糖达数年之久。

当然，对于经过饮食治疗和运动治疗后血糖仍不达标者，必须及时给予降糖药物治疗，否则，高血糖长期得不到控制，会导致各种急慢性并发症，严重的甚至危及生命，造成终生遗憾。

此外，还需要强调以下三点：

（1）不需降糖药物治疗，并不意味着糖尿病已经痊愈，如果放松了饮食控制及运动锻炼，高血糖还会卷土重来。

（2）病人在非药物治疗期间，要定期监测血糖，一旦发现仅靠饮食控制不足以维持血糖正常，应及时加用药物。

（3）不要一提到药物治疗只想到口服降糖药，应该还包括胰岛素。事实上，许多糖尿病人需要药物治疗，但不是口服降糖药而是胰岛素，如1型糖尿病患者、糖尿病孕妇、接受大手术的患者、受重伤或严重感染的患者、有明显肝肾功能不全的患者、对口服药副作用不能耐受的患者等。

总之，糖尿病的临床表现每个人都不同，病情轻重不一，究竟是否需要用药，要由专业医生根据患者具体病情来决定。

糖尿病患者如何正确选用降糖药？

胰岛素抵抗是2型糖尿病发病的始动因素，当机体代偿性分泌的胰岛素不足以克服胰岛素抵抗时，就会发生血糖升高，最先出现的是餐后血糖升高，然后才是空腹血糖升高。在2型糖尿病的发生、发展的整个过程中，胰岛素抵抗贯穿始终，而胰岛素分泌则经历了一个由高到低的变化过程。因此，病人在选择治疗药物时，一定要考虑到其所处的病程阶段以及所存在的胰岛素抵抗和胰岛素分泌缺陷两方面的异常，再结合每个病人的具体情况合理选择。

目前常用的降糖药物品种很多，大体上可分为5大类，分别是磺脲类、双胍类、噻唑烷二酮类、α–糖苷酶抑制剂和格列奈类。其中，磺脲类（如优降糖、达美康、糖适平等）和格列奈类（如诺和龙）主要是刺激胰岛素分泌；双胍类（如二甲双胍）和噻唑烷二酮类（如文迪雅）主要是改善胰岛素抵抗；α–糖苷酶抑制剂（如拜唐苹）主要是延缓肠道对葡萄糖的吸收。

每一类药物（包括同一类中的不同药物）都各有特点，具有不同的作用时间、降糖效果、服药方式及不良反应。在选择药物时要充分考虑到药物的特性，结合每个患者的具体情况（如患者血糖谱特点、肝肾功能的状况、服药依从性、年龄等）来选择适合的药物。

对于1型糖尿病的治疗，自始至终都必须用胰岛素，同时配合饮食控制和运动治疗。若血糖控制不理想，也可以加用 α–糖苷酶抑制剂（如拜唐苹）；若血糖仍不能控制在比较满意的水平上，还可与双胍类药物联合使用。

对于2型糖尿病的治疗，初发者首先应该经过2~4周单纯的饮食控制和运动治疗，倘若血糖控制得不理想，才开始口服降糖药物治疗，必要时也需加用胰岛素。

糖尿病患者在选择药物时可以参考以下几点：

（1）根据糖尿病的不同类型选药：1型糖尿病患者自始至终都应使用胰岛素治疗。2型糖尿病患者一般选用口服降糖药治疗，但在下列情况下需用胰岛素治疗：①饮食、运动及口服降糖药效果不好；②出现严重急、慢性并发症（如酮症酸中毒、糖尿病视网膜病变、尿毒症等）；③处于急性应激状态（如严重感染、大型创伤及手术、急性心脑卒中等）；④妊娠期。

（2）根据2型糖尿病的自然病程选药：在2型糖尿病早期，胰岛素抵抗伴代偿性的胰岛素水平升高，首先应该考虑选择改善胰岛素抵抗和（或）延缓葡萄糖吸收的药物。随着病情进一步发展，患者胰岛素分泌功能逐渐衰退，此时则需再加用促进胰岛素分泌的药物。

（3）根据体型选药：理想体重（千克）= 身高（厘米）-105，如果实际体重超过理想体重10%，则认为体型偏胖，

首选双胍类或 α-糖苷酶抑制剂,因为这类药物有胃肠道反应和体重下降的副作用,对于超重或肥胖患者来说,正好化害为利;如果实际体重低于理想体重10%,则认为体型偏瘦,应该优先使用胰岛素促分泌剂(包括磺脲类和苯甲酸衍生物),因为该类药物有致体重增加的副作用,对于消瘦者,正好一举两得。

(4)根据高血糖类型选药:如果空腹血糖不高,只是餐后血糖高,则首选 α-糖苷酶抑制剂(如拜唐苹)或苯甲酸衍生物(如诺和龙);如果空腹和餐后血糖都高,治疗开始即可联合两种作用机制不同的口服药物,如"磺脲类+双胍类"或者"磺脲类+噻唑烷二酮类"。另外,对于初治时空腹血糖 >13.9毫摩尔/升、随机血糖 >16.7毫摩尔/升的患者,可给予短期胰岛素强化治疗,消除葡萄糖毒性作用后再改用口服药。

(5)根据有无合并症选药:如果患者同时伴有肥胖、高血压、高血脂、冠心病等疾病,首先考虑使用双胍类、噻唑烷二酮类和糖苷酶抑制剂,这些药物既可降低血糖,又能改善心血管病的危险因素;如果患者有胃肠道疾病,最好不要使用双胍类和糖苷酶抑制剂;如果患者有慢性支气管炎、肺气肿、心衰等缺氧性疾病,应禁用双胍类药物,以免引起乳酸酸中毒;如果患者有肝病,应慎用噻唑烷二酮类;如果患者有轻度肾功能不全,最好选用主要经胆道排泄的降糖药如糖适平、诺合龙;如有严重的心、肺、肝、肾等全身性疾病,则最好使用胰岛素。

(6)根据年龄选药:由于老年患者对低血糖的耐受能力差,因此不宜选用长效、强力降糖药物(如优降糖),而应选择服用方便、降糖效果温和的短效降糖药物(如诺合龙、糖适平)。另外,为了避免低血糖带来的风险,老年人的血糖控制目标应适当放宽。儿童1型糖尿病主要用胰岛素治疗;二甲双胍是目前唯一被美国药品食品管理局(FDA)批准用于儿童2型糖尿病治疗的口服降糖药。

另外,还要充分考虑到病人服药的依从性,对于经常出差、进餐不规律的病人,选择每天只需服药一次的药物(如格列美脲)更为方便适合,病人顺应性更好。对于经济不宽裕的患者,还要将价格因素考虑在内,以确保病人能够维持长期治疗。

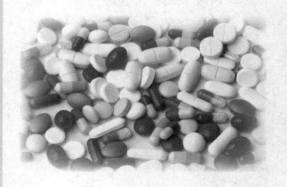

以上是糖尿病患者选药的一些基本原则，随着糖尿病治疗药物的不断推陈出新，药物的选择也越来越有讲究。增加对用药的了解当然十分重要，但具体选用什么治疗方案，还是应听从专科医生的意见。

内分泌科医生一般对糖尿病的用药原则如下：

（1）口服降糖药物起始剂量宜小，并根据血糖水平适时调整治疗方案；

（2）目前主张，当一般治疗剂量的单一药物达不到良好的血糖控制时，不宜再盲目增加剂量，而宜及早选用两种或者两种以上的不同药理机制的药物联合治疗，通过药物的协同作用达到最佳的治疗效果及最少的不良反应。

（3）经过足量、联合口服降糖药物治疗，血糖仍达不到理想控制水平，即可以认为是口服降糖药失效，应及时加用胰岛素治疗。

（4）一般来说，中药降糖作用偏弱，副作用相对较小，可作为糖尿病的一种辅助治疗。但中药也绝非无任何毒性作用，至于说到"中药根治糖尿病"更是无稽之谈。所以，中药也不可滥用，而应在医生的指导下辨证施治、科学选用。有些不法厂商在中药里面掺入西药冒充"纯中药制剂"，愚弄病人、骗取钱财，糖尿病患者不可不防。

记住：对糖尿病患者来说，没有"最好"的药物，只有"最适合"的药物。

长期服用降糖药危害大吗？

糖尿病是一种终身性疾病，需要长期治疗。同时，由于糖尿病患者常常伴有高血压、高血脂以及各种微血管和大血管并发症，所以，糖尿病患者需要针对上述情况采取综合治疗，这就不可避免地造成了服药种类的繁多。

有些患者认为"西药副作用大，长期服用对身体有害"，当血糖得到初步控制后就自行减药，甚至停用所有药物，导致血糖忽高忽低，波动很大。这种情况对糖尿病患者的病情控制是极为不利的。因为血糖大幅度波动会促进各种并发症的发生，而且容易诱发糖尿病酮症酸中毒。

不可否认，任何药物都有一定的副作用和不良反应，中药也不例外。但糖尿病患者不可将药物的副作用过分放大而因噎废食。事实上，临床上使用的各种正规糖尿病治疗药物都是经过层层筛选，在反复动物试验和多年临床验证的基础上得到确认的安全、有效的药物，因此，患者在使用药时不必顾虑太多。在患者肝肾功能正常的情况下，药物能够在肝脏及肾脏正常代谢和排泄，并不会增加身体的负担，因而用药安全是有保证的。再者，还要权衡利弊，抓住主要矛盾，某些药物有副作用但并不严重，它给患者带来的益处远远超过它的副作用，当然可以用。实际上，与长期高血糖给患者带来的巨大危害相比，药物的这些副作用只能说是"小巫见大巫"。

当然，药物不是食物，不能滥用，用药要讲究适应证和禁忌证，特别是当患者有严重肝肾功能不全时，选用药物要格外慎重，不可自作主张，而应在专科医生的指导下合理用药。

需要特别提醒患者，看广告买药或用保健品代替药物都是不可取的。现在市场上某些不法经营者为了牟取暴利而宣传某些"无副作用"的药物可以"根治糖尿病"，病人切勿上当，而应到正规医院接受正规的糖尿病治疗。

如何正确口服降糖药?

降糖药使用是否得当，主要看两个方面，首先看药效是否能得到最大限度地发挥，再就是看是否能将药物的不良影响降至最低，从而提高患者服药的依从性。

口服降糖药的服用方法要根据其药效特点（如起效时间、药效高峰时间、半衰期长短等）及剂型等而定。从降糖效力的角度看，如果没有明显的胃肠道刺激作用，绝大多数口服降糖药均以餐前服用效果较好，这样可以使患者血药浓度高峰与进餐后的血糖高峰达到同步，对餐后血糖的控制效果更好。不用说，这远比让血糖先升上去，随后再用药把它压下来要好得多，如果那样，不仅不利于平抑餐后血糖高峰，还往往因药效高峰后延而导致下一餐前低血糖。

（1）磺脲类药物以餐前半小时服用较适宜，长效的（如格列美脲）可以早餐前1次服，短效的（如糖适平、美吡达）则需每天3次餐前口服，中效的（如达美康）也可早、晚餐前分2次服。当然这也和用药剂量大小有关，长效的剂量大时，也可每天分2~3次口服。

（2）非磺脲类胰岛素促泌剂（如诺和龙、唐力等）由于起效快速、半衰期短，因此主张每天3次，餐前即服，不需要提前，但也不宜在餐后服。

（3）α-糖苷酶抑制药（如拜唐苹）主要通过抑制肠道内分解淀粉的消化酶而起作用，如果提前（如餐前半小时）服用，由于没有作用底物，作用无从发挥；如果餐后服用，则葡萄糖已被吸收，失去了用药的意义。因此，最好是与第一口饭一起嚼碎服用。拜唐苹的胃肠道副作用也比较明显，主要是腹胀、排气多、腹泻等，常用减少剂量的办法来解

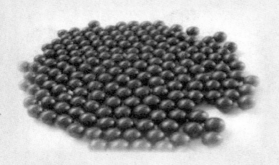

决副作用问题。

（4）双胍类药物服用后会有一些胃肠道刺激症状，如胃部不适、口中有金属味道、恶心、呕吐、腹痛、腹泻等。为了减轻这类副作用，一般主张双胍类药物在餐中或餐后服用，以减少药物对胃肠道的直接刺激。但由于二甲双胍肠溶片对胃肠道刺激相对较小，也可以在餐前服用。

（5）噻唑烷二酮类药物（也叫胰岛素增敏剂）属于核受体激动剂，起效时间较慢，一般须服用4周以上才能达到最佳疗效，因此，这类药物餐前、餐后服用对药效没什么影响。

另外，对于做成控释、缓释或肠衣等特殊剂型的降糖药，注意不要掰开服用。

口服降糖药如何与胰岛素进行联合应用？

目前，口服降糖药和胰岛素的联合应用越来越多。临床实践证明，两者联合应用比单纯注射胰岛素或单纯口服降糖药物有许多优点，例如，能更有效地控制血糖，改善糖代谢；可节省胰岛素的用量，避免外源性高胰岛素血症和体重增加；减轻胰岛素抵抗，保护自身胰岛 β 细胞的功能，避免或延缓口服降糖药继发失效；减少低血糖的发生率等。

下面将口服降糖药与胰岛素联合应用的具体方案介绍如下：

1. 磺脲类药物和胰岛素合用

（1）作用机制：磺脲类药可刺激内源性胰岛素的分泌，胰岛素可弥补患者自身胰岛素分泌之不足，消除高血糖毒性作用，恢复胰岛 β 细胞的功能，增加对磺脲类药物的反应。两药联用，可以使胰岛素用量减少约30%，同时改善血糖控制。

（2）应用指征：磺脲类药物继发性失效，胰岛 β 细胞尚存部分分泌功能的2型糖尿病患者；体形消瘦的2型糖尿病患者。

（3）治疗方案：白天口服磺脲类药，睡前注射一次中效胰岛素，起始剂量为每千克体重0.2单位，根据需要，每3～5天上调2单位，直至空腹血糖达到满意控制水平。本方案可控制夜间及空腹基础血糖水平，且使白天磺脲类药物的降糖作用得到加强。

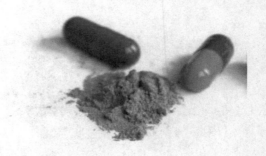

（4）注意事项：睡前注射中效胰岛素后，需要加餐，以防夜间出现低血糖；如果每天中效胰岛素用量24单位以上仍疗效不佳，应及时改用胰岛素强化治疗；联合治疗3周后如疗效不佳，可加用双胍类药，如仍无效，应改用胰岛素强化治疗。本方案的缺点是易使患者体重增加，故应严格控制饮食，增加活动量，避免增重。1型糖尿病者、妊娠妇女、重度肥胖者不宜用本方案。

2. 双胍类药物和胰岛素合用

（1）作用机制：双胍类药物可抑制肝糖异生及肝糖原的释放，促进外周组织对糖的利用，减少肠道对糖的吸收，同时可抑制脂肪分解，降低血浆游离脂肪酸的水平，故可减轻胰岛素抵抗。二甲双胍与胰岛素联用有利于血糖的平稳控制，可使胰岛素用量减少约25%，并可避免因使用胰岛素引发的体重增加。另外，二甲双胍可显著减少糖尿病患者心血管事件的发生率。

（2）应用指征：发生磺脲类药物继发性失效的2型糖尿病患者；存在明显胰岛素抵抗的肥胖2型糖尿病患者；1型糖尿病患者胰岛素用量较大，但血糖波动明显、病情不稳定者。

（3）治疗方案：二甲双胍的初用剂量为每次0.25～0.5克，每天2～3次，餐中或餐后服；睡前加用中效胰岛素（NPH），从6～10单位开始，逐渐增加

剂量，监测空腹及餐后血糖，然后根据血糖逐渐调整剂量，直至达到满意的降糖效果，此时须注意及时调整胰岛素用量。当然，也可以采用胰岛素强化治疗，二甲双胍用法不变。

（4）注意事项：定期监测血糖，及时调整胰岛素用量。1型糖尿病采用本方案时必须密切监测酮体。一旦酮体阳性，应立即停用双胍类药。肝肾功能不全、心功能较差、妊娠妇女、重度消瘦者以及70岁以上老年患者不宜采用本方案。

3. α-葡萄糖苷酶抑制药和胰岛素合用

（1）作用机制：α-糖苷酶抑制药通过抑制α-葡萄糖苷酶，使多糖分解成单糖的速度减慢，从而延缓葡萄糖在肠道的吸收，可显著降低餐后血糖，减轻餐后高胰岛素血症。该药不刺激胰岛β细胞分泌胰岛素，对体重影响小。本药与胰岛素联用，有利于对餐后血糖的控制，可使胰岛素用量减少，并可避免体重增加。1型糖尿病在应用胰岛素的基础上，加用本药，可减少胰岛素的用量，便于控制餐后高血糖，且可避免下

一餐前出现低血糖。

（2）应用指征：餐后血糖高、磺脲类药物继发性失效的肥胖2型糖尿病患者；单用阿卡波糖治疗，餐后血糖控制满意，但空腹血糖控制不好的2型糖尿病患者；1型糖尿病患者胰岛素用量较大，餐后高血糖不易控制者。α-糖苷酶抑制剂作用于胃肠道局部，药物很少被吸收入血，故轻度肝肾功能不良者仍可使用。

（3）治疗方案：睡前注射中效胰岛素（NPH）控制空腹血糖，白天口服α-糖苷酶抑制剂（拜唐苹）控制餐后血糖的升高，拜唐苹的初始剂量为50毫克，每天3次，进餐时与第一口饭嚼碎吞服。然后根据血糖逐渐调整剂量。常用量每次50~100毫克，每天3次。以上是2型糖尿病的治疗方案，1型糖尿病治疗方案采取胰岛素强化治疗加拜糖苹。

（4）注意事项：注意监测血糖，及时调整胰岛素用量。发生低血糖时，应口服葡萄糖或静脉注射葡萄糖来纠正。妊娠妇女及儿童不宜用本方案。由于α-糖苷酶抑制剂的降糖效果相对较弱，在临床应用中应根据患者的具体情况来选择。

4.噻唑烷二酮类药物和胰岛素合用

（1）作用机制：噻唑烷二酮类可增强外周组织对胰岛素的敏感性，显著改善胰岛素抵抗，减少外源性胰岛素用量；降低血浆游离脂肪酸水平；不刺激胰岛素分泌，可保护胰岛β细胞功能。本药与胰岛素联用，可改善血糖控制，使胰岛素用量减少10%~25%。

（2）应用指征：2型糖尿病磺脲类药治疗发生继发性失效，有明显胰岛素抵抗的患者。

（3）治疗方案：白天口服罗格列酮，睡前注射1次中效胰岛素。罗格列酮的初用剂量为4毫克，每天1次，然后根据血糖逐渐调整剂量。常用量每天4~8毫克，每天1~2次。

（4）注意事项：注意监测血糖，及时调整胰岛素用量。1型糖尿病者、妊娠妇女及儿童不宜用本方案。胰岛素增敏剂必须在有内生胰岛素的情况下方能发挥治疗作用；对那些病程较长、内源性胰岛素严重不足的2型糖尿病患者，可在补充胰岛素的同时加用噻唑烷二酮类药物，两药合用有协同降糖作用。胰岛素增敏剂可使体重增加，胰岛素也能够增加体重，两药合用时一定要注意监测病人的体重，严格控制饮食。胰岛素和噻唑烷二酮类药物均可能导致水钠潴留，因此，老年人或心功能不全的糖尿病患者不宜将两药联用。

值得强调的是，前面介绍的主要是胰岛素与一种口服降糖药的组合，根据临床需要，胰岛素也可与多种口服降糖药联用。在应用联合治疗方案时，如果补充的胰岛素剂量接近生理量（大约每天 40 单位），说明患者胰岛功能已经严重衰竭，此时应改成胰岛素替代治疗（单纯胰岛素治疗）。

使用降糖药有哪些常见误区？

（1）单纯依赖药物，忽视非药物治疗：糖尿病的治疗是一个综合治疗，饮食控制、运动锻炼和药物治疗三者缺一不可。对于血糖不是太高的初发 2 型糖尿病患者，首先要进行 1 个月左右的饮食控制，若血糖下降不满意，才考虑选用降糖药物。临床实践充分证实，药物治疗需要在饮食控制和运动锻炼的配合下才能取得良好的降糖效果，不把好饮食这一关，即便降糖药物再好，作用也会大打折扣。有些病人对此不了解，认为用上药之后，多吃点也无妨，并试图通过增加药量来抵消多进食，这是很不明智的。这样做的结果不利于血糖控制，容易使身体发胖，加重胰岛素抵抗，而且还会增加胰岛负担，加速 β 细胞功能衰竭。

（2）对药物治疗的重要性认识不够：有些糖尿病患者习惯根据自觉症状来估计血糖控制的好坏，而许多 2 型糖尿病患者自觉症状不太明显，服药与不服药在感觉上差不太多，于是就认为不用服药也能控制好血糖。事实上，单凭症状来估计病情并不准确。临床上，单凭饮食和运动就可使血糖得到良好控制的情况仅见于少数病情较轻的 2 型糖尿病患者，绝大多数 2 型糖尿病患者都需要药物治疗。

（3）同类药物联合应用：口服降糖药有胰岛素促泌剂、双胍类、α-糖苷酶抑制剂、胰岛素增敏剂等多种，每一类药物的作用机制各不相同，但同类药物作用机制基本相同，原则上不宜联用。倘若同属一类的两种药物联用，可能会引起彼此间竞争性抑制而"两败俱伤"，结果降糖效果没增加，副作用反而增大。诸如"消渴丸＋优降糖""美吡达＋糖适平""二甲双胍＋苯乙双胍"等均属此类不恰当的联合用药。

（4）光吃药，不复查：此乃糖尿病患者的大忌。服药后，病人一定要经常检查血糖，以了解药物治疗效果，并以此作为调整药量或更换药物的重要依据。临床发现，许多磺脲类降糖药（如优降糖、达美康等）的疗效随着时间推移而逐渐下降，有些患者不注意定期复查，觉得治疗一直没间断，心理上有了安全感，但若出现药物继发性失效，实际上形同未治。有的病人虽然一直吃着药，后来还是出现了并发症，其原因就在于此。

（5）中医中药根治糖尿病：糖尿病是一种慢性终身性疾病，无论是西医还是中医，目前都还没有解决糖尿病的根治问题。至于广告、媒体中宣称的中药能根治糖尿病，纯属无稽之谈，切勿盲目轻信。我们知道，长期高血糖是导致糖尿病慢性并发症的主要因素，但就降糖效果而言，中药远不及西药，因此，用中药来降低血糖并非上策。不可否认，中药在治疗糖尿病慢性并发症等方面具有一定的辅助作用，因此，糖尿病治疗最好是中西医并举。

（6）急于降糖而大量服药：人体内环境对血糖骤降很难一下子完全适应，所以，控制血糖不能急于求成，应当使之稳步下降。有些患者为了让血糖快点降下来，往往擅自加大剂量，或多药联合，结果矫枉过正，引发低血糖，甚至导致低血糖昏迷，非常危险。不仅如此，超剂量用药还会增加药物的副作用。合理的做法是，根据血糖的高低循序渐进地调整用药剂量。

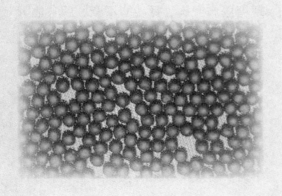

（7）血糖降至正常后便擅自停药：糖尿病作为一种终身性疾病，目前尚不能根治，病人经过正规治疗后症状消失、血糖降至正常，但这并不意味着糖尿病已经痊愈，饮食控制和体育锻炼时时刻刻都不能放松，除了极少数轻症病人以外，绝大多数病人需要继续用药维持，切忌擅自停药，否则高血糖会卷土重来，造成病情恶化。到那时，再用原来的剂量就远远不够了，而需要增大剂量甚至要多种降糖药联合治疗，这样不但身体受到损害，而且医疗开支进一步增大，实在是得不偿失。所以对于糖尿病的治疗一定要做好打持久战的思想准备，不要相信那些所谓"快速降糖、根治糖尿病"的骗人广告。

（8）频繁换药：一般来说，药物的使用需要达到有效剂量和一定时间后才能充分发挥药效，比如胰岛素增敏剂需要服用1个月以上才会达到最大的降糖效果。许多患者不了解这一点，服药没几天，见血糖、尿糖下降不满意，即认为所服的药物没有效果，频繁换药，这样做是十分轻率的。合理的方法是，根据血糖逐渐调整服药的剂量，服至该药的最大有效量时，血糖仍不下降或控制不理想，再改用其他药或与其他药联合应用。

（9）用药跟着感觉走：这种做法显然不对，因为血糖高低与自觉症状轻重或尿糖多少并不完全一致，有时血糖很高，却未必有自觉症状，甚至尿糖也可以不高（主要见于肾糖阈增高的病人）。因此，调整药物剂量主要应根据血糖，其他（如尿糖）仅能作为参考，同时还要注意排除某些偶然因素造成的血糖变化。必须注意，每次调整药物剂量的幅度不宜太大，以免引起血糖的大幅波动。

（10）过分担心药物的副作用：有些病人片面认为"是药就有三分毒"，由于担心长期用药对肝肾有损害，因此，拒绝必要的药物治疗。实际上，这种看法有失偏颇，只要严格掌握药物的适应证，在合理的范围内使用，应该是比较安全的。不良反应仅见于个别患者，往往在停药后即可消失，不会给人体带来严重的影响。我们不可因为有副作用而讳疾忌医。高血糖控制不力与服药所致的不良反应相比，前者引起的后果要严重得多。需要指出的是，药物大都要经过肝脏代谢而失活，并经过肾脏排泄，肝肾功能不全的患者由于药物代谢及排泄障碍，药物原形及代谢产物在体内缓慢积聚而加重肝肾负担，影响肝肾功能，故肝肾功能不全者用药须格外慎重，尽量选择对肝肾影响小的药物（如糖适平）或换用胰岛素治疗。

（11）服药方法不当：根据药物起效快慢不同，磺脲类药物（优降糖、达美康、美吡达、糖适平等）最好在餐前半

小时服用；诺和龙由于起效快，可在餐前即服，这样更有利于充分发挥药物的降糖作用；α-糖苷酶抑制剂（拜糖苹）与第一口饭同时嚼服效果最好；双胍类药物最好餐后服药，这样可以减少对胃肠道的刺激。反之，如果服药次序颠倒，不但疗效降低，而且容易出现胃肠不适等症状。另外，要根据药物的半衰期决定用药次数。口服降糖药有长效、中效、短效之分，长效制剂（格列美脲、瑞易宁、优降糖）每日服用1~2次即可，中、短效制剂（达美康、美吡达、糖适平等）每天需服2~3次。

（12）东施效颦、人云亦云：糖尿病患者的用药强调个体化，应根据每个病人的具体情况（如胖瘦、肝肾功能状况、年龄等）来选择用药。所谓好药就是适合自己病情的药，并非新药、贵药才是好药，别人用着好的药未必适合于你，有时非但无效，甚至有害。例如，有位患病多年的糖尿病患者，用优降糖效果越来越差，血糖长期控制不好，以致出现糖尿病肾病、肾功能不全。后来他听朋友介绍二甲双胍不错，买来服用后不久，肾损害进一步加重，并出现了乳酸酸中毒昏迷。当然，吃药也不能跟着广告走。有一位1型糖尿病患者看广告介绍某中医诊所用"祖传秘方"根治糖尿病，便信以为真，于是停掉胰岛素只服中药，结果次日便出现了酮症酸中毒昏

迷，多亏抢救及时才挽回一条命。

（13）惧怕使用胰岛素：许多病人担心用上胰岛素后会形成依赖，事实上，任何人都离不开胰岛素，胰岛素是人体自身产生的调节新陈代谢（尤其是糖代谢）所必需的一种生理激素，至于是否需要补充外源性胰岛素，完全取决于患者自身的胰岛功能状况。如果胰岛 β 细胞功能完全衰竭，不能分泌胰岛素，就必须终身补充外源性胰岛素；倘若患者的 β 细胞尚有功能，即便用了胰岛素，等到自身胰岛细胞得到休息及恢复，血糖稳定后，仍可停掉胰岛素改为口服降糖药。由此可见，用与不用胰岛素完全取决于患者自身的病情，根本不存在"用了胰岛素就会变成胰岛素依赖"的问题。当今的观点主张尽量早用胰岛素，而不是等到病情严重了再用。这样做有两个好处：一是可以保护胰岛 β 细胞的功能；二是早用可以更好地控制血糖，有效减少并发症。

降糖药物漏服该如何补救？

定时、定量、规律用药是保证血糖良好控制的基本要求。即便是偶尔一次漏服药物，都有可能引起血糖的显著波动或短期内居高不下；若是经常忘记按时服药，后果就更严重了。在长期的糖尿病治疗过程中，几乎所有患者都有偶尔忘记服药的经历，即使是十分认真的患者也在所难免。许多患者要问，如果忘了服药事后想起来，是应该立即补服呢，还是就算了呢？补服药物需要注意哪些问题呢？一般来说，如果耽误的时间不太长，最好是及时补服，以尽可能减少漏服药物带来的不良影响；但若耽误的时间太久，处理就不一样了。下面就上述问题详述如下。

如果是偶尔忘记服药，为安全起见，及时补救是糖尿病患者最稳妥、最明智的选择。例如，本应餐前口服的磺脲类药物，饭吃完了才想起来药还没吃，此时可以抓紧补服，也可临时改服快速起效的降糖药——诺合龙，以挽回因漏服药物对疾病的影响。但如果已到了快吃下顿饭的时间才想起来，这时肚子已空，如果补服或者和下顿饭前的药物一起服用，有可能由于药物作用太强而引起低血糖症。正确的做法是在服药前先查血糖，如果血糖较高，可以临时增加原来的用药剂量，并把服药后进餐的时间适当后延，若餐后血糖仍然比较高，对于年轻患者可以适当增加运动量。

α-糖苷酶抑制剂要求在进餐时与第一口饭嚼碎同服，餐后再吃效果较差。如果饭后才想起没服该药，不一定非得再补服。当然，最好尽量减少忘记服药的情况发生。

我们知道，胰岛素一般要求在餐前注射，如果患者吃完饭了才想起胰岛素还没有打，应当如何补救呢？这要具体情况具体对待。对于使用"超短效胰岛素"（如诺和锐）治疗的患者，可以在餐后即刻注射，对疗效影响不大。对于早、晚餐前注射预混胰岛素（如诺和灵 30R）的患者，如果早餐前忘记注射胰岛素了，也可在餐后立即补注，其间要注意监测血糖，必要时中间加餐；如果想起来时已快到中午，应检查午餐前血糖，当超过 10 毫摩尔／升时，可以在午餐前临时注射一次短效胰岛素，切不能把早晚两次预混胰岛素合并成一次在晚餐前注射。

有些使用胰岛素治疗的患者到外地出差时，因嫌注射胰岛素不方便或是担心外出时胰岛素因无法冷藏而失效，于是就用口服降糖药物临时代替胰岛素。由于胰岛素和降糖药物的作用机制完全不同，效果也不同，代替的结果会打乱已经稳定的血糖水平，引起血糖波动或升高。再者，不是在任何情况下两者都能相互替代，比如 1 型糖尿病患者以及对磺脲类降糖药物失效的 2 型糖尿病患者，药物治疗基本无效。再就是，患者对胰岛素的保存不必太担心，只要室温不超过 25℃，胰岛素可以不冷藏，且 1 个月内不会失效。

老年糖尿病患者由于记忆力减退，容易忘事，做到按时服药并不是一件容易的事情。解决这一问题的方法是：轻度到中度血糖升高的患者，可以改用长效的口服降糖药，如每天只需要口服 1 次的瑞易宁（长效格列吡嗪）、达美康缓释片或者是格列美脲。另外，还有长效的二甲双胍可供选用，这种每天只服 1 次药的方法既方便又有效。也许有患者要问，不吃药，每天只注射 1 次胰岛素可以吗？回答是否定的，至少现在还不行，如果单用胰岛素治疗，需要每天注射 2 次以上。

按时、定量用药对糖尿病的治疗是十分必要的。每个患者都要尽量不要漏服药物，一旦漏服，应采取正确的补救措施，把由此带来的损失降至最低。

你真的了解胰岛素吗？

胰腺位于人的上腹部左后下方，从右至左横卧于腹腔内，全长 12～25 厘米，宽 3～9 厘米，厚 1.5～3.0 厘米，重 60～160 克，是人体内最重要的腺体之一，它能产生多种消化酶和激素，在消化和代谢方面发挥着重要作用。

胰腺功能分为外分泌和内分泌两部分。胰腺的外分泌部分主要由腺泡和导管系统组成，分泌胰液，内含多种消化酶。胰腺的内分泌部分又称胰岛，是分散在腺泡间的大小不等、形态各异的细胞团。成人有10万~30万个胰岛，每个胰岛都由数个到数百个细胞组成。胰岛细胞主要分为三种，即α细胞、β细胞δ细胞，每种细胞分泌不同的激素。其中β细胞分泌的就是胰岛素。胰岛β细胞膜上有一种特殊的受体，当血糖浓度升高时，就会刺激β细胞分泌和合成胰岛素。人体内能够升高血糖的激素有许多种，但能降低血糖的激素唯有胰岛素，因此，它在我们的生命活动中起着至关重要的作用。

1. 胰岛素的生理作用

正常人胰岛素的生理分泌分为两个部分，基础状态分泌和餐时爆发分泌。基础状态的分泌约每小时1单位左右，全天持续分泌，总计24单位左右。餐时爆发分泌在每次进餐后出现，每次的分泌量在4~6单位，全天共20单位左右。所以，一个正常人每天的胰岛素分泌量共计在40~50单位，占胰腺储存胰岛素的15%~20%，也就是说，正常情况下胰腺有较大的胰岛素储备功能，以备应急之需。

正常人体的胰岛素分泌是有规律的。进餐后，胰岛β细胞迅速大量释放胰岛素，以配合进餐过程，使肠道吸收的葡萄糖迅速被利用，保持血中葡萄糖水平不会过分升高；当血糖下降到正常水平

时，胰岛素的分泌也迅速回到基础水平。当空腹或饥饿时，体内胰岛素的释放会相应减少，当血糖低于2.8毫摩尔/升时，胰岛素分泌则完全停止。正是由于这种灵活的胰岛素分泌方式才使人体血液中葡萄糖浓度能在全天保持正常。

正常情况下，胰岛素在体内发挥着以下生理作用：

（1）控制糖分的储存和利用：当血糖浓度升高时，胰岛素分泌增加，促进外周组织对葡萄糖的利用，或将其以糖原的形式储存在肝脏或肌肉当中；同时又抑制肝糖原异生和释放，从而避免引起血糖过高。当血糖水平下降时，胰岛素分泌就减少，可以使储存的糖原重新回到血液中为人体利用、提供能量。

（2）促进脂肪的合成和储存：胰岛素还可以把体内多余的糖分转化成脂肪储存起来，这就是为什么过量进食会导致肥胖的原因。另外，胰岛素还可抑制

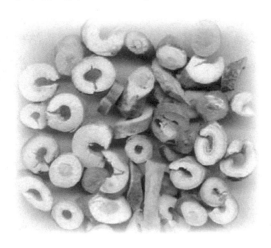

脂肪的分解，减少酮体的产生。

（3）促进蛋白质的合成：胰岛素可以促使食物中的氨基酸进入细胞内，使蛋白质合成增加，利于细胞的生成与人体组织的修复，同时它还可抑制蛋白质的分解。

2. 胰岛素的分类

1921年，两位加拿大科学家成功从动物身上提取了胰岛素并应用于临床，从此，开辟了糖尿病治疗的新纪元，为此，两位发现者获得了诺贝尔生理学或医学奖。100年过去了，胰岛素仍是当今糖尿病治疗不可替代、无可争议的主角。但与最初的时候相比，人们在胰岛素的来源、纯度、剂型、效价以及制备方法等方面均获得了很大进展。现将目前常用的胰岛素制剂种类及特点简单介绍如下：

（1）按来源分类：可分为动物胰岛素和生物合成人胰岛素。动物胰岛素是由动物的胰腺组织经过多重纯化，去掉杂质及其他蛋白质成分提取获得。动物胰岛素与人体自身生产的胰岛素在结构上有一定程度的差别，当动物胰岛素注射到人体内，人体可能会对其发生免疫反应，产生抗原－抗体复合物，使胰岛素作用降低。少数患者免疫反应较严重，可出现皮疹、发热、全身发痒，甚至血压下降、休克等。动物胰岛素唯一的优点就是价格便宜，患者在经济上容易接受。生物合成人胰岛素是利用生物工程技术，经非致病的酵母菌或大肠杆菌等微生物发酵，去除杂质获得高纯度的人胰岛素，其氨基酸排列顺序及生物活性与人体本身的胰岛素完全相同。与动物胰岛素相比，人胰岛素注射后吸收稍快，作用时间略短，主要的优点是免疫原性显著下降，体内不会产生针对胰岛素的抗体，生物活性明显提高。特别适用于因出现抗胰岛素抗体以致对胰岛素敏感性明显降低的患者，或者对动物胰岛素过敏以及出现皮肤脂肪萎缩的糖尿病患者。其缺点是价格相对较贵。

（2）按纯度分类：可分为结晶胰岛素和纯化胰岛素。早期的药用胰岛素是用牛或猪的胰脏制备，后来采用多次结晶方法来精制，提高了纯度，这就是原来广泛使用的"重结晶胰岛素"，又称"正规胰岛素"，至今我国及部分发展中国家仍在生产这种产品。胰岛素以聚合形式存在，因而具有较高的抗原性与致敏性，用后可能会引起过敏反应，如荨麻疹、血管神经性水肿、紫癜。长期使用则可出现皮肤红肿、发热、发痒、皮下硬结、脂肪萎缩以及血液中产生抗体，使抗药性增加，疗效降低，用量增大，现已趋于淘汰。为降低药用胰岛素的免疫原性，人们将结晶胰岛素进行层析，剔除部分杂质，使胰岛素的纯度达到98%。纯化胰岛素比普通胰岛素有更多优点，一是用药剂量减小，由于含杂质极少，不仅抗原检出率比普通胰岛素低，而且用药剂量可比普通胰岛素减少20%～30%；二是代谢良好，血糖控制稳定。由于其较少使人体产生胰岛素抗体，对体内胰岛素代谢调控无明显干扰，血糖控制更平稳；三是减轻患者痛苦，纯化制剂皆为中性溶液，等渗、缓冲、生理适应性好，不仅减轻注射时的痛苦，而且减少了注射部位的过敏反应及脂肪萎缩。故在治疗时若无法采用人胰岛素，也应尽量使用纯化胰岛素。

（3）按起效及作用持续时间分类：可分为速效、短效、中效和长效胰岛素以及预混人胰岛素。速效人胰岛素类似物是一种经过修饰的生物合成人胰岛素类似物，除了一个氨基酸被替换外，其他结构与天然人胰岛素完全相同。速效人胰岛素类似物与常规人胰岛素相比有以下优点：①餐前即刻注射速效胰岛素类似物控制餐后血糖波动的效果优于餐前30分钟注射常规人胰岛素；②速效人胰岛素类似物在注射部位的吸收比较稳定，个体内和个体间的变化较小；③作用时间不超过4小时，故发生夜间低血糖的危险性较低；④餐前即刻注射给药，也可在餐后立即注射，适用于在日常生活中需要更大灵活度的患者或在进餐时应用胰岛素有困难的患者。缺点是价格相对较高。短效胰岛素常见品种有诺和灵R、优泌林R、猪胰岛素，可以

皮下、肌内注射或静脉注射。皮下或肌内注射后30分钟开始起效，可持续6～8小时。皮下注射短效胰岛素主要用于控制餐后的高血糖。中效胰岛素常见品种有诺和灵N、优泌林N、万苏林（猪胰岛素）。由于胰岛素与鱼精蛋白结合形成溶解度降低的复合物而使其吸收减慢，作用时间延长。注射后2～4小时开始起作用，持续16～24小时，每天皮下注射1～2次，主要用于补充基础胰岛素，控制夜间及空腹状态的基础血糖。长效胰岛素包括鱼精蛋白锌胰岛素（PZI）和特慢胰岛素锌悬液，仅能皮下注射。皮下注射PZI后3～4小时起效，作用持续大约36小时。长效胰岛素每日皮下注射1次。长效胰岛素可提供基础需要量的胰岛素，以控制平日的血糖，也可与短效胰岛素联合应用。预混人胰岛素是由短效胰岛素（R）和中效胰岛素（N）按不同比例混合而成，兼有短效和中效双重作用。预混胰岛素仅能皮下注射，半小时起效，作用高峰为2～8小时，持续时间12～16小时。每天注射2次，既可控制餐后的高血糖，又能控制平日的基础血糖水平。临床上不同患者合适的混合比例往往不同，应根据具体情况选用。

（4）按胰岛素浓度分类：临床主要有U-40（40单位/毫升，通常是瓶装）和U-100（100单位/毫升，通常是笔芯）两种，其中后者专供胰岛素笔使用。患者

在用注射器抽取胰岛素之前，必须搞清楚自己使用的是哪种浓度的胰岛素，否则可能会因抽取剂量错误而导致严重后果。

以上多种胰岛素剂型满足了不同糖尿病患者的治疗需要，可根据患者的具体情况、药物的作用特点并结合患者的经济状况选用合适的胰岛素或与口服降糖药联合应用，制定出适合个体需求的治疗方案，以求最大限度地将血糖控制在理想水平，同时减少低血糖反应的发生。

胰岛素治疗可能出现哪些副作用？

（1）过敏反应：表现为注射部位的皮肤瘙痒、红斑、皮疹及皮下硬结等，是由胰岛素中的杂质引起的，主要见于注射动物胰岛素的患者。临床如遇到这种情况，可以改用单组分人胰岛素。

（2）产生胰岛素抗体：长期使用动物胰岛素可使人体内产生结合胰岛素的抗体，将影响胰岛素的正常吸收和作用，解决的办法是换用高纯度的人胰岛素。

（3）皮下脂肪萎缩：皮下注射胰岛素数周至数年，局部可出现皮下脂肪萎缩，多见于使用动物胰岛素。可试用更换注射部位等方法防止其发生，最好改

用单组分人胰岛素。

（4）脂肪垫：是由于长期在同一个部位注射，胰岛素刺激皮下脂肪增生肥大引起。在有脂肪垫的部位注射胰岛素，会影响胰岛素的吸收。有规律地更换注射部位可以预防。

（5）低血糖反应：常由于使用胰岛素过量、注射胰岛素后未按时进餐或运动量过大所致，重者可致昏迷甚至死亡。对此应提高警惕，有效预防，及时治疗。

（6）胰岛素水肿：多发于面部，亦可发生于四肢，一般可自行消退，少数需用利尿剂。

（7）肥胖：注射胰岛素后，往往可使病人体重增加，因此，病人一定要注意控制饮食，增加运动量，必要时可与双胍类药物联用。

（8）屈光不正：注射胰岛素的早期阶段，有时可出现一过性视力模糊，可能是由于血糖迅速下降，导致晶状体和眼液渗透压平衡紊乱所致，一般不需矫正，血糖控制平稳以后，可自行调整恢复。

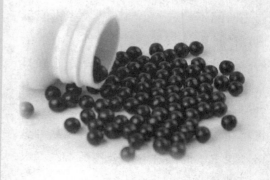

对胰岛素的认识误区有哪些？

相对于发达国家，目前我国糖尿病患者的治疗效果还不太理想，心血管、肾脏、眼等并发症比发达国家发生率高、发生得早、进展得快，这与国内患者的胰岛素使用率较发达国家低有关。在西方发达国家，50%以上的2型糖尿病患者接受胰岛素治疗，而在我国只有10%~20%，并不是说我国的糖尿病患者不需要胰岛素治疗，而是因为国人对胰岛素心存疑虑、误解较深。

（1）用胰岛素会上瘾：错误地认为胰岛素有"成瘾性"或"依赖性"，一旦用上就再也撤不下来了，甚至有少数病人惧怕胰岛素如惧怕毒品一般，宁死不用胰岛素。而事实上，胰岛素是人体必需的一种生理激素，缺乏胰岛素，人就无法维持正常的糖代谢。糖尿病患者都存在胰岛素绝对或相对不足，给糖尿病病人使用胰岛素正是对其自身胰岛素不足的一种补充。至于注射胰岛素后能不能停，这主要取决于糖尿病病人的病情，例如，1型糖尿病病人以及晚期2型糖尿病病人需要终身注射胰岛素，此乃由于其自身胰岛功能完全衰竭之故，这与一些麻醉精神药物引起的成瘾性完全是两回事。事实上，许多原先血糖很高的2型糖尿病患者，经过一段时间的胰岛素治疗，病情稳定后，胰岛素可以逐渐减量直至完全停掉，改用口服降糖药治疗，效果非常好，这就说明了胰岛素治疗本身不会成瘾。

（2）用上胰岛素，2型变1型：许多患者认为1型糖尿病属于"胰岛素依赖型糖尿病"，故需注射胰岛素；而2型糖尿病属于"非胰岛素依赖型糖尿病"，因而没有必要打胰岛素。误认为打了胰岛素以后，2型糖尿病就会转变成1型糖尿病，从而要终身使用胰岛素。上述观点显然不对，首先，1型糖尿病和2型糖尿病的病因完全不同，两者根本不能相互转化；其次，2型糖尿病不是绝对不用胰岛素，这主要取决于患者的胰岛功能，胰岛功能完全衰竭的2型糖尿病患者同样需要接受胰岛素治疗。

（3）胰岛素不能乱用：许多病人把胰岛素视为治疗糖尿病的"王牌武器"和最后手段，害怕早早用上胰岛素，今后一旦病情加重就没法子了，因此，总是一再拖延，不到万不得已坚决不用。这种担心显然多余，胰岛素不同于口服降糖药，不存在继发性失效的问题，事实上，早用胰岛素对于保护残存的胰岛功能、防止并发症大有裨益。所以，该注射胰岛素的患者千万不要抵制，以免贻误病情。

（4）嫌麻烦、怕疼痛：许多病人对使用胰岛素存在心理障碍，认为注射胰岛素既受皮肉之苦，又给生活带来不便。

随着胰岛素注射器具的改进，特别是胰岛素笔的使用，使胰岛素的注射更加简便，注射几乎无痛，并且可以随身携带，很方便。很多患者在应用胰岛素之后，无论是精神还是体力都有明显的好转，生活质量大大提高。

（5）担心低血糖：低血糖是糖尿病治疗过程中的一种常见并发症，它与许多因素有关，如饮食配合不当、运动过量和用药剂量过大等，但这些都是可以避免的，而且一旦发生，只要治疗及时，可以很快恢复。

正是由于以上错误认识作祟，许多2型糖尿病患者宁愿忍受血糖长期居高不下的痛苦，仍拒绝使用胰岛素，任凭各种慢性并发症发生、发展，以至肾功能衰竭、失明或截肢后才后悔莫及。

长期注射胰岛素会成瘾吗？

据统计，在西方发达国家有1/2以上的2型糖尿病患者接受胰岛素治疗，而在我国约1/5。许多患者担心一旦打上胰岛素，会产生依赖性，再也撤不下来，更有甚者将胰岛素与毒品相提并论，这种认识显然不对。其实，药物成瘾是指药物和躯体相互作用导致使用者的精神及生理异常，使其产生难以克制的获取及连续使用的强烈渴望，目的是为了再度体验这些药物带来的欣快感，同时也是为了避免由于断药所致的极度不适（即戒断症状）。

而从严格意义上讲，胰岛素并不是一种药，而是人体自身胰岛 β 细胞分泌的一种生理激素，它对于调节三大物质代谢，特别是对维持血糖正常具有重要作用。实际上，每个人都离不开胰岛素，没有胰岛素，机体就不能完成新陈代谢，生命也就无从谈起。在胰岛素问世之前，1型糖尿病患者都难逃死亡的厄运，正是由于胰岛素的临床应用，才使糖尿病成为一种可治之症。

毒品并非生理或医疗所需，对身心健康有百害而无一利，使用后会产生严重的依赖性，一旦停用将引起严重的躯体及心理不适（戒断症状），甚至危及生命，因此，病人往往越陷越深而不能自拔。而应用胰岛素有助于更好地控制血糖，改善和恢复病人胰岛 β 细胞的功能，对改善患者病情及预后大有益处。即便患者需要长期注射胰岛素，也是患者自身病情所需，这与近视眼需要戴眼镜、耳聋者需要戴助听器是一个道理，跟毒品成瘾完全是两码事。另外，胰岛素并非一旦用上就再也撤不下来，例如，用口服降糖药治疗的患者，在遇到感染、手术、创伤等应激情况时，机体对胰岛素的需求陡然增加，此时需要短期补充胰岛素，度过应激期、病情稳定之后，可以停掉胰岛素，恢复原先的口服药治疗；又如，对于血糖较高的初诊糖尿病患者，通过短期的胰岛素强化治疗，可以使病人的胰岛功能得到显著改善，相当一部分患者可停用胰岛素，仅凭饮食控制和运动治疗就可以使血糖控制良好；再如，为了防止口服降糖药对胎儿及婴幼儿的不良影响，在妊娠或哺乳期间患者均应采用胰岛素治疗，这一阶段过后，患者可以换用口服降糖药物继续治疗。所有这些都说明，胰岛素的使用是根据病情的需要，当用则用，当停可停，根本不存在"成瘾"的问题，对于胰岛素上瘾的担心完全是多余的。

如何正确存放胰岛素？

胰岛素是一种蛋白质激素，温度太高或过低都容易使之变性失效。胰岛素最适宜的保存温度是 2~8℃，在这种环境温度下可以储存 2 年，因此，没开封的胰岛素最好是放在冰箱冷藏室内。但绝不能放在冷冻室中，否则会使胰岛素冻结失效，解冻后也不能再用。

胰岛素在常温下（20℃左右）可以安全地保存 4~6 周，超过此限，效价会有轻度下降。胰岛素在室温下放置时，宜放在阴凉干燥处，不得暴露在热源和阳光直射下。

外出旅行时，可将胰岛素放在专门的低温包内，随身携带，不要放在行李舱中托运，因为飞机货舱的温度常在 0℃以下，可使胰岛素冻结变性。此外，强烈震动颠簸、强光照射均可能使胰岛素变性失效。到达目的地后，最好把胰岛素放在住所的冰箱冷藏室中。如果没有冰箱可放在屋中避光阴凉的地方，但不可放在冰块或冰水中保存。

判定胰岛素能否使用，一看生产日期、有效期、失效期或标明建议在某年某月前使用。二看外观颜色是否有变化，正常情况下，速效或短效胰岛素外观清亮，而其他类型的胰岛素（包括中、长效及预混胰岛素）为均一的雾状混悬液。如果短效胰岛素由清亮变为浑浊，中长效及预混胰岛素出现浑浊、絮状或颗粒状沉淀物、颜色发生改变，表明已变质，应弃之不用。如果患者本人不能确定，可请医生或药剂师帮助。三看胰岛素来源的渠道是否正常，胰岛素具有独特的生物活性，应到

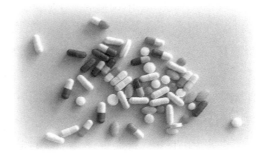

正规医院或药店购买。

如何正确使用胰岛素笔？

胰岛素笔是目前最普遍的一种胰岛素注射器，具有注射剂量准确、操作简单、携带保管方便等优点，特别适用于糖尿病患者在家中自我注射，深受患者欢迎。胰岛素笔的正确使用以及有关注意事项如下：

（1）胰岛素笔与胰岛素笔芯要相互匹配：目前国内市场上销售的胰岛素笔种类较多，如诺和笔、优伴笔、得时笔等。患者首先要搞清楚自己用的是哪个厂家的胰岛素笔，然后必须使用该厂家生产的配套胰岛素笔芯。如诺和笔只能使用丹麦诺和诺德公司生产的各种剂型的笔芯，优伴笔只能使用美国礼来公司生产的各种剂型的笔芯，得时笔只能使用赛诺菲 – 安万特公司生产的长效基础胰岛素——来得时。注射前准备好胰岛素、针头、胰岛素笔、75% 医用酒精、医用棉签。

（2）检查并安装笔芯和针头：安装前应仔细检查笔芯是否完好，有没有裂缝；笔芯中药液的颜色、性状有无异常，有无絮状物或结晶沉淀；笔芯是否过了有效期。确定无误后，扭开笔芯架，装入笔芯，用 75% 酒精消毒笔芯前端橡皮膜，取出针头，打开包装，顺时针旋紧针头，摘去针头保护帽。针头原则上应该一次性使用，但有的患者经济条件达不到，因此，也可以使用 5~7 天后更换。长期重复使用会使针头出现毛刺、倒钩，不仅会增加注射时的疼痛，还可能引起皮肤出血，增加皮肤感染的机会，甚至针头也有可能在皮肤内折断。有些患者为了避免感染，用酒精棉球擦拭针头，这种做法不仅不能避免感染，而且还损害了针头表面的硅涂层，增加了注射时的疼痛感。

（3）排气：将笔垂直竖起，使笔芯中的气泡聚集在上部，把剂量调节旋钮拨至"2U"处，之后再按压注射键使之归零，如有一滴胰岛素从针头溢出，即表示驱动杆已与笔芯完全接触，且笔芯内气泡已彻底排尽。如果没有药液排出，请重复进行此操作，直至排出一滴胰岛素为止。注意，每次安装新笔芯和针头时都要进行这一操作。

（4）选择注射部位并消毒：胰岛素常用的注射部位有腹部（肚脐旁开 2 厘米）、上臂外侧、大腿前外侧部、臀部。

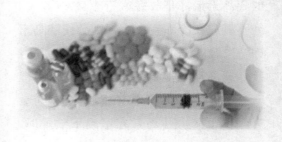

为防止脂肪萎缩或肥厚，应轮替注射部位，如在左上臂注射一段时间后换成腹部或臀部再注射一段时间。要注意不同部位胰岛素吸收的速度不一样，为了有效平稳地控制好血糖，可进行单一部位轮替，就是在一段时间内在同一部位排序进行多次注射。此时两次注射间距应大于2厘米，避免在有斑痕或硬结的部位注射。部位选择好后用75%的酒精消毒待干。

（5）注射方法：每次注射前先检查确认有足够剂量的胰岛素后，旋转剂量调节旋钮，调至所需注射单位数。如所注射的胰岛素为混悬液（如中效胰岛素或预混胰岛素），应将胰岛素笔上下颠倒10次左右，直到药液成为均匀白色混悬液时为止，以防浓度误差致血糖控制不良。速效胰岛素（如诺和锐）、短效胰岛素（如诺和灵R）及甘精胰岛素均是澄清的溶液，可以直接注射。具体注射方法：注射部位常规消毒，左手捏起注射部位的皮肤，右手握笔按45°（针对瘦人）或垂直（针对胖人）快速进针，右拇指按压注射键缓慢匀速推注药液，注射完毕后，针头在皮下停留6秒，再顺着进针方向快速拔出针头，然后，用干棉签按压针眼处30秒。盖上针头帽，注射结束。

注意两点：①严格遵守专人专笔，千万不要与他人共用，以防交叉感染和疾病传播；②最好是一种笔芯配一支胰岛素笔，以减少反复装卸胰岛素笔芯的麻烦，避免发生注射错误。

血糖升高时胰岛素一定要加量吗？

有些接受胰岛素治疗的糖尿病患者，在家自测血糖，一旦发现血糖高了，也不分析血糖升高的具体原因，就擅自增加胰岛素用量，这种做法非常不妥。实际上，血糖升高的原因很多，胰岛素用量不足只是血糖升高的可能原因之一。若糖尿病患者一发现血糖升高，就增加胰岛素剂量，而不去仔细分析具体原因，很可能会产生不良后果。那么，到底应当怎么办呢？

（1）发现餐后血糖升高时，患者应考虑：①回顾上一餐的进食种类与进食量是否合适？如果确实跟饮食有关，患者应在次日调整饮食后继续监测血糖，如有必要可进行分餐，以避免餐后血糖的明显增高。②仔细检查胰岛素注射部位的吸收情况，注射胰岛素与进食的时间间隔是否合适，注射预混胰岛素前是否充分摇匀以及胰岛素是否过了保质期等。③进餐后是否像往常一样进行了运动。④进餐前是否有饥饿、心慌、出汗等低血糖表现，低血糖后往往出现反跳性高血糖，在这种情况下，应适当减少胰岛素的注射剂量。

（2）如果发现空腹血糖升高，患者应考虑：①前一天晚餐的进食情况及睡前是否加餐？②夜间睡眠是否良好？③是否存在"苏木杰现象"？其特点是晚餐后或睡前血糖控制尚可，夜间睡眠过程中（多见于凌晨0~3时）曾有低血糖发生，继而造成反跳性空腹血糖升高。这种情况下应当减少而不是增加晚餐前或睡前胰岛素的剂量。④是否存在"黎明现象"？其特点是睡前或夜间血糖控制良好，且无低血糖发生，在黎明时血糖逐渐上升，致使空腹血糖升高。其机制可能为此时体内糖皮质激素、生长激素等升糖激素分泌增加，使胰岛素作用显得相对不足。此时应增加睡前中效胰岛素的用量。⑤夜间胰岛素是否不足？其特点是晚餐后、睡前及夜间血糖均高于正常，夜间（尤其是凌晨0~3时）无低血糖发生，空腹血糖高。这种情况需要增加晚餐前短效胰岛素的注射剂量，必要时还要增加睡前中效胰岛素用量。另外伴发感染（如感冒、肺部感染、皮肤感染、尿路感染等）、情绪波动、其他药物影响均可造成血糖的暂时性升高。

因此，糖尿病患者在监测血糖的过程中，如果发现血糖升高，不要轻率地增加胰岛素剂量，而应具体问题具体分析，是空腹血糖高还是餐后血糖高？是饮食因素还是药物因素？有没有可能是低血糖后反跳性高血糖？最好是与专业医生联系，在医生的指导下调整胰岛素剂量。

用上胰岛素之后还能再换用口服降糖药吗？

1型糖尿病患者需要终身胰岛素治疗。妊娠糖尿病患者如果经过饮食调整而血糖仍高，那么在整个怀孕期间均需胰岛素治疗。2型糖尿病患者应用胰岛素之后能否停用，换成口服降糖药要视具体情况而定。胰岛功能完全衰竭的晚期2型糖尿病患者需要终身使用胰岛素。

2型糖尿患者出现糖尿病急性并发症（如酮症酸中毒）、手术期间以及血糖很高时必须用胰岛素治疗。至于能否停用胰岛素改用口服降糖药，完全取决于患者的具体病情，包括胰岛功能状况、有无肝肾损害及严重的慢性并发症、是否出现口服降糖药失效等。具体参考指标有：全天胰岛素用量少于28~30单位；空腹C肽水平>0.4纳摩尔/升，标准糖负荷后C肽>0.8纳摩尔/升；应激情况解除，病情平稳，血糖控制良好；无明显肝肾功能不全。只有满足上述条件后，方可考虑停用胰岛素，改用口服降糖药治疗，具体有以下几种方法可供选择：

（1）原应用的胰岛素剂量偏大，开始时可将胰岛素的剂量减半，同时加用磺脲类降糖药，但初始剂量不宜太大，以后可逐渐减少胰岛素用量，直至停用，并逐渐增加磺脲类药物的剂量；如血糖、尿糖仍控制不佳，则考虑加服双胍类降糖药；如餐后血糖高，可改用或加服 α - 糖苷酶抑制剂（如拜唐苹）。

（2）原应用的胰岛素剂量不大，每日总量不超过 20 单位，一开始即可全部停用胰岛素，而完全改用口服降糖药替代治疗。超重及肥胖的糖尿病患者，首选双胍类药物，或胰岛素增敏剂，或 α - 糖苷酶抑制剂等；消瘦或体重正常的糖尿病患者首选胰岛素促泌剂。单用一种药物效果不佳时，可以采取联合用药（双胍类加磺脲类），药物剂量应根据血糖监测结果进行调整。

需要提醒的是，当胰岛素每天用量超过 40 单位时，一般不主张单独换用磺脲类药物治疗，因为磺脲类药物最大允许剂量的降糖作用，与 30～40 单位的胰岛素相当。

能不能自己调整胰岛素的剂量？

假如糖尿病患者能够根据自身血糖

情况及时正确地调整胰岛素注射剂量，对保持血糖平稳肯定是非常有益的。但调节胰岛素剂量并不是一件轻而易举的事情，它涉及患者具体病情、胰岛素的种类与剂型、胰岛素治疗方案以及血糖控制目标等一系列问题，而糖尿病患者一般对这些知识了解和掌握得很少，这样很容易让随意调整胰岛素剂量的患者陷入危险的境地。在实际生活中，因为糖尿病患者随意调整胰岛素剂量造成低血糖，或血糖长期居高不下的例子屡见不鲜。因此，胰岛素剂量的确定和调整应在医生的指导下进行。

（1）由于糖尿病病情多样化，因而胰岛素的用法与调整也不相同。对于妊娠糖尿病来讲，在妊娠早期，胰岛素用量相对较少，妊娠中、晚期用量逐渐增大，分娩结束后，胰岛素用量迅速下降甚至可以停用。再如，在抢救糖尿病酮

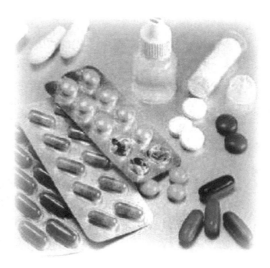

症酸中毒时，应采用小剂量短效胰岛素静脉点滴，剂量调整很有讲究，血糖既不能降得太慢，也不能降得太快，否则容易出现低血糖或脑水肿。

（2）胰岛素的种类繁多。根据来源可分为动物胰岛素（牛胰岛素、猪胰岛素）、人胰岛素和胰岛素类似物。根据作用时间又可分为超短效胰岛素、短效胰岛素、中效胰岛素和长效胰岛素等剂型，此外，还有各种比例的预混胰岛素。不同剂型的胰岛素起效时间、作用高峰时间和药效持续时间均不相同，选用不同剂型的胰岛素，其剂量调节是不同的。

（3）胰岛素的治疗方法多种多样。有胰岛素与口服降糖药联合应用的补充治疗和完全用胰岛素的替代治疗，而在替代治疗中，既有用预混胰岛素早、晚两次餐前注射的常规治疗方法，又有三餐前注射短效胰岛素加上睡前注射中效（或长效）胰岛素的强化治疗方法。不同的方法，胰岛素剂量调节也不相同，比如用诺和灵30R每天2次注射，如果餐后血糖始终控制不好，则可能与其短效

的成分不足有关，此时可将诺和灵30R改为诺和灵50R或加用降低餐后血糖的口服降糖药（如拜唐苹）；再如，用每天注射4次的强化胰岛素治疗方法，空腹血糖始终控制不佳，则要想到有胰岛素用量不足或是苏木杰现象（低血糖后高血糖）或是黎明现象等多种可能性。只有经验丰富的专业医生才可能根据不同病情，做出不同的胰岛素剂量调整方案。

（4）胰岛素剂量的调节还与血糖的控制目标有关。而后者又与患者的年龄、肝肾功能、并发症和合并症等有关。如患者年龄较大，对低血糖的耐受性差，则血糖达标值就应比一般患者放宽些；如患者合并糖尿病肾病（肾功能不全），由于其对胰岛素的排泄减少，本身就很容易发生低血糖，则血糖达标值也应放宽些；如果患者合并妊娠或是妊娠糖尿病，对血糖的控制就要严格一些，不仅达标的血糖值相对要低些，还要避免低血糖的发生。

（5）调节胰岛素剂量还要考虑到其不良反应。最常见的不良反应是低血糖，可表现为饥饿感、心悸、出汗、面色苍白、乏力等，严重者可出现意识障碍甚至昏迷，在剂量调节的过程中，不同的个体、不同的阶段低血糖的临床表现会有所不同，当发生低血糖时，有些患者由于缺乏这方面的认识而没有及时采取

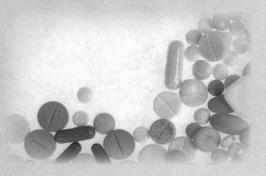

相应的措施，从而导致严重的后果（如昏迷），甚至死亡。

总之，胰岛素剂量的调节涉及多种因素，即便患者对自己的病情十分了解，也不能替代专业医生来调节剂量，尤其是没有经验的糖尿病患者更不可自作主张自行调整胰岛素。正确的做法是，加强对血糖的自我检测，把血糖的变化记录下来，让医生调节胰岛素的用量。

如何看待中药的降糖作用？

中医中并没有"糖尿病"这样的病名，但糖尿病相当于中医的"消渴病"。关于"消渴"，中医经典中早有论述，《黄帝内经》《备急千金要方》中都有治疗"消渴"的方剂和方法，千百年来积累了丰富的治疗经验，有许多治疗方法是西医西药所不具备的。

但同时也要明确，不是所有的患者都适合中医中药治疗，如1型糖尿病，血糖高的原因是胰岛 β 细胞功能完全丧失，胰岛素分泌绝对不足，必须补充胰岛素才能维持生命，而且目前还没有发现哪种中药能代替胰岛素。所以，治疗糖尿病必须采取中、西医并重的方法。西医的特点是疗效强而明确，尤其是降糖作用，中药无法比拟，迄今尚未发现

降糖作用很好的中药。若拿中药和西药比降糖效果，那是用中药之短比西药之长。

那么中医中药的优势在哪呢？首先，可以明显改善患者临床症状，中医通过辨证论治，往往能解决西医所难以解决的问题。比如，有的患者血糖控制已很好，尿糖已阴性，却仍感到口干又不欲饮、疲乏无力，西医不好解释这种现象，也没什么特殊治疗方法。而中医则认为降糖只是解决了"标"的问题，没有改变肾阴虚的"本"，主张用补肾、养阴、清热、利湿等治则，如六味地黄丸类药物，确实能取得良好的效果。

中医中药的另一大优势就是治疗糖尿病并发症，对糖尿病的慢性并发症（如轻中度肾脏或眼底病变、糖尿病神经病变等），西医有时办法不多，中医则可通过辨证论治，采取全身综合性治疗，常可达到较满意的疗效。

第三，部分中药还有辅助降糖作用。病情较轻的2型糖尿病患者，可以在饮食治疗和体育锻炼的基础上，单纯服用中药治疗；对于病情较重的糖尿病患者，可在西药的基础上加用中药治疗，既可以达到迅速降糖的目的，又可综合调理患者全身的功能状态。

总之，中医、西医在治疗糖尿病方面各有所长，也各有不足，通过中西医结合，用西医迅速降糖，靠中医辅助降

糖、减轻症状、防止并发症，充分发挥各家所长，最终达到最佳的治疗效果。

要提醒糖尿病朋友注意的是，目前不少中成药中都含有西药成分，如消渴丸、糖威胶囊均含有西药优降糖，切不可将其当成纯中药制剂而随意加大用量。某些江湖游医在中药中掺入价格低廉、副作用较大的降糖西药，对外宣称是"祖传秘方""纯中药制剂"，以此愚弄患者，牟取暴利。许多不明真相的患者服用之后，轻者造成肝肾损害，重者危及生命。因此，糖尿病患者一定要提高警惕，谨防上当。

中医治疗糖尿病的原则是什么？

中医治病的最大特点和优势是整体观念和因人施治，把人体当作一个统一体，因人而异地分析、治疗。

中医认为，作为一个疾病而言，糖尿病的共性是热与虚，尤以肾阴虚多见。阴虚则生内热，燥热则伤阴津，所以患者常有津液不足的表现，证见口干、舌燥、喜饮、盗汗等，同时因肝阴、心阴、脾阴、肺阴和胃阴的不足而出现一系列临床表现。到了晚期，阴虚日久，导致脾肾阳虚，临床上又出现了虚寒之证。

糖尿病的血管及神经并发症则多属于气滞血瘀之证。

所以中医治疗糖尿病的主要治则包括清热润燥、滋阴补肾、活血化瘀等，除能减轻症状，治疗并发症外，还有轻度降糖作用。

值得注意的是，临床上有些药物名字虽像中药，但实际上是中西结合的药物，体现了中西医结合的思想，如加工工艺良好的话，也不失为一种有效的糖尿病治疗药物。这类药物中所用的西药主要是优降糖，如消渴丸中每 10 粒含优降糖 1 片，糖威胶囊中每 5 粒含优降糖 1 片。有不少人认为中药无毒性作用，可以放心服用，有些商家为了迎合老百姓对"纯中药"的迷信心理，明明中成药中含有西药成分，但却对外宣传是"纯中药"制剂，而老百姓不明真相，在使用过程中随意增大用药剂量，以至引起严重的低血糖症而危及生命。对此，糖尿病患者不能不防。

具有降糖作用的单味中药有哪些？

近几十年来，国内许多医药专家对中药治疗糖尿病进行了深入探索和研究，筛选出了很多具有肯定降糖作用的中药。

（1）地黄：生地黄、熟地黄均可以降低血糖，其降糖的有效成分为地黄素。此外，地黄还可以降低高血压，改善脂代谢。

（2）桑白皮：桑白皮的降糖作用可能与其在胃肠道内延缓食物的消化和吸收有关。

（3）人参：有轻度的降糖作用，且停用后尚能维持药效1～2周，具体机制还不十分清楚，可能与人参皂苷可以改善胰岛素抵抗有关。人参除降糖作用外，还可改善口渴、乏力、虚弱等症状，增强病人的体质，提高机体免疫力，特别适用于轻中度糖尿病患者而有肾气虚或气阴虚者，阴虚燥热者不宜应用。

（4）桑叶：在血糖升高时，可以促进葡萄糖转化为糖原，但不降低正常血糖。

（5）知母：具有一定的降糖作用，具体机制不明。

（6）天花粉：具有一定的降糖作用，具体机制不明。

（7）黄连：可抑制糖异生，促进糖的酵解利用，故有一定的降糖作用。

（8）大黄：大黄多糖具有一定的降糖作用。

（9）苍术：可促进肌糖原和肝糖原的合成，抑制糖异生，有降低血糖的作用。

（10）麦芽：可降低血糖，且作用比较持久。

（11）桔梗：可促进肝糖原的合成，具有一定的降糖作用。

（12）黄芪：具有双向调节血糖的作用，使用时常配合滋阴药如生地、玄参、麦冬等养阴药。黄芪常用于糖尿病合并心血管疾病的患者。

（13）山药：可以降低血糖，对抗肾上腺素引起的血糖升高。

（14）麦冬：有降糖作用，促进肝糖原合成及胰岛β细胞功能的恢复。

（15）玉竹：可降低血糖，改善糖耐量。

（16）黄精：可以降低血糖，拮抗肾上腺素所引起的血糖升高。

（17）枸杞子：具有提高糖耐量、降低血糖及血脂的作用。

（18）女贞子：可以拮抗肾上腺素等的升血糖作用。

（19）山萸肉：促进肝糖原的合成，拮抗肾上腺素引起的血糖升高。

（20）鬼箭羽：可以降低血糖。

（21）玉米须：可以降低血糖，并对

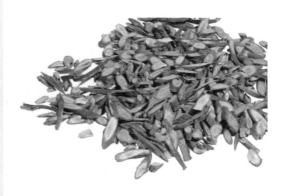

高血压、肾病有改善作用。

（22）苦瓜：苦瓜提取物（即苦瓜皂苷）可激活胰岛素受体，具有一定的胰岛素促泌作用。通过给糖尿病小鼠喂饲或腹腔注射苦瓜提取物，发现其有显著的降糖作用。

（23）葛根：具有降糖作用，现已知道异黄酮化合物葛根素是葛根的主要有效成分。对糖尿病小鼠用葛根素（每千克体重 500 毫克）灌胃，可使血糖明显下降，作用可维持 24 小时以上，并能明显改善糖尿病小鼠的糖耐量。黄酮类化合物还能抑制醛糖还原酶，因此对糖尿病周围神经病变及糖尿病性白内障都有一定的防治作用。

（24）黄连：黄连的主要成分是小檗碱，动物实验中，小檗碱可降低正常小鼠、糖尿病小鼠的血糖。在正常小鼠，小檗碱可对抗腹腔注射葡萄糖或注射肾上腺素引起的血糖升高。实验证实，小檗碱的这一作用并不依赖胰岛素的存在。

中药能否替代降糖西药治疗糖尿病？

常用口服降糖药物如磺脲类及双胍类都是化学合成药，这类药物虽疗效确实，但都有一定的副作用。多年来人们一直在寻求无副作用或副作用小的天然降糖植物，而中草药多为天然植物，目前，中草药里能够被用以降血糖的有 100 多味，但如果将这些药物中的数十味综合运用，并不一定有明显的降血糖作用。可以说，还没有一种纯中药处方或制剂具有显著的降糖作用，能达到或超过降糖西药。

临床上，经常可以听到或见到某些中医师在治疗糖尿病时，武断地要求病人停服一切降糖西药，单用中药治疗，殊不知病情有轻重之别，患者有体质之差，单纯用中药治疗常常难以显效。

中药治疗糖尿病具有一定优势，如减轻自觉症状，辅助增强降糖西药或胰岛素的降糖作用，预防或辅助治疗糖尿病的慢性并发症，如糖尿病性视网膜病变、糖尿病性神经病变、糖尿病性肾病等。

中药的降糖作用缓慢而温和，其优势并不在降糖，因此，对血糖轻度升高的 2 型糖尿病患者，可以单独应用中草药或降糖中成药。对血糖中度升高的病人，应先用西药控制血糖，继而加服中药，经过一段时间的治疗，患者血糖明显改善，此时可逐渐减少西药用量，并根据患者病情、体质、年龄、血糖水平，确定是否完全用中药替代西药。一般来说，配合中药治疗后，如能使原来降糖西药每天用量减少，即说明有效，如能减少到最小量维持则更好，不一定非要取代西药。

中医治疗糖尿病有长有短。就降糖作用而言，中药绝对没有西药快；但中医注重整体调控，在改善症状等方面优于西医，故 2 型糖尿患者，尤其是伴有血管神经并发症者，比较适合选择中医治疗。因为研究证实，许多中药能够改善机体对胰岛素的敏感性，增加葡萄糖的利用；中药还有降低血黏度，改善红细胞变形能力，抑制血小板聚集，干扰蛋白非酶促糖化，抑制脂质过氧化，降低山梨醇蓄积等作用。但中药对 1 型糖尿病就不适宜了，因为 1 型糖尿病患者自身几乎没有胰岛素分泌，完全依赖外源性胰岛素维持人体代谢的需要，一旦终止胰岛素治疗，会出现酮症酸中毒，甚至威胁生命。到目前为止，还没有发现任何一种中药能够代替胰岛素。此外，病情较重的 2 型糖尿病患者，以及有严重并发症的患者，以采取中西医结合疗法为好。

怎样使用保健盒内的药物？

保健盒是根据冠心患者容易发生心绞痛、心肌梗死，甚至猝死而配置的。它可起到争取抢救时间、挽救生命的作用。保健盒内一般标有患者的姓名、电话、住址及所患疾病的名称，目的是在患者发生紧急情况时，家人、同事或路人能及时知道患者的病情，合理使用保健盒内的药物，进行临时性抢救。

保健盒内一般常备有 5 种药物，其用法分别是：

（1）硝酸甘油：它能扩张周围血管，降低收缩压，减少回心血量，减少心脏负荷，减少心肌耗氧量，促进侧支循环，因而可以缓解心绞痛、解除胸闷和胸痛等症状，是治疗心绞痛最常用的药物。每片 0.5 毫克，舌下含服，初次用药可先含半片，以观察患者的敏感性以及副作用。一般用药后 2~3 分钟发挥作用，作用可维持约 25~40 分钟，一天可应用多次。副作用主要为头晕、头痛、体位性低血压。青光眼患者应忌用。

（2）硝酸异山梨酯：又名消心痛，作用机制与硝酸甘油相似，只是作用较弱，持续时间稍久。每片 5 毫克，舌下含服 1 片，10 分钟起效，可持续 1~2 小时。口服法吸收较慢，维持时间可达 3~4 小时，但效果较差。舌下含服可治疗急性心绞痛发作；口服一般用于防止心绞痛发作。副作用也与硝酸甘油相似。

（3）亚硝酸异戊酯：有扩张冠状动脉及周围血管的作用。作用最快，持续时间较短，主要用于心绞痛的急救。使用时可将安瓿（0.2 毫升）裹在手帕内折

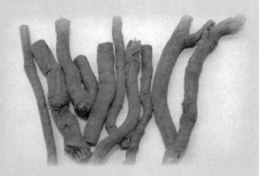

破，从鼻腔吸入。

（4）硝苯地平：又名心痛定，有扩张冠状动脉及外周血管的作用，既可以缓解心绞痛，又可降低血压，且降压作用较强、较快，所以可用于高血压合并冠心病心绞痛的患者。每片 10 毫克，每次 5～10 毫克，每天 3 次口服。紧急情况下可舌下含服 10 毫克。副作用是头晕、头胀。

（5）地西泮：有抗焦虑、镇静、催眠等作用，主要用于焦虑、恐惧、心悸、失眠等症状。每片 2.5 毫克，用于抗焦虑及镇静时，可每次 2.5～5 毫克，每天 3 次；用于催眠时，可睡前服用 5 毫克。

总之，有冠心病的老人外出必须带上保健盒，还要注意盒内药物的有效期，要及时补充和更换。

小儿用药有什么特点？

由于小儿处于快速发育的时期，身体各器官尤其肝、肾功能发育尚不成熟，同时新陈代谢旺盛，血液循环时间较短，对药物排泄较快。而且随着年龄的增长，对药物的转运、分布、解毒、排泄等功能逐步完善，所以小儿各期的用药特点是不同的。在用药过程中要比成人更加谨慎，这样才能既帮助孩子早日康复，又能在最大程度上避免药物的毒副作用对孩子造成的不良影响。

（1）药物吸收量比成人多。口服用药时，婴幼儿的胃酸偏少，胃酶活性较低，胃排空迟缓，肠蠕动不规则，特殊转运能力弱，某些易受胃酸、胃酶和肠道酸碱度影响的口服药物，小儿的吸收量较成人多。皮肤用药时，由于儿童的皮肤娇嫩，血管丰富，药物容易透皮吸收，药物吸收量比成人多，皮肤破损时吸收量就更多了。如有用硼酸溶液湿敷治疗尿布皮炎而发生病儿中毒死亡的报道。

（2）用药后血液里药物浓度比较高。一方面，小儿尤其是新生儿细胞外液较多，可影响到一些药物在体内的分布（如磺胺、青霉素、头孢菌素、速尿等），可使血中药物浓度增高；另一方面，由于婴幼儿体内血清蛋白量不仅比成人少，而且与药物的结合力也较弱，因而造成血中游离药物浓度增高，易出现多种不良反应。

（3）对药物的代谢和排泄能力较弱。药物的代谢和排泄有赖于肝脏和肾脏功能的健全，婴幼儿肝、肾发育尚不完善，所以对药物的清除和排泄较慢。如新生儿用磺胺类药物可使血胆红素浓度增高，加之代谢能力较低，故易出现核黄疸症。又如新生儿肝脏功能不健全，使用氯霉素后可引起"灰婴综合征"，故小儿禁止使用磺胺药物和氯霉素。

如何计算小儿的用药量？

儿童用药量与成人不同，除儿童专用药外，其他药物注明的用量一般都是成人剂量，故小儿用药剂量需在成人用量的基础上进行折算。

（1）按小儿年龄的折算法

年龄	服用剂量
出生1个月	1/18～1/14成人量
1～6个月	1/14～1/7成人量
6个月～1岁	1/7～1/5成人量
1～2岁	1/5～1/4成人量
2～4岁	1/4～1/3成人量
4～6岁	1/3～2/5成人量
6～9岁	2/5～1/2成人量
9～14岁	1/2～2/3成人量

（2）按小儿体重的折算法
①第一种体重折算法：
小儿用药剂量 = 成人剂量 × 小儿体重 ÷ 成人体重（50或60千克）

这种方法计算的结果与实际所需量相比偏低，尤其对新生儿更为突出。

②第二种体重折算法：
小儿用药剂量 = 小儿体重 × 小儿每千克体重的用药剂量

许多药物说明上直接注明了小儿每千克体重的用药剂量，这样只要乘以小儿体重即可。

③第三种体重折算法：
小儿用药剂量 =2× 成人剂量 × 儿童体重

然后，把所得结果将小数点前移两位。

这种折算方法更接近药典规定用量，算法也比较简单。

儿童应禁用或慎用哪些药物？

（1）解热镇痛药物：新生儿使用阿司匹林或含阿司匹林的制剂，易导致雷耶综合征（一种常见的急性脑部疾病，病死率高达50%）。阿司匹林对婴幼儿的听神经也有损害。常用感冒药的主要成分之一双氯芬酸钠，儿童服用易引起血尿，故3岁以下儿童禁用。双氯芬酸钠缓释片因剂量较大（每片75毫克），儿童及青少年也不宜使用。再如含吡唑酮的复方制剂如氨非咖片、去痛片、散利痛片等，其解热镇痛效果肯定，但小儿不宜使用，否则容易引起再生障碍性贫血和紫癜。

（2）止泻药物：复方地芬诺酯适用于急、慢性功能性腹泻和慢性肠炎的治疗，该药含盐酸地芬诺和硫酸阿托品，其中地芬诺酯对肠道作用类似吗啡，可直接作用于肠平滑肌。由于国内外不断有应用该药致小儿中毒甚至致死的报道，因此2岁以下婴幼儿禁用，2岁以上小儿应慎重使用（严格控制用药剂量）。洛哌丁胺适用于各种病因引起的急、慢性腹泻的治疗，但其作用较地芬诺酯强而迅速，用于低龄儿童易致药物不良反应，如影响中枢神经系统等，加之曾有新生儿用药致死的报道，故国内外均限制其用于低龄儿，如我国易蒙停使用说明书中就规定5岁以下儿童禁用。药用炭能吸附导致腹泻及腹部不适的多种有毒与无毒刺激物，减轻对肠壁的刺激，减少肠蠕动，从而起到止泻作用，但由于该药吸附作用强烈，且无选择性，对消化酶如胃蛋白酶、胰酶的活性均有影响，长期应用可致小儿营养不良，所以禁止3岁以下小儿长期应用。

（3）驱虫药物：针对肠道寄生虫如蛔虫、蛲虫等的驱虫药有很多种，有的对多种寄生虫有效，有的仅对少数寄生虫有效。给小儿用药前，必须先查清体内有无寄生虫、有哪种寄生虫。常用的

驱虫药阿苯达唑、哌嗪、噻嘧啶、左旋咪唑、甲苯咪唑、苦楝皮、乌梅、使君子等，都有一定毒性和副作用，如阿苯达唑、驱蛔灵虽然毒性低，但常服或过量都可引起头晕、头痛、呕吐及肝功能损害，故2岁以下儿童禁用。苦楝皮苦寒败胃，过量还可引起中毒死亡，故5岁以下儿童禁用。

（4）抗过敏药物：西替利嗪6岁以下儿童应禁用。盐酸苯海拉明、茶苯海明、盐酸地芬尼多等6个月以下婴幼儿禁用。

（5）抗酸药物：H_2受体拮抗剂如西咪替丁、雷尼替丁、法莫替丁等连续使用对小儿的肝功能、肾功能、造血系统和内分泌系统有一定损害，故16岁以下少年儿童不宜使用。

（6）四环素类药物：四环素类药物（包括四环素、多西环素、米诺环素、胍甲环素、地美环素、美他环素等）可引起牙釉质发育不良、牙齿着色变黄和骨生长抑制，所以8岁以下儿童禁用。

（7）喹诺酮类药物：喹诺酮类药物（常用的有诺氟沙星、环丙沙星、氧氟沙星、左氧氟沙星等）可引起幼年狗及其他哺乳动物的骨关节，特别是负重骨关节软骨组织的损伤，故18岁以下未成年人禁用。

（8）其他抗感染药物：磺胺类、呋喃妥因、呋喃唑酮、氯霉素、新生霉素

可使新生儿出现溶血、灰婴综合征、高胆红素血症，故新生儿禁用。按药物说明书规定，头孢克肟6个月以下婴幼儿不宜使用；替硝唑注射液12岁以下少儿禁用；奥硝唑注射液3岁以下儿童不宜使用。

（9）激素类药物：这类药物会掩盖炎症症状，还可引起内分泌功能紊乱，一般情况下应尽量避免使用肾上腺皮质激素，如可的松、泼尼松（强的松）、地塞米松等。此外，雄激素如甲睾酮、丙酸睾酮等长期应用会使骨骺闭合过早，影响小儿生长发育，一般小儿禁用，尤其是正在患水痘的小儿更要禁用。

（10）氨基糖苷类药物：如链霉素、庆大霉素、小诺霉素、阿米卡星、西索米星等，连续使用易造成小儿听神经和肾功能损害，故6岁以下儿童禁用。

常见的小儿不合理用药有哪些?

孩子生病时，大人往往都很着急，常常不经医生指导，仅凭自己的经验擅自给孩子用药，所以用药不当的现象常有发生。下面指出一些常见的小儿不合理用药，希望引起家长们的注意。

（1）发热时乱用退热药。儿童发热的原因很复杂，也许是普通感冒、扁桃体发炎，也可能是麻疹、肺炎、脑膜炎等严重疾病，在没有查出病因前就滥用解热镇痛药，会掩盖病情，妨碍医生正确诊断，耽误治疗，特别是6个月以下婴儿高热时，如果使用解热镇痛药不当，还可能引起出汗增多、体温突然下降而发生虚脱。但体温超出38.5℃以上时，还应使用退热药来防止高热惊厥。

（2）感冒时乱用抗生素。一般人们将抗生素类药称为"消炎药"，但是消炎药却不等于抗生素，孩子患感冒的原因，大多数都是病毒感染，抗生素对病毒根本不起作用，如滥用抗生素，不但不能控制病毒感染，反而会增加耐药性和药物不良反应。

（3）咳嗽时乱用镇咳药。咳嗽是对人体的一种保护性反射，呼吸道内的病菌和痰液均可通过咳嗽而排出体外，起到清洁呼吸道并使其保持通畅的作用。然而，有些父母发现孩子稍有咳嗽，便急于给孩子喂各种镇咳药，这种做法虽

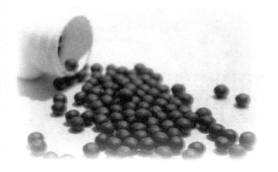

可暂时缓解咳嗽症状，但可使大量痰液和病菌堆积于呼吸道内，易继发细菌感染，严重时出现胸闷、呼吸困难，甚至引起肺不张。所以，在未明确孩子咳嗽原因之前，切勿乱喂镇咳药。

（4）腹泻时乱用止泻药。腹泻是婴幼儿的常见病，多由肠胃功能不健全、肠道功能紊乱、消化不良、细菌感染等原因所引起。感染性腹泻和非感染性腹泻的用药是很不相同的。然而，有些家长发现孩子大便稍有稀薄，就急于盲目应用止泻药。止泻药具有强有力的收敛作用，服用后不能排出体外，可导致有害菌和毒素在肠道内迅速增加，继发多种疾病，严重威胁婴幼儿健康，故对婴幼儿腹泻的治疗决不能一概而论，应对症治疗。

（5）胡乱给孩子用成人药。小儿各器官组织尚未发育完整，尤其是肝、肾及神经系统较易受到药物的损害，因此一些成人药不要轻易给宝宝服用，如喹诺酮类药、氨基糖苷类药、复方阿司匹林、复方新诺明等。

刚出生的宝宝如何使用药物？

刚刚出生的小孩，由于刚脱离母体子宫到自然环境中来，许多器官功能发育还不成熟，对药物的反应与儿童和成人差异很大。必须按照新生儿的生理特点和对药物的特殊反应合理用药，才能达到既能治病又能减少（或避免）不良反应的目的。

刚出生的宝宝使用药物时，必须注意以下几点：

（1）新生儿体内清蛋白少，导致药物蛋白结合率低，对蛋白结合率高并且毒性大的药物，如苯妥英钠等，应减少用量，否则容易产生中毒。

（2）新生儿体内脂肪含量少，对脂溶性药物不容易结合而易发生中毒，所以用脂溶性药物时应减少剂量，以免引起中毒。

（3）新生儿体液量比成人约多1倍，所以对水溶性药物，如苯巴比妥等药物的用量如果以每千克体重计算，就应该比成人大1倍才能达到有效血药浓度。

（4）新生儿不能用容易引起核黄疸的药物，如磺胺类、氯霉素、苯妥英钠、安钠加、双氢氯噻嗪、阿司匹林、头孢菌素、安定、消炎痛、西地兰、毒毛花苷K和水溶性维生素K等药物可使血中胆红素增多，进入脑组织而引起核黄疸。

（5）新生儿肝药酶不健全，可使药物代谢减慢，如果按常规用药，容易导致中毒，如氯霉素等。

（6）新生儿肾排泄功能差，使用由

肾排泄的药物较易引起积蓄中毒，如呋喃类、磺胺类药物等。

（7）新生儿中枢神经系统发育不成熟，对药物感受性差，一般剂量不能达到治疗效果，有些药物必须加大剂量，如巴比妥类、肾上腺素、新斯的明、强心苷等。但对阿片类药物则感受性较高，必须减小剂量，以防中毒。

家长绝不能凭感觉给新生儿盲目用药，一定要按照儿科医生或药剂师的吩咐用药，以免出现意外。

孩子误服药物怎么办？

天真无邪、缺乏鉴别能力是儿童的特征，因此孩子误服药的现象时有发生。容易误服药物的原因很多，例如，孩子喜欢吃糖果，有时误把带有甜味和糖衣的药物当成糖果吃，或把有鲜艳颜色、芳香气味的水剂药物、化学制剂当饮料喝而引起中毒。另外，幼儿好奇心强，模仿大人服药，也能酿成中毒。孩子一旦误服药物，由于成倍或十几倍超出常规剂量，有的药物对小儿敏感性高，加上婴儿解毒和排泄能力又差，如不及时发现和处理，常常发生严重后果。

一旦发现孩子误服药物，正确处理的原则是：迅速排出，减少吸收，及时解毒，对症治疗。

首先，尽快弄清什么时间、误服了什么药物和大概剂量，为就医提供方便。切忌打骂和责怪孩子，免得孩子害怕不说真实情况而误诊。

如果误服的是一般性药物（如毒副作用很小的维生素、止咳糖浆等），可让孩子多饮凉开水，这样可使药物稀释并及时排出。

如果服下的药物剂量过大又有毒性，首先应立即用手指刺激舌根催吐，然后再喝大量茶水、肥皂水，反复呕吐洗胃。催吐和洗胃后让孩子喝几杯牛奶和 3 ~ 5 枚生鸡蛋清，以养胃解毒。

如果误服的是腐蚀性药物，如碘酒类药物，必须分秒必争，马上喝米汤、面汤等含淀粉的液体；若是来苏儿，可

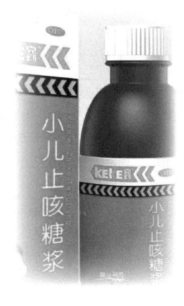

喝蛋清、牛奶、面粉糊，以保护胃黏膜；若为强酸，应立即服石灰水、肥皂水、生蛋清，以保护胃黏膜；若为强碱，应立即服用食醋、柠檬水等，然后马上送医院急救。

吃了有毒性的药物，在采取急救措施后，还可取绿豆100克、甘草20克，煎煮30分钟服汤，以解余毒。另外，病人送医院急救时，应将错吃的药物或药瓶带上，供医生判定误服的是什么药物或毒物，以便及时采取解毒措施。

儿童选用中成药应该注意什么？

儿童选用安全性较高的中成药，解决感冒、腹泻等常见病具有一定优势，但儿童选用中成药的一些基本原则应该注意。

（1）要尽可能选用小儿专用中成药。中成药品种很多，有一些是小儿专用中成药，如治疗感冒发烧咳嗽的小儿感冒口服液、小儿感冒退热糖浆、小儿肺热咳喘口服液、小儿七星茶颗粒、小儿消积止咳口服液等。为什么要选用小儿专用中成药呢？一方面，小儿专用中成药的选药一般比较安全，尽可能不用、少用毒烈性饮片；另一方面，小儿专用中成药会有详细的儿童用法用量，根据不同年龄段的儿童有相应的用法用量，这样便于准确用药。

（2）要严格控制用法用量，宁小勿过。儿童具有特殊的生理发育特点，对药物的敏感性不同于成年人，所以，儿童使用中成药一定不能采用成人剂量，而是要根据年龄、体重进行剂量的调整。对于第一次使用的中成药，建议都从本年龄段的最小量开始，根据实际情况再做剂量的调整。过量服药不仅加重患儿胃肠负担，而且可能产生不良反应。同时，儿童使用中成药的给药频次可能也需要根据孩子的饮食、失眠习惯进行调整，但也要注意不要过度密集地给药。另外，清热解毒类中成药一般都是饭后服用，以减少对胃肠的刺激性。所有的中成药都需要注意疗程，不宜长期服用。

（3）要尽可能选择单一品种用药，减少联合用药。儿童体质清灵，一般的病证类型都是单纯的，而不是像成人那

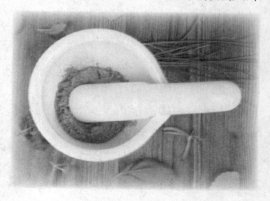

样复杂，故相应地采用的中药治疗也应该是相对单纯的功效特征，而不需要寒热错杂的复杂配伍。所以，如果小儿简单感冒发热咳嗽，1~2种中成药即可，并不需要太多的治疗配伍。用药品种多，可能并不能快速改善症状，反而因为功效复杂而导致治疗缺少针对性，并增加发生不良反应的风险。所以，儿童疾病使用中成药的品种数宜少不宜多。

（4）不要自行选择含毒烈性成分的中成药。部分中成药含有儿童禁用或慎用的毒烈性饮片，应谨慎选用。如罂粟壳是治疗久泄、久咳的常用中药，但同时是一个毒性中药，儿童腹泻或咳嗽选用含罂粟壳的中成药时，应特别谨慎。例如强力枇杷露、哮喘片、安神补脑颗粒的说明书明显提示"儿童禁用"，则应禁用于儿童。而小儿止泻片、小儿止泻灵颗粒虽然含有罂粟壳，但由于是小儿专用药，也可以用于儿童。无论怎样，儿童使用含毒中成药应该在医生和药师指导下进行，不宜自行用药。

药物对孕妇和胎儿有哪些影响？

妊娠期用药直接关系到母亲和孩子的健康。妊娠期妇女的生理、药理特殊性，以及胎儿在整个孕期中对药物的敏感性，使得妊娠期用药安全性问题成为不少人关注的焦点。孕妇用药必须要从母婴两方面考虑，权衡利弊，以防用药不当，确保母婴安全。

妊娠是一个特殊时期，母体与胎儿系同一环境中的两个紧密联系的独立个体，母体生理反应和对药物的敏感性较之平常有很大差异，胎儿主要靠胎盘去获得必需的营养物质和排泄代谢产物。妊娠期间用药，由于胎儿对母体的这种依赖关系，势必对胎儿的生长、发育带来影响。

（1）孕妇的特点：妊娠期胃酸分泌减少，胃排空时间延长，肠蠕动减弱、减慢，口服药物吸收峰值常偏低，早孕反应会使孕妇口服效果更差；妊娠期血容量明显扩张，血浆流量增加35%左右，血液稀释，血药浓度降低；妊娠期肾血流量增加，肾小球滤过率增加约50%，肾的排出过程可能加快，也会导致血药浓度降低，药物半衰期可能会缩短，故孕期的用药量和给药间隔要比非孕期大而短；妊娠期血浆白蛋白减少，药物蛋白结合率降低，血中游离药物增多，可致药物分布容积增大；妊娠期肝脏负担加重，肝脏对药物的清除减慢，妊娠晚期仰卧位时肾血流量减少，可使肾排出药物延缓，尤其伴高血压者，肾功能受影响，药物排泄减慢减少。这些特点都可能导致药物在体内的蓄积。

（2）胎儿的特点：大多数药物可经胎盘进入胎儿体内，脂溶性大、解离度低、蛋白结合率低的药物更易经胎盘转运入胎儿体内。药物还可以通过胎儿吞噬羊水从胃肠少量吸收。药物主要分布于胎儿肝脏、脑、心脏等器官，由于胎儿的肝脏发育不完善，药物代谢酶缺乏，对药物的解毒能力较低；胎儿的肾小球滤过率也较低，药物及降解产物排泄延缓。一方面，药物通过胎盘转运到胎儿与其代谢产物经胎儿转运到母体再代谢的速度相比，后一过程往往慢得多，所以药物易在胎儿体内蓄积。另一方面，胎儿的血液循环特点造成药物分布不均匀，即药物易在多血的器官如肝脏中蓄积，而难以在少血的器官如肺感染时到达局部发挥作用，同时药物分布的不均衡也容易导致药物中毒。

怀孕不同阶段的用药对母婴影响有什么差别？

（1）安全期：服药时间发生在孕3周（停经3周）以内，称为安全期。由于此时囊胚细胞数量较少，一旦受到有害物质的影响，细胞损伤往往难以修复，不可避免地会造成自然流产。此时服药不必为生畸形儿担忧。若无任何流产征象，一般表示药物未对胚胎造成影响，可以继续妊娠。

（2）高敏期：孕3周至8周内为高敏期，此时胚胎对于药物的影响最为敏感，致畸药物极易产生致畸作用，但不一定引起自然流产。此时应根据药物毒副作用的大小及有关症状加以判断，若出现与此有关的阴道出血，则不宜盲目保胎，应考虑终止妊娠。

（3）中敏期：孕8周至孕4~5个月为中敏期，此时是胎儿各器官进一步发育成熟的时期，对于药物的毒副作用较为敏感，但多数不引起自然流产，致畸程度也难以预测。此时是否终止妊娠，应根据药物的毒副作用大小等因素全面考虑，权衡利弊后再作决定。继续妊娠者应在妊娠中、晚期作羊水检查和B超检查等，若发现胎儿异常，应予引产；若是染色体异常或先天性代谢异常，应视病情轻重及预后，或及早终止妊娠，或予以宫内治疗。

（4）低敏期：孕5个月以上为低敏期。此时胎儿各脏器基本已经发育，对药物的敏感性较低，用药后一般不常出现明显畸形，但可出现程度不同的发育异常或局限性损害，如眠尔通可引起胎儿生长发育迟缓，苯巴比妥可引起脑损伤，链霉素、奎尼丁可引起耳聋等。此时服药必须十分慎重。

怀孕期用药的危险等级是如何划分的？

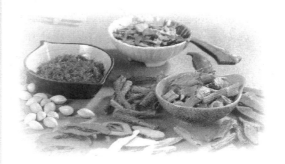

怀孕期间，胎儿通过胎盘和母体相连，母体把血液中所含的营养物质通过胎盘输送给胎儿，供其生长发育的需要，胎儿则通过胎盘把代谢产物传递给母体，由母体代为排出。孕妇服药后，药物进入血液，通过胎盘亦可进入胎儿体内，因此，可能会给胎儿的生长发育造成不良影响。

1979年，美国食品药品管理局（FDA）针对药物对胎儿的可能影响，将药物分为A、B、C、D、X 5个级别，并要求制药企业必须在药物说明书上标明等级。这个分类目前被全世界广泛接受和使用。

1. 药物危险性等级分类

A级：对照研究没有发现在妊娠期会对人类胎儿有风险，这类药物可能对胎儿影响甚微。

B级：动物研究未发现对动物胎儿有风险，但无人类研究的对照组；或已在动物生殖研究显示有不良影响，但在很好的人类对照研究中未被证实有不良反应。

C级：动物研究显示对胎儿有不良影响，但在人类没有对照研究；或者没有人类和动物研究的资料。只有当对胎儿潜在的益处大于潜在的风险时才可以使用该类药物。

D级：有确切的证据表明对人类胎儿有风险，但为了孕妇的获益，这些风险是可以接受的，例如在危及生命时，或是病情严重只用安全的药物无效时使用该类药物。

X级：动物或人类的研究均证实可引起胎儿异常，或基于人类的经验显示其对胎儿有危险，或两者兼有，且其潜在风险明显大于其治疗益处。该类药物禁用于孕妇或可能已经怀孕的妇女。

2. 常用药物的安全性分级

A级：胎儿安全。此级药物极少，维生素属于此类药物，如合适剂量的维生素B、维生素C等。但在正常范围量的维生素A是A级药物，而大剂量的维生素A，每天剂量2万单位，即可致畸，而成为X级药物。

B级：相对安全。此级药物也不多，部分常用的抗生素均属此类，如所有的青霉素族及绝大多数的头孢菌素都是B级药物。林可霉素、克林霉素、红霉素、呋喃妥因也是B级药。甲硝唑虽然在动物实验中对啮齿类动物可致畸，但在人类，长时间积累的大量临床资料证实早期妊娠应用，也未增加胎儿致畸率，所以 FDA 将其置于 B 级。抗结核药乙胺丁醇是 B 级药物。解热镇痛药中吲哚美辛（消炎痛）、双氯芬酸、布洛芬均属 B 级药。需注意，妊娠 32 周以后服用吲哚美辛可能使胎儿动脉导管狭窄或闭锁，致胎儿死亡，故 32 周后不应再服吲哚美辛。心血管系统药物中洋地黄、地高辛及西地兰均属 B 级药。肾上腺皮质激素类药物泼尼松龙也属 B 级药。

C 级：权衡后慎用。此级药物较多，其或问世时间不够长或较少在孕妇中应用，主要是早期妊娠应用对胚胎、胎儿是否会造成损害尚无报道，故难以有比较确切的结论。使用要谨慎，尽量选用可替代的药，必要时权衡利弊后，向患者或家属说明选用该药的理由。抗病毒药大多数属于 C 级，如阿昔洛韦及治疗艾滋病的齐多夫定。部分抗癫痫药和镇静剂如乙琥胺、巴比妥、戊巴比妥等，在自主神经系统药物中，拟胆碱药、抗胆碱药均属 C 级；拟肾上腺素药中部分属于 C 级，如肾上腺素、麻黄碱、多巴胺等。抗高血压药中甲基多巴、哌唑嗪及所有常用的血管扩张药均属 C 级药，利尿剂中呋塞米（速尿）、甘露醇均为 C 级药。在肾上腺皮质激素类药物中，倍他米松及地塞米松均属 C 级药。

D 级：不得已的情况下使用。由于已有实验和临床上的证据，对分类属于 D 级的药物在妊娠期，特别是在早期妊娠阶段尽可能不用。典型例子如四环素族，妊娠期用了四环素或土霉素，可破坏胎儿齿釉质，致成人时牙齿发黄。氨基糖苷类在妊娠期尽可能不用，例如链霉素等，可能损害第 8 对脑神经而使听力丧失。抗肿瘤药几乎都是 D 级药。镇痛药小剂量使用时为 B 级药，大剂量使用则为 D 级药，特别是长期应用，主要表现为胎儿生长发育不良以及分娩后对药物的成瘾性等。解热镇痛药中阿司匹林、双水杨酸、水杨酸小剂量使用时为 C 级药，但长期大剂量服用时成为 D 级药。抗癫痫药几乎都是 D 级药，其使用与不良胎儿结局直接相关，并且风险随着用药数量的增加而增加，最常报道的畸形是口面部裂、心脏畸形、神经管缺陷和发育迟缓。要注意的是，癫痫患者妊娠后本身胎儿畸形率就比一般人群为高，用抗癫痫药更增加畸变率，特别是当几种抗癫痫药同时应用于难以控制的癫痫发作时，则更增加胎儿的畸变率，这是医生诊治癫痫合并妊娠时必须要向患者和家属交代清楚的。镇静和催眠药中地西泮、氯氮草及去奥沙西泮等都是 D 级药。利尿剂中氢氯噻嗪、苄塞嗪均属 D 级药。香豆素衍生物（双香豆素、双香豆乙酯、华法林）为 D 级药，其分子量低，可以容易地通过胎盘，引起明显的畸形和胎儿缺陷。约 1/6 的暴露于华法林的妊娠发生流产、胎死宫内以及新生儿异常。孕早期暴露于华法林时，胎儿有发生华法林综合征的风险，接触此类药物最危险的时期是孕 6 ~ 9 周，FWS 发生率可高达 25%。在中孕期和晚孕期，胎儿暴露于华法林会造成胎儿中枢神经系统缺陷，一般是由于胎儿早期出血和继发瘢痕，随后出现变形引起脑组织生长发育异常，对于婴儿来说中枢神经系统的缺陷虽少见，但较 FWS 更有临床意义。如果母亲需要抗凝，自妊娠 6 周起到 12 周末使用肝素，然后改用华法林，足月后再次改用肝素，可减少胎儿不良结局。

实际上，目前可供人们应用的药物已成千上万种，在各类药物中均有 B、C、D 级药，应尽可能选择 B 级药或 C 级药而不用 D 级药。

X 级：绝对禁用。常用药物中此类药物并不多，但因致畸率高或对胎儿危害很大，孕期必须禁用。已知的致畸药物包括血管紧张素转化酶抑制剂（ACEI）类、酒精、雄激素、马利兰（白消安）、卡马西平、氯联苯、环磷酰胺、丹那唑、乙烯雌酚、视黄醇类、异维甲酸、锂制剂、甲巯咪唑、氨甲蝶呤、青霉胺、苯妥英钠、放射碘、四环素、丙戊酸钠、三甲双酮等。

需要指出的是，中药和植物药的风险或安全性很难估计，通常情况下，药物的成分和剂量都不清楚，而且也没有针对其致畸潜能的人类或动物研究的报告，对于其并发症的知识也仅限于急性毒性反应。由于不能评估此类药物对发育中的胎儿的安全性，应当告知孕妇尽量避免使用这类药物。

怀孕期安全用药的原则是什么？

处于孕期的准妈妈肯定不希望自己生病，但有些疾病必须要经过药物的治疗才能康复，所以孕期用药是常见的现象，但需要十分谨慎，否则很容易伤害到腹中宝宝的安全。

那么孕期用药有哪些原则需要遵守呢？

（1）孕前做体格检查，争取在健康状态下怀孕。

（2）任何药物的应用必须在医生、

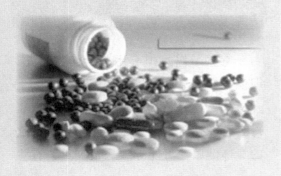

药师的指导下进行，切忌自己随意用药或使用偏方、秘方，以防发生意外。

（3）有明确的用药指征和适应证，既不能滥用，也不能有病不用。

（4）可用可不用的药物应尽量不用或少用。妊娠头3个月，能不用的药或暂时可停用的药物，应考虑不用或暂停使用。

（5）孕前如发现某种慢性疾病，用药时要兼顾到妊娠期用药的连续性和安全性，避免使用可能危及胎儿的药物。用药必须注意孕周，严格掌握剂量、持续时间。坚持合理用药，病情控制后及时停药。

（6）能单独用药就避免联合用药。

（7）当两种以上的药物有相同或相似的疗效时，选用对胎儿危害较小的药物。

（8）能用结论比较肯定的药物，就避免用比较新的药。

（9）用药时应注意包装袋上的"孕妇慎用""孕妇忌用""孕妇禁用"的字样。

（10）必须用药时，尽量选择对胎儿无损害或影响小的药物。

（11）已肯定的致畸药物禁止使用。假如孕妇误服致畸或可能致畸的药物，应在医生的指导下，根据妊娠时间、用药量、用药时间等综合考虑是否终止妊娠。

（12）禁止在孕期用试验性用药，包括妊娠试验用药。

（13）接近临产期或分娩期需要用药时，要考虑药物通过胎盘而对分娩时的胎儿及出生后的新生儿的影响。比如有些药物在妊娠晚期服用可与胆红素竞争蛋白结合部位，引起游离胆红素增高，易导致新生儿黄疸；有些药物则易通过胎儿血脑屏障，导致新生儿颅内出血，故分娩前1周应停药。

（14）中成药的说明书大多比较简单，许多说明书中未设"孕妇用药注意事项"项，因孕妇用药的利弊难以权衡，故应谨慎用药，确保用药安全。

（15）应劝告孕妇戒烟、戒酒。烟、酒虽然不是药，但对胎儿有害。我国孕妇的吸烟率不高，但被动吸烟现象比较普遍。有些地方的乡俗认为糯米酒能补身体，却不知饮用后会对胎儿有不良的影响，故须加强这方面的宣传教育。

为什么怀孕期有病不能硬扛着？

有些孕妈妈担心用药会伤害胎儿，即使身体不舒服，也不敢用药，或医生开了处方还是将信将疑，不去用药，非得自己硬扛着。这样做不但伤害了自己的身体健康，可能导致病情加重，有些疾病若不及时治疗，疾病本身也会对胚胎造成不良影响，甚至危及孕妇生命。例如，糖尿病妇女怀孕后，如不积极控制血糖，胎儿可能出现循环系统的发育缺陷、先天性心脏病等疾病。又如，严重的感染性疾病如果没有及时使用有效的抗生素，可能导致病情恶化，从而引起败血症、感染性休克等严重问题。再如，一些妊娠合并甲状腺功能亢进症的患者，由于没有及时进行抗甲亢治疗，导致病情进展，甚至出现甲亢危象，可危及病人的生命。又如，抗癫痫药物大多对胎儿有不良影响，但癫痫发作频繁的孕妇如不及时使用抗癫痫药物，癫痫发作对胎儿的影响可能更大。所以，孕妇患病应及时明确诊断，并给予合理治疗，包括药物治疗和考虑是否需要终止妊娠。

因此，没必要"谈药色变"。事实上，药物致畸毕竟概率很小，产科医生会同时关注疾病本身对胎儿的影响与药物对胎儿的影响。有时疾病本身对胎儿的影响更严重，医生的用药是一个权衡利弊的过程，医生和病人都应考虑疾病治疗的风险与不治疗的风险孰轻孰重。

总之，妊娠期用药，绝对安全的治疗药物几乎是没有的，因此要避免不必要的用药，特别是妊娠早期应尽量避免用药。对于用药可能产生的不良反应，尽可能采取预防性措施，以减少药物对胎儿和孕妇的危害程度。

孕妇绝对不能使用的药物有哪些？

经过多年临床实践，下列药物孕妇必须禁用：

吗啡、安侬痛：可抑制新生儿呼吸，使新生儿呈戒断样抑制状态，如在分娩前1周服用，可致新生儿痉挛、兴奋和尖锐的哭声。

阿司匹林：可致胎儿小、畸形，引起新生儿凝血酶原减少而出血及肝脏的解毒功能障碍。

非那西汀、扑热息痛：可引起新生儿高铁血红蛋白血症。

消炎痛：可引起黄疸和再生障碍性贫血。

巴比妥类：可致胎儿心脏先天性畸形、面及手发育迟缓、兔唇、腭裂。

卡拉霉素：可致耳聋。

红霉素：可致先天性白内障、四肢畸形等。

庆大霉素：可造成胎儿耳损伤，甚至引起先天性胃血管畸形和多囊肾。

磺胺类药物（以长效磺胺和抗菌增效剂为主）：可致高胆红素血症、脑核性黄疸、畸形。

海洛因：可使胎儿呼吸抑制、死亡。

度冷丁：可致新生儿窒息。

链霉素：可引起先天性耳聋、骨骼发育畸形。

四环素：可致牙釉质形成不全、骨骼及心脏畸形、先天性白内障、肢体短小或缺损（如缺四指）、新生儿溶血性黄疸，最严重者可出现脑核性黄疸甚至死亡。

土霉素、强力霉素：可使胎儿短肢畸形。

氯霉素：可致新生儿血液循环障碍、呼吸功能不全、发绀、腹胀（即"灰婴综合征"）。如在妊娠末期大量使用，可引起新生儿血小板减少症、再生障碍性贫血或胎儿死亡。

扑痫酮：可使胎儿指趾畸形，妊娠后期服用可致胎儿发生窒息、出血及脑损伤。

安眠酮：可致畸形。

安定、安宁、利眠宁、导眠能：可致胎儿畸形和女胎男性化。

苯丙酸诺龙：可引起腭裂。

黄体酮：可使女胎男性化。

可的松、强的松：可致胎儿唇裂、腭裂。可的松还可致胎儿无脑、早产、早死。

孕酮、睾酮：可引起胎儿外生殖器畸形。

维生素 D：大量服用可致胎儿高钙血症和智能发育迟缓。

维生素 K：大量服用可引起高胆红素血症、核性黄疸。

维生素 B_6：大量服用可使新生儿产生维生素 B_6 依赖症、抽搐。维生素 B_6 的衍生物脑复新在动物实验中可引起裂唇，亦应慎用。

多种维生素：如果在妊娠头 3 个月内服用，婴儿患神经系统缺陷症的危险性高达 60%。

丙咪嗪：可致胎儿四肢畸形。

抗疟药奎宁、氯化喹啉、乙胺嘧啶：可致脑积水、脑膜膨出、腭裂、肾停止发育或畸形、视网膜损伤。

扑尔敏、敏可静、安其敏、苯海拉明、乘晕宁等抗过敏药：除可有潜在的致腭裂、唇裂、缺肢作用外，还可致肝中毒及脑损伤，抑制新生儿呼吸。

氟尿嘧啶、环磷酰胺：可使胎儿四肢、上腭、外鼻、泌尿道畸形，以及死亡。

氨基蝶吟：可致胎儿无脑、脑积水、脑膜膨出、唇裂、腭裂或四肢畸形。

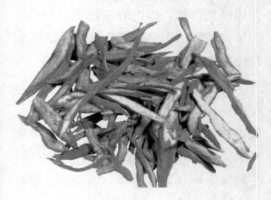

羟基脲、白消安：可致胎儿多发性畸形。

白血宁：可引起中枢神经系统损伤、无脑。

6-巯基嘌呤、丙酸睾酮、L-门冬酰胺酶：可致胎儿畸形。

苯丁酸氮芥：可引起肾、输尿管缺损。

噻替哌、5-氟硫脲嘧啶、丝裂霉素C、秋水仙碱：可致胎儿死亡。如果在妊娠第16周后使用，还是比较安全的。

双香豆素类药物：可致胎儿皮肤出血斑、脑障碍、胎盘早剥、骨和颜面畸形、智力低下或胎儿死亡。

华法令：可致鼻骨发育异常、畸形。

甲苯磺丁脲（甲糖宁、甲磺丁脲、D860）：可引起流产、早产，具有催畸作用。

丙硫氧嘧啶、甲硫氧嘧啶、他巴唑、甲亢平、碘化钾：可致甲状腺功能低下症、呆小病、骨化延迟、尿道下裂。

双氢克尿噻、环戊氯噻嗪：可引起新生儿血小板减少症。

利血平：可引起新生儿中毒，出现鼻塞、呼吸道阻塞，甚至因缺氧而死亡。

咖啡因：可引起唇腭裂。

乙醚：大量持续使用可致胎儿死亡。

含砷药物：可致胎儿死亡。

多黏菌素E、多黏菌素B及万古霉素：服用时间过长时，可使孕妇发生急性肾功能衰竭，使孩子在出生后的3年里易患神经肌肉阻滞、运动失调、眩晕、惊厥及口周感觉异常。万古霉素还可致婴儿暂时或永久性耳聋。

利福平：可致胎儿畸形。

抗真菌类药物（两性霉素B、灰黄霉素、制霉菌素、克霉唑）：对孕妇的神经系统、造血系统、肝肾功能有严重不良反应。灰黄霉素还可导致流产和畸胎。

氨苯蝶啶（三氨蝶呤）：对孕产妇有肝损害、改变血象。

氯噻酮：对胎儿有不良影响。

速尿灵：可使孕妇和产妇产生恶心、呕吐、腹泻、药疹、瘙痒、视物模糊、体位性低血压，甚至水与电解质紊乱。

利尿酸：可引起暂时性听力减退，有时可发展为永久性耳聋。

其他：酒精中毒孕妇娩出的新生儿可呈戒断样抑制状态；酒精可致胎儿多发性畸形。使用避孕药者应在彻底停药半年以后再孕，才可避免因用药不当而引起的畸形或痴呆儿出生。

妊娠呕吐选用什么药物好？

妊娠呕吐也叫早孕反应，常发生于怀孕后1~3个月期间。引起的原因至今不明，可能与母体内绒膜促性腺激素水平有关。一般来说，精神敏感的孕妇发生率较高。根据呕吐的程度，一般可分为轻度和重度两种。

轻度妊娠呕吐的特点是常有择食、食欲减退、恶心、呕吐等。对此应着重解除妊娠顾虑，减少不良刺激，吃易消化的饮食，本着少吃多餐的原则，并口服维生素 B_6、维生素 B_1，每次 20 毫克，每天 3 次口服；维生素 C，每次 200 毫克，每天 3 次口服。

重度妊娠呕吐的特点是呕吐频繁，甚至不食也吐、吐出血或胆汁，更有甚者可发生脱水、电解质紊乱、酸中毒等。对此应及时到医院就诊，可补充液体和电解质，并在医生指导下应用苯巴比妥，每次 30 毫克，每天 3 次口服；或用奋乃静，每次 2 毫克，每天 2 次口服；肌内注射非那根 25 毫克；肌内注射爱茂尔 0.2

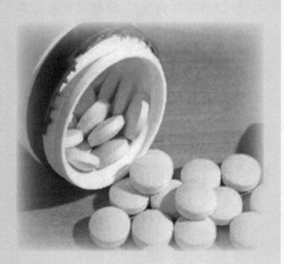

克，每天 1～2 次；还可应用中成药嗣育保胎丸。

如果经过以上治疗后仍呕吐不止，并有体温升高、脉搏增快，或出现黄疸时，应终止妊娠。

怀孕期感冒了怎么办？

一般感冒，症状较轻，如流清涕、打喷嚏，对胎儿影响不大，也不必服药，休息几天就会好的。但妊娠早期（5～14周），正是胎儿胚胎发育器官形成的时期，若患流行性感冒，且症状较重，则对胎儿影响较大，此期间服药对胎儿有较大风险。

轻度感冒，可选用板蓝根冲剂等中成药，并多喝开水，注意休息，一般感冒很快就会痊愈。

感冒高热或剧咳，可选用柴胡注射液退热和中药止咳糖浆止咳。同时，也可采用湿毛巾冷敷，用 30％ 左右酒精（或白酒冲淡一倍）擦浴，起物理降热作用。

抗病毒药均对胎儿有不良影响，孕妇不宜使用。若必须使用，则应有医生指导。消炎痛是孕妇禁忌退热药，阿司匹林在孕 32 周后也不宜使用。祛痰和止咳药一般比较安全，但含碘制剂的止咳药孕妇不宜使用。

哺乳期妇女如何用药？

哺乳期妇女使用药物后，多数药物可进入乳汁，再通过乳汁进入新生儿体内，对宝宝造成影响，但一般乳汁中的含量很少，不至于给乳儿带来危害。也有少数药物在乳汁的含量较大，则可能对乳儿造成危害，因此必须避免滥用，尽可能减少药物的应用或应用较安全的药物。

哺乳期女性用药必须注意以下原则：

（1）慎重选用药物，注意权衡利弊。药物对母亲和所哺育的婴儿会有哪些危害和影响，要进行利弊权衡。如所用药物弊大于利，则应停药或选用其他药物和治疗措施。对可用可不用的药物应尽量不用，必须用者应谨慎应用，且疗程不要过长，剂量不要过大，用药过程中还要注意观察不良反应。

（2）选择适当时间哺乳，防止药物的蓄积。由于母亲乳汁是持续产生的，乳母服用药物后，应间隔一段时间，尽量待药物代谢后血液浓度较低时再给婴儿哺乳，避免在乳母血药浓度高峰期间

哺乳。同时避免使用长效药物及多种药物联合应用，尽量选用短效药物，以单剂疗法代替多剂疗法，这样可以减少药物在乳儿体内蓄积的机会。

（3）非用药不可时，要选用影响最小的药物。如哺乳期母亲因患病必须用药，应选择对母亲和胎儿危害和影响小的药物替代。比如乳母患有泌尿道感染时，不用磺胺药，而用氨苄西林代替，这样既可有效地治疗乳母泌尿道感染，又可减少对婴儿的危害。

（4）如果没有代替药物，应进行人工哺乳。如果乳母必须使用某种药物进行治疗，而此药物会对婴儿带来危害时，则可考虑暂时采用人工喂养。

（5）对哺乳期用药不持有过于恐惧或过于大意两个极端态度。其实，大部分药物都有安全级别的分类，可以咨询专科医生或药师，了解所服用药物的安全性。只要清楚地了解用药的原则，选择正规医院，在医生的指导下服用，是安全、有保障的。

（6）如哺乳妇女有慢性疾病如甲亢、癫痫、系统性红斑狼疮等需要长期服药，应先告知医生，并向医生咨询如何用药，切勿因为哺乳而自行停药，以免影响原有疾病的正常治疗而致病情恶化。

哺乳期妇女应慎服的药物有哪些？

妈妈的乳汁是小宝宝最佳的食物，可是有时妈妈的乳汁也会使宝宝受到伤害，比如妈妈因为生病服用了某些能从乳汁排出又会对宝宝产生不良影响的药物，那么宝宝就会在无意间成为间接的服药者，甚至是受害者。

总的来说，凡是能从乳汁中排出又会对宝宝产生不良影响的药物都应被列为乳母不能服用的药物。药物对宝宝的影响主要与药物在乳汁中的浓度、宝宝吃母乳的量、宝宝对药物的敏感程度以及药物本身的药理作用等因素有关系。在这几个因素中，乳汁中药物的浓度是最主要的。研究表明，大部分药物均能从乳汁排出，一般药物在乳汁中的浓度较低，但也有些药物在乳汁中的浓度和在妈妈血液中的一样（如异烟肼、四环素、氯霉素、苯巴比妥等），有些甚至高于在妈妈血液中的浓度（如红霉素、安定及硫氧嘧啶等）。

（1）抗甲状腺药物：妈妈在哺乳期间如果服用了甲巯咪唑（他巴唑）、放射性 ^{131} 碘、卡比马唑（甲亢平）、丙硫氧嘧啶等药物，可能会使宝宝出现甲状腺肿大、甲状腺功能低下、骨髓抑制、中性粒细胞减少等。

（2）抗菌药：氯霉素可引起宝宝骨髓造血功能抑制及灰婴综合征；萘啶酸可导致宝宝溶血性贫血；四环素可导致乳牙出现荧光、变色、牙釉质发育不全，以及畸形和生长抑制；氨基糖苷类抗生素（链霉素、庆大霉素、妥布霉素、卡那霉素、西梭霉素、新霉素、巴龙霉素等）可致宝宝听神经受损，严重的会出现耳聋，同时对肾脏也有一定的毒性作用；磺胺类药物可引起婴儿黄疸；异烟肼可引起药物性肝炎和眼病，还可引起粒细胞缺乏症及再生障碍性贫血等。

（3）性激素：雌激素可致男婴乳房增大、女婴阴道上皮增生或性早熟；雄激素可致男婴性早熟，因此，妈妈在哺乳期间最好使用工具避孕而不要服用口服避孕药。

（4）镇静催眠药：甲丙氨酯（安宁）、地西泮（安定）和氯丙嗪对婴儿也有镇静作用。

（5）锂盐：宝宝对锂盐很敏感，如果妈妈服用锂制剂，容易引起宝宝锂中毒。

围生期妇女应禁用和慎用哪些药物？

围生期是指妊娠满 28 周（即胎儿体重达到或超过 1000 克或身长达到或超过 35 厘米）至产后 1 周这一段时间。这个期间胎儿的各种器官已经形成，并且快速生长发育，如果药物通过胎盘进入胎儿体内，可以影响有关组织、器官的发育及功能。新生儿对各种药物的毒副作用也极为敏感，所以围生期的母亲应当了解哪些药物必须慎用。

（1）四环素：容易通过胎盘进入胎儿体内，与钙结合形成复合物，蓄积于骨及牙齿中。孕妇从妊娠中期至分娩期间使用四环素，均可造成婴儿牙齿黄染，牙釉质发育不全，即"四环素牙"，还可致骨生长延迟，甚至形成先天性软骨病。新生儿肾脏排泄功能差，四环素半衰期延长，对骨及牙齿的生长均有不利影响，对肝功能也会造成损害，也不应使用。另外，四环素对孕妇的肝脏也有毒性，并且从乳汁中分泌，故应禁用。

（2）氨基糖苷类抗生素：链霉素可损害胎儿第8对脑神经，造成听神经功能减退甚至失聪。新生儿肌内注射卡那霉素对听神经和肾脏有毒性，但发生率比链霉素低。庆大霉素的毒性较为少见，但一旦发生，有导致永久性耳聋的可能，也应注意。

（3）氯霉素：新生儿及婴儿（特别是早产儿）氯霉素用量如果超过每天每千克体重100毫克，可能发生"灰婴综合征"，在2~9天内出现呕吐、拒食、呼吸抑制，并在24小时内症状迅速加重，体温下降，全身发绀，最后呼吸衰

竭死亡，故临产前的孕妇应禁用。

（4）磺胺类和甲氧苄啶：它们能和胆红素竞争蛋白的结合部分，使结合胆红素减少，从而使体内游离型胆红素增加，增大了胆红素脑病和核性黄疸的发病率。长效磺胺药物可引起变性血红蛋白血症。

（5）呋喃类和抗疟药：呋喃妥因、呋喃唑酮及伯氨喹可导致新生儿溶血和黄疸。

（6）青霉素G：青霉素G主要通过肾脏排泄，而新生儿的肾功能没有发育成熟，故半衰期延长，并且新生儿血脑屏障功能差，药物容易进入脑脊液和脑组织中，如果剂量过大，可引起中枢神经刺激症状，如肌肉震颤、惊厥等。

（7）麻醉药和催眠药：挥发性麻醉药（乙醚、氟烷、氧化亚氮）和直肠麻醉药（三溴乙醇）都很容易通过胎盘，产前使用可导致新生儿呼吸抑制。产妇静脉使用巴比妥类药物也可造成新生儿

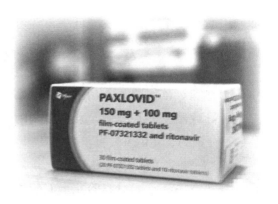

呼吸抑制。

（8）成瘾性镇痛药：吗啡、哌替啶（度冷丁）、美沙酮分娩前母体注射后，可通过胎盘进到胎儿体内，引起新生儿呼吸抑制。另外，胎儿对上述药物也能成瘾，表现为出生后几天内出现大声号哭、易激动和抽搐。

（9）抗精神失常药：新生儿对氯丙嗪的代谢和排泄慢，如果在婴儿出生前注射，出生后可产生明显的中枢抑制症状；若在妊娠后长期使用，可导致胎儿视网膜病变。

（10）解热镇痛药：乙酰水杨酸（阿司匹林）能抑制血小板聚集，妊娠期长期服用阿司匹林，娩出的婴儿就会有紫癜、血肿等出血倾向，但均不严重。吲哚美辛（消炎痛）对婴儿的动脉导管有收缩作用，可导致出生后迅速关闭，产生肺动脉高压，从而增加分娩后婴儿的死亡率。阿司匹林也有类似不良反应。

（11）抗甲状腺药物：硫氧嘧啶、他巴唑等可透过胎盘屏障进入胎儿体内，抑制甲状腺功能，使其功能低下，并可使甲状腺肿大。

（12）抗高血压药：利血平和普萘洛尔（心得安）可使胎儿心动过缓。甲基多巴可导致胎儿生长缓慢，长期服用的孕妇，分娩的婴儿体重较轻。

（13）抗凝血药：双香豆素、新双香豆素和华法林等能引起胎儿凝血酶原

不足，导致死胎或产后大出血，所以妊娠最后 4 周禁用此类药物，若必须使用，可改用肝素。

（14）维生素 K：产妇大剂量（每天 3 毫克以上）应用维生素 K，能导致新生儿红细胞溶解、高胆红素血症及核黄疸。

因此，为确保胎儿安全健康，围生期妇女必须在医生指导下谨慎用药。

妇女服用避孕药要注意哪些问题？

口服避孕药避孕简便易行，避孕效果确实，因此，很多妇女都在采用此法避孕。但假如服用方法不正确，轻则会影响避孕效果，重者甚至影响健康。

口服避孕药必须注意以下事项：

（1）选择使用口服避孕药避孕之前，要了解自己是否适合避孕药避孕，要去医院作健康检查，以了解自己是否患有

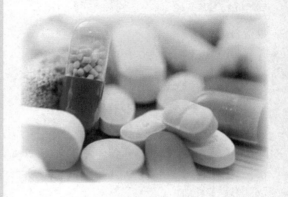

不宜使用口服避孕药的疾病。

（2）必须养成准确、按时、按量服用的良好习惯，不可随意改变或延长服药时间，否则会影响避孕效果。不要漏服、迟服，发现漏服应于次日补服，否则易造成不规则阴道出血或避孕失败。

（3）有少数妇女服用避孕药后可出现恶心、呕吐、头晕、乏力等不良反应，如果选择合适的服药时间，把短效避孕药放在晚饭或临睡前服用，长效避孕药放在午饭后服用，多数可以减轻反应。

（4）如果在服用避孕药期间出现不规则阴道出血，或者连续3个月不来月经，应及时去医院检查原因，并妥善处理。

（5）长期服用避孕药的妇女，应定期到医院作健康检查。

（6）长期避孕者，应在医生指导下服用避孕药。长效避孕药不可突然停止使用，要在停用后接着服短效避孕药2~3个月经周期作为过渡，以免发生不规则阴道出血。

（7）服用避孕药的妇女如欲生育，应在停药半年以后怀孕，在停药后的半年中，最好采用避孕套避孕。服药期间受孕的，一般应终止妊娠。

（8）哺乳期口服避孕药有可能使乳汁分泌减少，并降低乳汁的质量，避孕药还能进入乳汁，对乳儿产生不良影响，所以哺乳期妇女不宜使用避孕药。

（9）有的药物可以影响避孕药的效果，如果同时服用了这些药物，比如较长期使用青霉素、红霉素、氯霉素以及抗结核药物利福平等，可导致避孕失败。因此，妇女口服避孕药期间，如果生病需长期用药时，应向医生说明服用避孕药情况，以供医生参考。可停止口服避孕药，改换其他有效避孕方法。

（10）凡患以下疾病的妇女，不能服用口服避孕药：①急、慢性肝炎、肾炎、血栓形成性脉管炎；②心脏功能不全；③高血压病；④糖尿病、甲状腺功能亢进；⑤乳房上长有肿块，或有子宫肌瘤、恶性肿瘤或疑有癌前期变化者；⑥肺结核；⑦慢性头痛，特别是偏头痛和血管性头痛；⑧精神病患者或呆傻妇女；⑨手术前后1个月内；⑩40岁以上。

（11）避孕药应妥善保存，避免小儿误服。药片如果受潮、溶化或糖衣层磨损、压碎时，都不要再服用，以免影响避孕效果或造成阴道出血。

五 你可能并不真的了解中药
——中药的常识

中药包括哪些?

中药是指以中医药理论为指导,有着独特的理论体系和应用形式,用于预防和治疗疾病并具有康复与保健作用的天然药物及其加工代用品,主要包括中草药和中成药。

中草药来源于天然植物、动物和矿物,如金银花、乌梢蛇、石膏等。这些天然药物按中药炮制理论进行炮制后的成品称为饮片,饮片可供汤剂进行调配,也可制备中成药。

中成药是根据疗效确切、应用广泛的处方、验方或秘方大量生产的药物。中成药有丸、散、膏、丹、酒、露、片剂、冲剂(颗粒)、胶囊剂、口服液、注射剂、喷雾剂、袋泡剂等多种剂型,如六神丸、银翘解毒片、感冒清热冲剂、十滴水、伤湿止痛膏等。

严格说来,只有在中医药理论指导下使用,用中医药术语描述药物的性味、归经、功能、主治等特点的药物才能视为中药,无论是传统的还是新应用的。若不是在中医药理论指导下使用的药物,虽然来源于天然产物,也不能视为中药,如麻黄素、黄连素等。

中药和西药有什么区别?

我国习惯上把药物分为中药和西药两大类,而国际上通常以天然药物与合成药物分类。天然药物是指那些取材于植物、动物、矿物,并多经物理方法制成的药物,我国的中药多属于这一类;合成药物是指通过合成或提取等化学方法制成的药物,我们所说的西药基本上属于这一类。

中药在我国已有几千年的历史,只是在近百年,随着西医和西方文化的传入,西方合成药物传入了我国,这才有了中药、西药之分。

中药、西药物并非完全分别等同于天然药物与合成药物，因为现在一些药物中既有中药也有西药，如速效感冒胶囊、感冒清等。而且现在许多中药新剂型是采用了现代的提取制备手段，很难确切说是中药还是西药。

通常所说的中药包括原药材、饮片（经加工炮制和切制的药材）、传统中成药（丸、散、膏、丹等）、新中成药等（冲剂、口服液、片剂等）。西药主要包括合成药物、提取药物、生化制剂、生物制剂等。

中药在治疗疾病上有哪些特点？

中药与西药相比，一般具有作用缓和、不良反应少、作用机制不同于西药的特点。中药是在中医药理论指导下使用的，临床应用讲究辨证施治，用药对证。中医治病强调从全身出发整体调治，重视人与人之间的体质差异，认为疾病发展的不同阶段特点不同，往往对同一人同一疾病的不同阶段使用的药物也不同。这是中药在防治疾病上的一大特点。

中药汤剂即体现了中医用药的这一特点，便于加减使用，能较全面、灵活地照顾到每一个病人体质的不同及各种病症的特殊性，并且吸收快，能迅速发挥疗效，是中医过去和现在临床使用最广泛的一种剂型。其缺点是煎煮麻烦、口感不好、携带不便，很多病人难以接受。

中成药克服了汤剂的这些缺点，服用和保存都很方便，品种、剂型也很多，各种不同剂型的中成药只要对证使用，不论治疗急性病还是慢性病都是非常有效的，有的具有比西药更为独特的疗效，但是不如汤剂临证使用时加减灵活。在使用中成药时，切记要"对证"，否则轻则无效，重则延误甚至加重病情，引起不良后果。如外感风寒表证应选用辛温解表剂，若误用滋阴类药物，则不但无效，反而会敛邪入内，加重病情。

由于各种媒体上广告宣传的长期误导，许多人觉得中药十分安全，"有病治病，无病健身"，这是由于对中药不了解而导致的认识上的误区。"凡药三分毒"，"药能治病，亦能致病"，是古代医家对药物特性的认识。所有药物都有一定的毒副作用，只是程度不同而已。有些中药如麝香、蟾酥、川乌、草乌、附子、天南星等毒性很大，使用不当会引起严重的后果。临床使用中成药疗效不理想，很多是由于用药不对证的缘故，而现在临床报道的中药不良反应更有很多是由于用药不对证而导致的严重后果。因此，家庭在选用中成药治疗时，要注意看药物说明书，尤其要看"注意事项"一栏，尽量对症用药，更要注意不要过量服用和长期服用。

中药的"四气"和"五味"是指什么？

"四气"和"五味"是中医药理论根据药物在临床应用中表现出的不同疗效，将中药的功能特点进行高度概括从而指导临床用药所使用的术语。

"四气"又称四性，即寒、热、温、凉。能够减轻或消除热证的药物，大多属寒性或凉性，如黄芩、板蓝根对于发热、口渴、咽痛等热证有清热解毒作用。能够减轻或消除寒证的药物，多属热性或温性，如附子、干姜对于腹中冷痛、脉沉无力等寒证有温中散寒作用。另外，还有些药物寒热不明显，则属平性药物。

"五味"就是辛、甘、酸、苦、咸五种药味。这是从另一角度反映中药的作用。药味不同，治疗作用也不相同，味相同的药物，其作用也有相近或共同之处。辛味药有发散、行气、行血作用，如生姜、薄荷、川芎等；甘味药有补益、和中、缓急作用，如甘草、党参和地黄等；酸味药能收敛、固涩，如五味子、乌梅等；苦味药有泄和燥的作用，如黄连、黄柏等；咸味药有软坚散结、泻下作用，如芒硝、海藻等。此外，还有淡味（归于甘味）与涩味（归于酸味）。

服用中药时有哪些禁忌？

（1）服中药时不能喝浓茶，因为茶叶里含有鞣酸，浓茶里含鞣酸更多，与中药同时服用，会影响人体对中药有效成分的吸收，减低疗效。

（2）服中药时不能吃萝卜，因为萝卜有消食、化痰、通气的作用，特别是服人参等滋补类中药时，吃萝卜会降低滋补药的疗效。

（3）服中药时不能吃辣椒、特别是热证病，服清热凉血药和滋阴药物时，更不能吃辣椒。因为辣椒能使药效降低，使治疗无效或减效。以上禁忌不是绝对的，具体情况还需具体分析。

另外，疔疮、皮肤病患者应忌吃咸水鱼、虾、鳖类及羊肉、猪头肉等食物；水肿患者要禁食盐；黄疸与泻病患者应

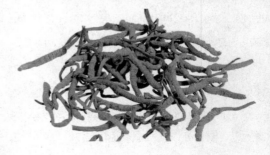

忌食油腻。温热病忌食一切辛辣性食物；高热患者忌油；缓性病忌食瓜果和生冷食物。还有荆芥忌鱼鳖、天冬忌鲤鱼、白术忌大蒜等。

患病期间，一般人的脾胃功能都有所减弱，生冷、油性、黏腻、腥臭的食物会妨碍胃肠功能，影响药物吸收，都应忌用。

中药治病时是否药物种类越多疗效越好？

不少人在去看中医时，认为医生开方所用的药物越多越好，这种认识是非常错误的。

其实，中药药物种类的多少，并不能决定疗效。是否对疾病能够达到治疗作用，主要是看药物是否能对证。只要是对证准确，即使是三四味中药组成的方剂，依然能起到药到病除的效果。中医认为"药少则力专"，就是说药味少，治疗专一，能直接对疾病发挥作用。如果开大药方，药物很多，这样药物之间的作用就会相互制约，药效也会相互抵消，反而会达不到治疗目的。

有经验的中医大夫一般主张开小方，忌讳开大方，他们认为开大方是对患者不负责任的表现，既浪费了药物，又耽误了病情。要做到开小方就必须辨证准确。这样才能准确无误地开出正确的方药，从而达到药到病除的目的。如果不能准确地辨证就开出方药，反而可能会加重病情，延误治疗时机。

"中药毒性低，多吃点没什么"对吗？

不少人都有一种误解，认为西药毒性大，副作用多，中药毒性低，多吃点没什么，因而在服用中药时，对用药量很随便，随意增加中药剂量。其实这种想法是非常错误的。

确实，有许多中药是无毒的，副作用也相对地比西药小些。但也有部分中药是有毒的，甚至是剧毒。在应用这些中药治病时，之所以没有发生中毒反应，是由于我们知道了它们的毒性作用，对这些药物加以炮制，或将有毒药长时间单独煎煮破坏其毒性成分，从而降低了它们的毒性，同时在用量上进行了严格的控制，才避免了中毒反应的发生。

服用某些中药时，在常用量时可治病，但如过量应用则可造成中毒，甚至死亡。如巴豆在正常用量下可通便去积、逐水消肿，使用过量时，则会水泻不止，有生命危险；又如杏仁或白果可止咳平喘，过量服用，可因它所含的氢氰酸而中毒；再如枫茄花泡酒可治风湿性关节炎，如用量过大，可能中毒致死。

云南白药是治疗内外出血和血瘀肿痛的非常有效的药物，成人一次剂量为0.2～0.3克，如果一次内服量超过0.5克，就会引起头晕、恶心、呕吐、面色苍白、四肢厥冷等不良反应，甚至出现肾功能衰竭等中毒反应。另外，在服用一些中成药时也应慎重，小心其中有些成分过量引起中毒反应，如六神丸等。

此外，中药的药量不同，其治疗作用会有所不同。如麻黄1克左右为肺经引经药，3～9克可宣肺止咳平喘，10克以上则可利尿消肿。又如川芎，小剂量可收缩子宫，兴奋心脏，大剂量却反使子宫麻痹而停止收缩，抑制心脏，又可扩张血管，降低血压。

有些中草药如人参、甘草本无毒，有人身体本来不错，不需用人参滋补，却认为补药无害，服用后产生了胃部胀满、血压升高、头晕、头痛；甘草味甜，性质平和，可调和百药，有人长期用其泡茶喝，结果影响脾胃，造成消化不良。

由此可见，中药、中成药与西药一样，用药剂量与治疗疾病、患者体质、年龄等都有密切关系，绝不是随意而定的，如果服用不当，同样会引起各种毒副反应。

什么是中成药？和中药有什么区别？

中药是个大概念，是指在中医药理论指导下，医生用于治疗预防疾病的所有药物，包括植物药、动物药、矿物药等。

中药一般分为中药材、中药饮片和中成药。中药材是经过简单产地加工的中药，是在特定自然条件和地域生长的药材。中药饮片是中药材按照中医药理论，经过加工炮制后可直接用于中医临床的中药。中成药是中药成药的简称，俗称成药，是在中医药理论指导下，以中药材为原料，按照规定的处方、生产工艺和质量标准生产的，可直接供给人们用以防病治病的药物，包括丸、散、膏、丹各种剂型，具有便于携带、使用方便等特点，是我国历代医药学家经过千百年医疗实践创造、总结的有效方剂的精华。

中成药采用科学方法加工制成片剂、胶囊剂、丸剂、膏剂等，相对于中药汤剂而言，不用煎煮，省时省力，便于携带，服用方便。尤其对慢性病需要较长时间服药的患者，服用中成药更加方便，也更有利于患者坚持治疗。我国很多家庭都有自购中成药的习惯，对于非处方药，患者或家人可根据病情到药店咨询并购买中成药，按照药物说明书的用法用量进行使用，以节省到医院排队看病的时间。

中成药都是非处方药吗？

对于中成药能否作为非处方药，曾经有过两种看法，一种认为中药都可以是非处方药，因为自古以来，中药一直都是百姓自用的，是有疗效的安全无毒的药物；另一种认为中药都不能作为非处方药，因为辨证施治是中医治病的特点，一般人无法正确辨证用药。

其实以上两种看法都不全面，不可能全部中药都是安全的，比如，知柏地黄丸是一种滋阴清热治疗虚证的中成药，但也有病人服药后可发生肛门周围瘙痒、刺痛、便结、便血以及黏膜渗血等不良反应。而有些病证如感冒、咳嗽、厌食、颈肩痛、腰腿痛等小伤小病，可以不经中医师的辨证，一般病人都能根据症状

作出自我诊断，并通过药物说明书的文字介绍，有选择地购药，以达到自我保健的作用。而有些病证，如病毒性传染病、心脑血管病、急性季节性疾病等必须经医生诊断并及时治疗，切不可自行盲目用药。因此中成药与西药一样，也有处方药和非处方药之区别。

在选用非处方中成药的时候，一般应注意以下几点：

（1）根据症状首先诊断自己是得了什么病。

（2）根据自我判断出的病证，通过自己的知识和经验，或经药店药师的推荐和指导来选用中成药。

（3）用药前必须认真阅读药物说明书，再次核对说明书中所列的适应证是否和自己所得的病症相符，其次要弄懂禁忌证和注意事项，并严格亲遵照执行。

（4）在服用非处方中成药时，如果出现异常情况，应及早到医院向医生咨询，以确保用药安全。

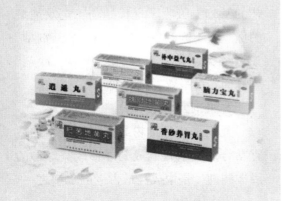

中成药和汤药哪种疗效好？

不少人认为，中成药服用起来方便，中药汤药煎制过程麻烦，所以很多病人偏爱用中成药。而专家指出，这也是中药使用的一个误区。

中医治病讲究辨证施治，其一大特色在于诊治过程中对于现象、辩证的重视程度。一个患者在病程的不同阶段症候会随时变化，即使患同一种病的患者也可能出现不同的症候，所以，中医强调个体化治疗，并随时根据病情的变化调整处方，以取得最佳的疗效。

经过几千年发展过程，中医积累了很多经验方，以四物汤为例，其组方为熟地、白芍、当归、川芎，是养血调经的基本方，适用于月经不调、痛经以及血虚引起的头痛、头晕等症。但在临床应用上，若兼有气虚，就要增加人参、黄芪药材等。由此可见，中药处方变化多端，中医的医治水平高低，一方面体现在辨证、辨病、立法是否准确，另一方面体现在组方是否合理，二者缺一不可。

而中成药在这方面就显得要逊色不少，中成药更多的是针对疾病的"共性"，而针对共性就会降低个性，因而中成药在用药上经常出现病重药轻或药重病轻的情况，这就需要根据医嘱在用量和合用上进行加减。

因此，专家提示，汤药虽然服用起来不太方便，但其药容量大，收效快，且能随症而加减变化，因而相对疗效较好，应当作为首选剂型。当然，中成药也有非常显见的优势，就是方便、高效，减少了服药的痛苦。不少患者没时间或没耐性熬制汤药，此时中成药自然就成了相对合适的第二选择。

中成药都有哪些剂型？

众所周知，中药的主要剂型是汤剂，就是将中药饮片加水煎煮或浸泡去渣取汁制成的液体剂型，是应用最广泛的一种古老剂型，具有随证加减、变化灵活、吸收快、疗效迅速的特点，但也有携带不便、煎煮麻烦、服用味苦量大等缺点，因而现在使用更多的是各类中成药。

制备中成药时，根据所用中药材的性质、所含成分、用药目的、临床需要和给药途径等，选择适宜的剂型，可以最大限度地发挥中成药的临床疗效，减少其毒副作用。

中成药剂型种类繁多，一般可分为两大类，一类是传统剂型，如丸、散、膏、丹、酒、茶、锭等；另一类是现代剂型，即近几十年来，中成药在传统工艺的基础上吸收了现代制药工艺及剂型的优点，不断改进剂型，出现的新剂型，如浓缩丸、微丸、滴丸、片剂、冲剂、胶囊剂、口服液、注射剂、气雾剂等。

1. 丸剂

丸剂是药材细粉或药材提取物加适宜粘合剂或辅料制成的球形或类球形的固体制剂，是中成药最古老的剂型之一。

根据粘合剂的不同，丸剂又分为蜜丸、水蜜丸、水丸、糊丸、浓缩丸、微丸等类型。

（1）蜜丸：药材细粉以蜂蜜为粘合剂制成，是中医临床应用最广泛的一种。丸重在 0.5 克以上（含 0.5 克）称为大蜜丸，丸重在 0.5 克以下为小蜜丸。蜂蜜富于营养，并有润肺止咳、润肠通便的功能，同时还有质地柔润、吸收缓慢、作用缓和的特点。滋补类药物、小儿用药、贵重及含易挥发性成分的药物常制成蜜丸。多用于治疗慢性病和虚弱性疾病，如六味地黄丸、人参鹿茸丸等。

（2）水蜜丸：药材细粉以水和蜂蜜按适当比例混匀为粘合剂制成。水蜜丸的特点与蜜丸相似，作用缓慢、持久，但因用蜜较蜜丸少，故含水量低、易保存和服用。多用于补益类药物，如补中益气丸等。

（3）水丸：药材细粉以水或醋、药汁、黄酒等为粘合剂制成。因特殊需要，水丸还可包衣。泛制水丸体积小，表面致密光滑，便于吞服，不易吸潮。

（4）浓缩丸：全部药材或部分药材的煎液或提取液，与适宜的辅料或药物细粉加适宜的粘合剂制成。根据粘合剂的不同，又分为浓缩蜜丸、浓缩水丸、浓缩水蜜丸。浓缩丸体积小，药物有效成分含量高，易于服用，在体内溶化吸收比较缓慢。浓缩丸适用于慢性疾病等

多种疾病。

（5）糊丸：药材细粉以米糊或面糊为粘合剂制成。糊丸质地坚硬，在体内崩解慢，内服既可延长药效，又能减少某些毒性成分的释放，减缓刺激性成分对胃肠的刺激。刺激性较大或有毒药物宜制成糊丸。

（6）蜡丸：药材细粉以蜂蜡为粘合剂制成。蜡丸是中成药的长效剂型之一，溶化极其缓慢，可延长药效，防止药物中毒或对胃起强烈的刺激作用。处方中含较多的剧毒或强刺激性药物，或要求在肠道吸收的中成药，都可制成蜡丸。为中成药传统剂型，现品种已不常见。

（7）微丸：药材细粉以水或酒泛丸，或以百草霜为衣，采用现代技术制成。微丸直径小于 2.5 毫米，体积小，应用剂量小，服用方便，吸收平稳。微丸适宜于刺激性药物，贵重或细料药材多制备成微丸。

丸者缓也，丸剂在服用后需要一定时间才能溶化散开，逐渐被人体吸收，

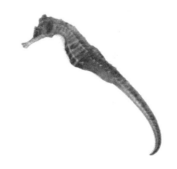

因此丸剂产生疗效较慢，药效也较持久，可以减少部分药材的不良气味，是目前中成药最常用的剂型。但丸剂尚存在一定的缺点，如服用剂量大，而且不便服用，尤其儿童服用更加困难。此外，丸剂目前有效成分的质量标准还难以确定。

2. 散剂

散剂是一种或多种药材混合制成的粉末状制剂，分内服散剂和外用散剂，是我国古代剂型之一。散剂治疗范围广，服用后分散快，奏效迅速，且具有制作方便、携带方便、节省药材等优点。有效成分不溶或难溶于水，或不耐高温，或剧毒不易掌握用量，或者贵重细料药物适宜于制成散剂。

3. 煎膏剂（膏滋）

煎膏剂是药材用水煎煮、去渣浓缩后，加炼蜜或糖制成的半固体制剂，又称膏滋。具有吸收快，浓度高，体积小，便于保存，可备较长时间服用的特点。有滋补调理的作用，用于治疗慢性病和久病体虚者。

4. 丹剂

丹剂是水银、硝石、雄黄等矿物药经过炼制、升华、融合等技术处理制成的无机化合物，如红升丹、白降丹等，为传统剂型。大多含水银成分，常用以配制丸散供外用，具有消肿生肌、消炎解毒的作用。部分丸剂、散剂、锭剂品种多以朱砂为衣，因气色赤习称丹，不

属于经典丹剂范畴。

5. 片剂

片剂是药材细粉或提取物与适宜的辅料或药材细粉压制而成的片状制剂，分浸膏片、半浸膏片和全粉片等，是常用的现代剂型之一。片剂体积小，用量准确，易崩解，生效快，且具有生产效率高、成本低、服用及储运方便的优点。片剂适用于各种疾病。

6. 颗粒剂（冲剂）

颗粒剂是药材提取物与适宜的辅料或与药材细粉制成的颗粒状制剂，是在汤剂、散剂和糖浆剂的基础上发展起来的新剂型。有颗粒状和块状两种，分为可溶性、混悬性、泡腾性及含糖型、无糖型等不同类型。颗粒剂体积小，重量轻，服用简单，口感好，作用迅速，多用于补益、止咳、清热等作用的药物。

7. 锭剂

锭剂是药材细粉与适量粘合剂如蜂蜜、糯米粉或利用药材本身的黏性制成规定形状的固体制剂。可供内服或外用，内服作用与糊丸接近，外用多用水或醋磨汁后涂敷患处。锭剂型大多作嚼化之用。

8. 胶剂

胶剂是以动物的皮、骨、甲、角等用水煎取胶质，经浓缩凝固而成的固体内服制剂。胶剂中富含蛋白质、氨基酸等营养成分，作为补益药，适用于老年

人、久病未愈者或身体虚弱者，可单服，也可制成丸散或加入汤剂中使用。至今胶剂仍被广泛使用。

9. 硬胶囊剂

硬胶囊剂是将适量的药材提取物、药材提取物加药粉或辅料制成均匀的粉末或颗粒，填充于硬胶囊中而制成的剂型。主要是口服。硬胶囊外观整洁美观，易于吞服，可掩盖药物的不良嗅味，崩解快，吸收好。适用于对光敏感、不稳定或遇湿、热不稳定的药物，或有特异气味的药物，或需要定时定位释放的药物。儿童用药、对胃黏膜刺激性强的药物不宜制成胶囊剂。

10. 软胶囊剂

软胶囊剂是将油类或对明胶等囊材无溶解作用的液体药物或混悬液封闭于囊材内制成的剂型。特点与硬胶囊相似。硬胶囊和软胶囊经过适宜方法处理或用其他药用高分子材料加工，使囊壳不溶于胃液，但在肠液中崩解释放活性成分，为肠溶胶囊。

11. 糖浆剂

糖浆剂是含有药物、药材提取物和芳香物质的浓缩蔗糖水溶液。它是在传统的汤剂、煎膏剂的基础上，吸取西药糖浆的优点而发展起来的一种中成药剂型。因含有糖，可以掩盖某些药物的不适气味，便于服用，适用于小儿及虚弱患者服用，尤多见于小儿用药，但不宜用于糖尿病患者。

12. 合剂

合剂是药材用水或其他溶剂采用适宜方法提取，经浓缩制成的内服液体制剂。单剂量包装的合剂又称口服液。合剂既能保持汤剂的特点，又能避免汤剂临时煎煮的麻烦，便于携带、储存和服用。口服液的浓度更高，常加入矫味剂，因此用量小，口感好，作用快，质量稳定，携带方便，易保存。

13. 酒剂

酒剂是药材用黄酒或白酒为溶媒浸提制成的澄清液体制剂，又称药酒。酒剂服用量少，吸收迅速，见效快，多用于治疗风寒湿痹及补虚养体、跌打损伤等。

14. 酊剂

酊剂是药物用规定浓度的乙醇浸出或溶解制成的澄清液体制剂，也可以用流浸膏稀释制成，分内服和外用两种。酊剂制备无需加热，成分较纯净，有效成分含量高，剂量准确，吸收迅速，适宜于制备含有挥发性成分或不耐热成分的制剂。

15. 露剂

露剂又称药露，是含芳香挥发性成分的中药材经水蒸气蒸馏制得的饱和或近饱和的澄明水溶液制剂，是传统剂型之一，临床多供内服。露剂能够保存药材固有的香味，便于服用和吸收，多具有解表清暑、清热解毒的功效。

16. 注射剂

注射剂是提取中药材的有效成分，经精制加工制备而成的可供注入人体内的灭菌溶液或乳状液，或可供临用前配制溶液的灭菌粉末或浓缩液制剂，为中成药的现代新剂型，又称针剂。注射剂可用于皮下、肌内、静脉注射或静脉滴注，剂量准确，起效迅速，不受消化液和食物的影响，生物利用度高，便于急救使用。但不宜在家庭中使用。

17. 气雾剂和喷雾剂

气雾剂是药物和抛射剂同装封于带有阀门的耐压容器中，使用时借助抛射剂的压力，定量或非定量地将内容物喷出的制剂。不含抛射剂、借助手动泵的压力将内容物以雾状等形式喷出的制剂，为喷雾剂，又称气溶胶。气雾剂给药剂量小，起效迅速，稳定性强，副作用小。

18. 膏药

膏药是根据药方，将药材经食用植物油提取，再加红丹炼制而成的外用制剂，为中成药传统剂型，又名黑膏药。膏药有通纳药量多、药效释放持久等特点，多用于跌打损伤、风湿痹痛、疮疡痈肿等疾病。

19. 膜剂

膜剂是药物与成膜材料经加工制成的薄膜状制剂，为中成药现代新剂型。膜剂可经口服，舌下含服，眼结膜囊、阴道内及体内植入，皮肤和黏膜创伤、烧伤或发炎表面覆盖等多种途径给药，给药剂量小，使用方便。

20. 栓剂

栓剂是药材提取物或药粉与适宜基质制成的供腔道（如阴道、直肠）给药的固体制剂，是中成药的传统剂型，也称坐药或塞药。栓剂比口服给药吸收快，吸收后不经肝脏直接进入大循环，生物利用度高。

21. 滴丸

药物以适宜基质用滴丸法制成。滴丸易服用，在体内溶化快，起效迅速。挥发性或不易成型的药物、速效药物可制成滴丸。

22. 其他剂型

中成药剂型在我国正式生产使用的已有40多种，除上述介绍的外，其他剂型还有软膏剂、橡胶膏剂、油剂、滴眼剂、搽剂、浸膏剂、流浸膏剂、袋泡剂等。

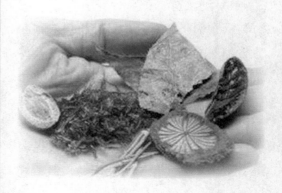

如何正确选择中成药？

中医用药是十分讲究辨证施治的，虽然中成药的说明书一般都介绍的很详尽，一般的小伤小病，是可以自己选用一些中成药进行治疗的，但对于多数较为复杂的病，还是应该在医生的指导下选用中成药，较为妥当。

比如最常见的感冒，中医可分为风寒感冒和风热感冒。风寒感冒的症状是怕冷明显，发热其次，鼻流清涕；而风热感冒是发热明显，怕冷其次，咽喉较痛。同是感冒，用药不同。如果不管是哪一种感冒，一律服感冒清热冲剂，效果就会不一样。如果是风热感冒，就会见效，如果是风寒感冒就不会见效；若改用午时茶、防风丸，就会很快痊愈。

还有常用的滋补药人参、鹿茸、熟地、阿胶、何首乌一类药也不能随便服用。根据中医的理论，补药分为补气、补血、补阳、补阴四类。如人参主要是大补元气、健脾生津，若是补错了，就会造成胃部胀满，不思饮食，反而使身体得不到补养；鹿茸是温补肾阳、强筋健骨的，如用不对症或滥用，就会导致牙龈出血、鼻子流血等阳盛内热的疾病。因此需要先由医生作出诊断，然后听从医生指导去选购中成药，才会取得较好效果。不能只看药物名称和说明书而定，如"肥儿丸"不是强壮药，而是治疗肠道寄生虫病的。如看到"人参再造丸"就买来当作补品服用，岂不知人参再造丸适应于中风病及中风后遗症、痹证等。

此外，危急病症必须要有医生指导，如高热不退、剧烈腹痛、神昏抽搐等，应尽快到医院诊治。如果要使用中成药治疗，也应在医生的指导下进行，切不可盲目购用，以免耽误病情，造成不良后果。

怎样正确服用中成药？

中成药种类很多，在治疗过程中，往往因为应用的剂型不同或者治疗的目的不同，其使用方法也相差很大，所以在治疗过程中要特别注意。

（1）疾病不同，服用中成药的时间也不同：中成药的服药时间是根据不同的疾病和药性特点来决定的。服用时间和方法可以根据下面的情况选择：

①病位在上：如头痛、目疾、咽喉病等，应在饭后服药，才利于药性发挥。

②病位在中：如治疗心肺胸膈、胃脘以上的病症像胃痛、胃胀等，一般在饭后15～30分钟服药，这样可使药性上行，更好地发挥药效。另外，对胃肠道有刺激作用的中成药，应在饭后服用，可减少药物对胃肠黏膜刺激和损害。毒性较大的中成药，也应在饭后服用，避

免因吸收太快而发生毒副作用。

③病位在下：如肝肾虚损或腰以下的疾病像腹痛、腰痛、遗精等，一般在饭前30~60分钟服药，以使药性容易下达。治疗肠道疾病，也宜在饭前服药，因为在胃空状态下，药液能直接与消化道黏膜接触，较快地通过胃肠，从而尽快地被吸收而发挥作用，不致受胃内食物稀释而影响药效。

④具有滋补作用的中成药：应空腹饭前服用，利于充分吸收，更好地发挥药效。此外，驱虫或治疗四肢血脉病的中成药和具有泻下作用的中成药也应空腹服，这样可使药物迅速吸收，并保持较高浓度而迅速发挥药效，以增强疗效。

⑤补心脾、安心神、镇静安眠的药物以及有积滞、胸膈病等：一般在睡前15~30分钟服用。

⑥隔夜服：主要是指驱虫药，睡前服1次，第二天早晨空腹再服用1次，以便将虫杀死排出体外。

需要注意的是，急性重病应不拘时间尽快服药或频服（每隔1~2小时服1次），慢性病则要按时服药。

（2）剂型不同，服用方法也不同：中成药在制备时，根据所用中药材的性质、所含成分、用药目的、临床需要和给药途径等，制作成不同的剂型，这样可以最大限度地发挥中成药的临床疗效，减少其毒副作用，满足不同病人的需求。

中成药因剂型不同，其服用方法也不同（具体方法如后述）。

（3）必须注意用量，不能多服或少服：服药量要合适，多了会引起药物的毒副作用，少了达不到疗效。有些中成药若服后效果不明显，可按医生指导逐渐加大药量。

（4）要注意服药时间：滋补类药物如蜂蜜、人参精、鹿茸精、人参养荣丸、十全大补丸、龟龄集等均宜空腹服，可在晨起及睡前服用；一些健胃消食、理气的中成药如山楂丸、木香顺气丸、开胸理气丸、舒肝丸、保和丸等，宜在饭后15分钟左右服用；一些镇静安神药如朱砂安神丸、天王补心丹、柏子养心丸、养血安神片、枣仁丸等宜在睡前半小时服用；一些药酒类药物也宜在睡前服用；治疗急病的药物如冠心苏合丸、平喘丸、定喘丹等，宜在疾病发病时或发病前服用；服中药蜜丸时，可在口中嚼烂或捏成小粒服下；药粉应溶调在水中后服用。此外，孕妇和有过敏史的病人服中成药时，应仔细阅读说明书方可服用。

（5）注意合适的用水：不少人认为内服中成药都是用白开水送下，但不是所有中成药都适合用白开水服下，而应根据中成药的功效应用温开水、酒、淡盐水、米汤、姜汤服下，有利于提高治疗效果。

①温开水服下：凡保健的中成药丸、

散、冲剂，可用温开水服下。

②酒下：凡治疗气滞血瘀、风湿痹证、中风手足不遂、气血虚弱、肌体虚寒、步履艰难等疾病的中成药，用适量白酒送服为佳。

③淡盐水下：凡治疗肾虚及下焦疾病的中成药，以淡盐水送服为佳。

④米汤下：凡补气、健脾、养肠胃、利膈、止渴、利小便的中成药，均可选用米汤下。

⑤稀粥送服：凡含贝壳、矿物质类的中成药，较难消化，最好选用稀粥送服，以减少对胃肠的刺激。

⑥姜汤下：凡治疗风寒表证、肺寒、脾胃虚寒、呃逆等证的中成药，可用姜汤送下。

总之，服中成药的时间要根据病情和药物的性质来定，以便更好地发挥药物的预防、治疗作用，减少中成药的不良反应。此外，中药注射剂应在医生指导下在医院注射使用，切忌在家口服使用，因为注射剂口服是不吸收的。

使用中成药必须注意哪些问题？

中成药的品种众多（粗略统计近万种），而且大量是非处方药。面对众多的中成药，家庭如何正确和合理使用才能安全、有效，是十分重要的问题。

（1）必须要辨证用药：辨证施治是中医药理论中的精髓，也是合理使用中成药的准则。辨证是正确使用中成药的前提，是选用药物的主要依据。例如，根据辨证，中医将感冒分为风寒感冒（恶寒重，发热轻，肢体酸痛，鼻塞声重，或鼻痒打喷嚏，流涕清稀，咽痒，咳嗽，痰吐稀白）、风热感冒（发热重，恶寒轻或微恶风，咳嗽少痰或痰出不爽，咽痛咽红，口渴）和暑热感冒（因受暑引起的头晕、烦闷、口渴、呕吐或腹泻，伴有发热、恶寒、头痛或全身疼痛、不思饮食等），风寒感冒宜用九味羌活丸、感冒清热颗粒、正柴胡饮颗粒、荆防颗粒等辛温解表剂；风热感冒宜用银翘解毒片、羚羊感冒片、桑菊感冒片、感冒退热颗粒等辛凉解表剂。如果前后二者颠倒，风寒感冒用了辛凉解表剂，风热感冒用了辛温解表剂，则不但无益反而有害。至于暑热感冒，则应该用祛暑解

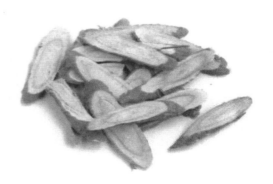

表中成药，如藿香正气丸、保济丸、六合定中丸、十滴水等。因此依据辨证的结果确定治疗原则，如治疗表证用汗法，热证用清法，寒证用温法，虚证用补法，实证用泻法等，如此才能有的放矢地选用中成药。

再比如，滋补类的中成药都能治疗身体虚弱，但主治症各有不同，如补中益气丸重在补气，主治脾胃气虚；归脾丸重在补血，主治心脾两虚；六味地黄丸重在补阴，主治肝肾阴虚；肾气丸重在补阳，主治肾阳不足；十全大补丸则气血双补。

由此可见，同类中成药的功用和主治都有差异，建议患者在医生指导下，搞清楚自己身体的寒、热、虚、实后，再购买和服用中成药。

（2）用药不能仅凭西医诊断：临床使用中成药时，可将西医辨病与中医辨证相结合，选用相应的中成药。但不能仅根据西医诊断选用中成药，必须综合疾病分型、个体差异、气候变化、药物功效等诸方面因素之后才能选择药物，所以也会出现同病异治或异病同治的现象。例如同为呕吐，若病因是暑季着凉而致者，可选藿香正气散；若因食积内停而致者，则可选用保和丸。

（3）中成药的不良反应也不少：在很多人眼中，中成药是无毒、无副作用的，有必要纠正这种错误认识。据现有资料，有关中成药不良反应的报道呈逐年上升的趋势，其中含有毒成分的中成药最多，一些常用药也有报道。如牛黄解毒片超量服用可引起支气管哮喘和药疹，长期服用可成瘾。

病人由于个体差异、药物剂型及给药途径、中成药含毒性成分及不合理用药等各方面的因素，会表现不同程度的不良反应，其中以过敏反应最多见。中成药过敏反应的表现形式多样，常见的如荨麻疹、红斑，还可引起过敏性休克、呼吸困难等。有报道服用银翘解毒口服液可引起荨麻疹；天花粉蛋白注射液、丹参注射液可引起呼吸困难。此外，一些由中药和西药共同组方的中西药复方制剂可能会使不良反应的发生率增高。

不过，总体而言，在合理使用的前提下，中成药的副作用相对西药而言还是比较轻的。

（4）要选择合适的剂型：同一种药物，剂型不同，其药性特点甚至功效会有不同。在现代中成药中，一方多种剂型的例子众多，有些可能差别不大，但

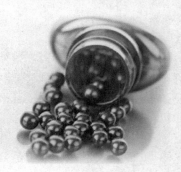

有些是有差异的。例如藿香正气口服液和藿香正气水，虽都是口服液体制剂，但前者是属于合剂，作用相当于汤剂；而后者是属于酊剂，含有酒精，二者作用可能与原传统剂型藿香正气散相仿，但如果让驾驶员、高空作业者服用藿香正气水，则存在安全隐患。

（5）对一些含有毒性成分的中成药必须严格控制用量：中成药一般都标有常用剂量，因此无论医生处方用药或病人自我药疗，都应按说明书规定剂量用药，千万不要有"中药没有毒性，多吃少吃不妨事"的错误认识。特别是对一些含有毒成分的中成药，必须严格控制用量，如对含有砷、汞、铅及斑蝥、蟾蜍、马钱子、乌头、巴豆等成分的中成药，切不可过量服用，也不可连续长期用药，以免引起过量或蓄积中毒。

对于特殊用药人群如老人、儿童、孕妇、肝肾功能不全患者，更要注意用药剂量，如确实因治疗需要使用中成药，应以减小剂量为宜。

（6）中成药和西药联合用药必须注意配伍禁忌：中成药使用过程中，还要注意中西药联用的问题。不仅要考虑中西药本身的药理作用，还要注意到相互之间发生的化学变化和药理作用的影响是否会使疗效降低或使毒副作用增大。

应注意不要合并使用以下药物：

（1）处方中若有含钙、镁、铝、铁和铋等金属离子的中成药，如石膏、牡蛎、磁石、虎骨、明矾、自然铜和滑石等，能与四环素类抗生素、异烟肼以及左旋多巴形成不易吸收的络合物，使后者药效降低。

（2）处方中若有含有机酸成分的中成药，如五味子、乌梅、女贞子、山楂、山茱萸等，与磺胺类药物合用会因酸化尿液，易产生结晶而导致血尿；与碳酸氢钠、氧化镁、氧化铝等药同服时，会因酸碱中和而导致疗效降低。

（3）处方中含汞类的中成药，如朱砂，与碘化钾合剂、溴化钙等卤族化合物同服，会产生有毒的卤化汞沉淀，导致赤痢样大便或药源性肠炎。

（4）处方中含麻黄及麻黄碱类的中成药，与单胺氧化酶制剂、痢特灵、优降糖、异烟肼合用，会产生拮抗作用，可有头晕、恶心、腹泻。

（5）处方中含有鞣质成分的中成药，如五倍子、诃子、石榴皮、地榆、虎杖、大黄、老鹳草、四季青、萹蓄、枣树皮，与四环素类抗生素、红霉素、利福平、钙剂、铁剂、维生素 B_1 以及生物碱类的药物合用，会产生难以吸收的沉淀物。

（6）含牛黄的中成药，如与中枢抑制药如吗啡、苯巴比妥、乌拉坦合用，会增加上述西药对中枢的抑制作用。

（7）中成药联用也应注意配伍禁忌：

为了适应复杂病情的需要，增强药效的需要，对某些疾病治疗方法上的需要和抑制偏性、降低毒性、确保用药安全的需要，中成药在具体应用中常常需要采取配伍联合应用的用药形式，主要包括中成药与中成药、中成药与药引子、中成药与汤剂的配伍应用，以及目前常见的中成药与化学药制剂（西药）的配伍应用。

中成药之间配伍应符合"七情"配伍规律。如附子理中丸与四神丸"相须"合用，治疗脾肾阳虚、五更泄泻，以增强温肾运脾、涩肠止泻的功效。又如，以乌鸡白凤丸为主治疗妇女气血不足、月经不调，配以香砂六君丸为辅，"相使"为用，开气血生化之源，增强乌鸡白凤丸养血调经之功。"相畏""相杀"配伍以一种药物抑制或消除另一种成药的偏性或毒副作用，如用金匮肾气丸补火助阳、纳气平喘功效治疗肾虚作喘；若久治不愈，阳损及阴，兼有咽干烦躁者，又应当配以麦味地黄丸或生脉散防止金匮肾气丸燥烈伤阴。

药物联用，必有宜忌。中成药联用也要注意配伍禁忌问题，如复方丹参滴丸和速效救心丸同属气滞血瘀型胸痹用药，其处方组成与功效基本相似，在临床应用中选择其一即可，因该类药物往往含有冰片，由于冰片药性寒凉，过量服用易伤人脾胃，导致胃寒胃痛。因此在中成药联用或中成药与汤药联用中，应注意同种药味的"增量"，以免引起不良反应。

（8）使用时应尽量避开禁忌

①注意证候禁忌：证候禁忌是指某类或某种中药不适用于某类或某种证候，使用时应予以避忌。每类药或每种药皆有各自的药性，或寒或热、或升或降、或补或泻、或散或收等，用之得当，其偏性纠正疾病的病理偏向，达到减轻或治愈疾病的目的；用之不当，其偏性反伤机体，轻则加重病情，重则导致死亡。

②注意妊娠禁忌：妊娠禁忌药有毒性大小、性能峻缓之别，对胎儿及母体影响程度也有差别，可将其分为妊娠禁用药和妊娠慎用药两大类。凡禁用的中成药绝对不能使用，慎用的中成药虽可根据孕妇患病的情况酌情使用，但必须有医生的指导，在没有特殊需要时应尽量避免使用。

③注意饮食禁忌：饮食禁忌即通常所说的忌口，是在服药期间不宜吃与药性相反或影响治疗的食物。服药期间，一般忌食生冷、油腻等不易消化及有特殊刺激性的食物，如热证忌食辛辣、油腻；寒证忌食生冷；水肿不宜吃盐；胃病泛酸不宜食醋；麻疹初期忌食油腻酸涩制品；失眠忌饮浓茶；某些皮肤病及疥疮肿毒忌食鱼、虾、羊肉等。

如何尽可能避免中成药的不良反应？

目前，中成药的使用大量存在用药不对证、用药不规范、疗程不合理及服法不正确等诸多问题，如凡外感，无论风寒感冒还是风热感冒一概都用感冒冲剂；只要咽喉痛都用双黄连口服液；凡是冠心病、脑梗死等都用丹参注射液、葛根素注射液等。这样既不符合中医理论，也不能起到治疗效果，甚至引起不良反应。

为了保证中成药的安全有效，尽量避免中成药的不良反应，必须注意下面几点：

（1）药物和证候必须相符：中成药的处方大都是经过数十年、甚至数千年临床经验总结而形成的，每个处方都有其功效、主治及注意事项，也就是说有适应证及禁忌证。临床应用必须以辨证为根据，如果不能正确辨证，就根本谈不上疗效。药证不符，如热证再用"热药"，无异于火上加油；寒证用了"寒药"，如同雪上加霜。如肾虚必须分清楚是肾阳虚还是肾阴虚，肾阳虚要用金匮肾气丸，肾阴虚才服六味地黄丸。又如腹泻，如果是脾胃虚弱的腹泻，可以用参苓白术丸、固本益肠片；如果是大肠湿热之腹泻，则应服用葛根芩连丸、加味香连丸等。假如腹泻在黎明前发生，中医称"五更泻"，大多属于脾肾阳虚，应该选用肉蔻四神丸治疗。所以临床使用中成药必须遵循辨证施治的原则，否则不仅起不到治疗作用，反而加重病情。

（2）剂量和疗程必须合理：不少人认为中成药毒副作用小，用量大一些、服用时间长一点没关系，这是非常错误的。应该说，中成药的成分大部分是植物、食物、矿物及动物药，其毒副作用相对化学药来说是小一些，但不等于绝对安全。使用时在严格掌握适应证的基础上，控制好剂量和疗程，才能有的放矢，否则后果很难预料。

中成药的剂量必须合适，不可随意增加。比如六神丸是家庭常备的治疗咽喉肿痛的良药之一，主要由牛黄、麝香、蟾酥、雄黄、冰片、珍珠等药组成，药

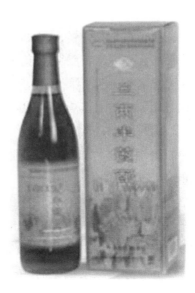

典剂量是成人每服 5～10 丸，每天 2～3 次，小儿酌情减量。曾有一位妈妈，因 5 岁的女儿嗓子疼，自作主张给孩子服了 10 粒六神丸，而且半天多的功夫连续用了 3 次，可服药不久，孩子出现恶心、呕吐、腹痛、四肢湿冷，立即送到医院，医生诊断为六神丸服用过量导致中毒，由于抢救及时，才得以化险为夷。中毒的原因就在于，六神丸中含有蟾酥，而蟾酥过量中毒，轻者可有胸闷、心悸、恶心、呕吐、腹痛、腹泻、头痛、头晕、口唇及四肢麻木，重者可致惊厥、呼吸浅慢、口唇青紫、四肢冰冷、血压和体温下降，甚至休克而危及生命。

中成药的疗程必须合适，不可随便加长服药时间。如龙胆泻肝丸是临床治疗肝胆湿热的代表药，方中的关木通对肾脏有很大的毒性。一般中医治疗实证，都是遵循《内经》"……，衰其半而止"的原则，类似龙胆泻肝丸这类的药，中医师一般都会告诉患者服药不超过 1 周。但是不少患者把龙胆泻肝丸当清火保健药随意服用，有的甚至连续服用一年半载，结果出现了马兜铃酸肾病，甚者导致肾功能衰竭。这是典型的疗程不当导致严重后果的例子。

（3）合用中成药时必须掌握组成成分和配伍禁忌：如果需要同时服用两种以上的中成药治疗时，一定要搞清楚中成药的组成。如果其中的某种中药重复

使用，必然使其剂量增大，尤其是有毒性或者药性峻烈的药物，很容易发生毒副作用。比如附子理中丸与金匮肾气丸同时服用，就有可能发生乌头碱中毒，因为这两种中成药均含有附子，其主要成分就是乌头碱。

合用中成药时，还必须注意在不同中成药之间的配伍禁忌，如含有乌头等治疗关节痛的中成药与含有贝母、半夏等治疗咳嗽的中成药一起服用，就会出现配伍禁忌（乌头反半夏、贝母）。为了避免中成药毒副作用的发生，必须要了解中药的性味、功能、用法、用量、毒性、配伍宜忌等，最好在医生指导下用药。

另外，还要注意要认真阅读药物说明书，看中成药中是否含有西药成分，比如消渴丸，每 10 粒消渴丸含优降糖 2.5 毫克，如果糖尿病患者消渴丸和磺脲类药物一起服用，就会使得药物超量。曾有一位患者，因血糖居高不下，自行把消渴丸加大剂量，自认为中药不会有太大问题，结果血糖降得太低，当家人发现已经神志不清，送到医院积极抢救，才保全生命。

（4）尽量不要中成药和西药同时服用：合用中成药与西药现在越来越普遍，但如果联用不当，就可能会降低药物的作用，甚至引发严重不良反应。因此，在不太了解药物间相互作用的情况下，切不可自行盲目合用。如有些患者

在服用柏子养心丸、苏合香丸、七厘胶囊等中成药的同时服用了含有溴和碘的西药制剂（如巴氏合剂、碘化钾），可引起药源性肠炎，这主要是由于此类中成药中含有朱砂，在肠道中遇到溴或碘离子后会生成具有毒性的溴化汞或碘化汞沉淀物所致；又如牛黄解毒片不宜与四环素类药物合用，因为四环素族类药物的分子结构中含有酰胺基和多个酚羟基，是钙、铝等多价离子的螯合剂，牛黄解毒片含有的石膏可与此类药物形成不溶性的螯合物，阻止胃肠道对这类药物的吸收，因此二药合用会降低疗效。还有含有乙醇的中成药，如风湿骨痛药、国公酒等药酒，不宜与西药苯巴比妥、苯妥英钠、D860、降糖灵、胰岛素、华法林等同用，因为乙醇是一种药酶诱导剂，能使肝脏药酶活性增强，使上述西药代谢加速，半衰期缩短，药性下降。

（5）切不可对中成药的药名望文

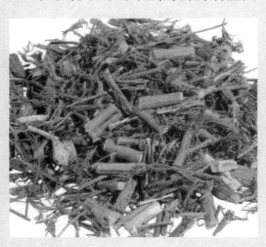

生义：不少中成药的药名相似，很容易造成混淆，所以切不可仅根据药名来想当然地用药。如感冒清热颗粒、感冒退热颗粒，两种药只有一字之差，但所治证型正好相反。感冒清热颗粒是针对风寒感冒的中成药，却在药名上冠以"清热"二字，说明书又述其具有"疏风散寒，解表清热"的作用；感冒退热颗粒是用于治疗风热感冒，功效是清热解毒，疏风解表，必须清楚了解其适应证，否则容易导致用药失误和不良反应的出现。

（6）必须采用正确的服药时间：中成药用法的正确与否，对疗效有重要的影响。如牛黄清火丸之类的泻火药应在饭后服用，因为泻火药大都苦寒，容易伤胃，饭后服用可以避免；而补中益气丸、六味地黄丸等补养药则应在饭前服用，这样有利于药物吸收，促进虚证的恢复；而调理性药物如逍遥丸、舒肝和胃丸等就应该在两餐之间服用，以帮助调整脏腑失调、气血失和等病证。还有如补阳益气、行气活血、软坚散结药宜晨起顿服，药物借助人体之阳气、脏气充盛之势，有利于祛邪取效；而滋阴补血、收敛固涩、重镇安神、平肝熄风之品，则宜傍晚顿服，以获滋补收涩、安定平息之功；对于一些含对消化道黏膜有较大刺激的成分（如冰片、乳香、没药、朱砂等）的药物，则宜饭后服用，以减少对消化道黏膜的刺激。

使用中成药常见的误区有哪些？

（1）中成药无毒副作用：中药大多数来自天然动植物，经过不同方法炮制，加之在中医理论指导下经过适当的配伍，一般较少发生毒副反应。但是因此就认为中药无毒副反应则是错误的。如果长时间、大量服用同一种中成药，那么也可能会同西药一样发生不良反应。已有大量这样的例子。

（2）中成药可以长期使用：不少中药，特别是矿石类中药容易产生蓄积中毒等不良反应，比如龙胆泻肝丸长期服用可致肾脏损伤等，因此，假如需要长期服用中成药治疗疾病，切不可自行服用，一定要在中医师指导下进行。

（3）中成药药效慢不能用于急救：现在，人们患各种急性病后首先想到的就是用西药，而不是中成药。其实不少中成药不但可以治疗急性病，而且可以用于急救。比如独参汤、参附汤、四逆汤都是行之有效的用于抢救危重病人的良方，现在已根据古方制成了疗效更好、作用迅速的中成药制剂。所以，只要用之得当，中成药也是可以治疗急性病症的。

服用中成药时应注意哪些忌口？

忌口又叫饮食禁忌。中成药不同于西药，不少是有一定的饮食禁忌要求的。一般来说，服用中成药期间不宜进食生冷、辛辣、油腻的食物。由于疾病性质、药性和食物性质的不同，具体到不同的疾病，其饮食禁忌各不相同。如阳热证要忌食辛辣、油炸及烟、酒等；阴寒证要忌食生冷瓜果、清凉饮料及清泄性食物；痰热咳嗽、肺痈吐脓、劳嗽咳血患者宜忌食辛辣、鱼肉、油腻、甜黏食物及烟酒等刺激性食物，以免助火生痰；脾胃虚弱、胃脘疼痛、消化不良、泄泻痢疾患者，应忌食生冷寒滑、油炸坚硬、黏腻壅滞、阻滞气机的食物；湿热黄疸、肝郁胁痛、肝阳眩晕、癫痫发狂等患者，应忌肥甘、动物脂肪和内脏、胡椒、辣椒、大蒜、白酒等辛热助阳、蕴湿积热之品；肾病水肿、淋病白浊患者，应忌食盐碱过多和酸辣太过的刺激性食物。

中医认为"药食同源"，故服药期间，也必须注意食物的选择。合理饮食可以增强药物的疗效，患病后食物的选择对于药效的发挥和疾病的治疗具有一定的影响。如服用含人参的中成药（人参归脾丸、人参健脾丸等）不宜吃萝卜；服用含铁的中成药（磁朱丸、紫雪丹等）不宜喝茶；服用清热解毒、清热泻火的中成药（如牛黄解毒丸、黄连上清丸等），应避免食用辛辣刺激食物，如辣椒、姜、葱、蒜等；服用祛寒中成药（如附子理中丸、附桂八味丸等），不宜吃寒性食物，如西瓜、冷饮等。

食物性质对中成药药效的影响，大体说来是食物的性能同药物的性能相一致时，食物可帮助药物发挥药效；反之，相违背时，食物则会降低药物的疗效。

下面介绍一些常用食物的药效，家庭在服用中成药时可以参考。

（1）属于寒凉性质的食物：苦瓜、冬瓜、丝瓜、黄瓜、西瓜、藕、西红柿、荸荠、鸭梨、绿豆、白木耳、白菜、白萝卜、荠菜、苋菜、芹菜、紫菜、豆腐、冰糖、兔肉、鳖肉、驴肉、海蜇、螃蟹、蚌肉等。

（2）属于温热性质的食物：韭菜、大葱、大蒜、洋葱、茄子、辣椒、胡椒、生姜、干姜、花椒、大茴香（大料）、小茴香、狗肉、羊肉、鲫鱼、鳝鱼、海参、海虾、杏、龙眼肉、荔枝、金橘、胡桃仁等。

（3）属于平性的食物：黑木耳、花菜、花生米、芝麻、莲子、山药、土豆、大豆、牛肉、瘦猪肉、鲤鱼、带鱼、黄花鱼、鸡蛋、鹌鹑蛋、小麦、大麦、玉米、大米、葡萄、桃子等。

口服剂型的中成药使用时应注意什么？

（1）丸剂：丸剂又分为蜜丸（大蜜丸、小蜜丸、水蜜丸）、水丸、浓缩丸、蜡丸、滴丸等。小颗粒的丸剂服用时，只需温开水送服；大蜜丸因丸大不能整丸吞下，应嚼碎后或分成小粒后再用温开水送服；水丸质硬者，可用开水溶化后服，如乌鸡白凤丸（蜜丸）、补肾益肠丸（水蜜丸）、逍遥丸（水丸）、牛黄解毒浓缩丸（浓缩丸）、妇科通经丸（蜡丸）、复方丹参滴丸（滴丸）等。

此外，部分中成药丸剂为了增强疗效，可采用药饮送服，如在服用藿香正气丸或附子理中丸治疗胃痛、呕吐等症时，可采用生姜煎汤送服，以增强药效；痛经患者在服用艾附暖宫丸时，可用温热的红糖水送服，以增强药物散寒活血的作用；在用补中益气丸治疗慢性肠炎时，可用大枣煎汤送服，以增强药物补脾益气的作用；在用大活络丸治疗中风偏瘫、口眼歪斜时，为了增加药物活血通络的功效，可用黄酒送服。

（2）散剂和粉剂：散剂和粉剂一般可用蜂蜜加以调和送服，或药汁送服，也可装入胶囊中吞服，避免直接吞服而刺激咽喉。但也有特殊用法的，如温胃止痛的散剂——胃活散，不须用水送服，直接舔服即可，以便药物在胃中多停留一些时间发挥治疗作用，一般服后1小时再饮水为宜。

（3）膏剂：膏剂宜用开水冲服，避免直接倒入口中吞咽，以免粘喉引起呕吐，如八珍益母膏。

（4）颗粒剂（冲剂）：颗粒剂一般宜用温开水冲服。颗粒剂按溶解性可分为可溶型、混悬型和泡腾型。在服用混悬型颗粒剂时，如有部分药物不溶解，也应一并吞服，以免影响药效；但对于泡腾型颗粒，只能加水泡腾溶解后服用，切忌放入口中直接冲服。

（5）糖浆剂和口服液：糖浆剂和口服液一般可以直接服用，如急支糖浆、清热解毒口服液等。

（6）片剂：片剂一般用温开水送服即可。对于咀嚼片，应嚼服，4岁以下儿童不宜服用；含片因需含服，如草珊瑚含片，因此婴幼儿也不宜服用，以免卡住气管，危害生命。肠溶片、缓释片和控释片应整片温开水送服，切忌掰开服用，以免影响疗效。

（7）胶囊剂：胶囊剂一般宜用温开水整粒送服。中药制成胶囊剂主要是增加药物的稳定性，掩盖不良气味，提高临床疗效，所以不宜将胶囊壳去掉服用。还有些定位释放和吸收的胶囊剂，如消栓肠溶胶囊，更不应将胶囊壳去掉服用。

（8）气雾剂：气雾剂在使用时将药物喷雾直接吸入，这类中成药主要用于止咳平喘或开窍醒神。因其是通过口腔黏膜吸收的，所以切忌口服，如复方丹参气雾剂。

（9）胶剂：如阿胶、鹿角胶、龟板胶等单独服用时，均可加黄酒或糖、水，隔水加热使之溶化（又叫烊化）后服用。

（10）茶剂和袋泡剂：茶剂和袋泡剂需用沸水泡汁，频繁服用，像喝茶一样，如午时茶。

此外，还有一部分外用中成药如七厘散、玉真散既可外用又可内服，可按照说明书服用。

外用剂型的中成药使用时应注意什么？

（1）散剂：中成药外用散剂因治疗目的不同，有三种使用方法。

①撒敷法：是将药粉直接均匀地撒布患处，再用消毒纱布或外贴膏固定，

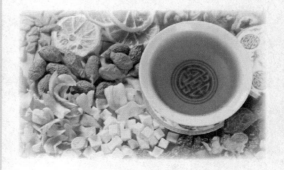

达到解毒消肿、提腐拔脓、生肌敛疮的功效，如生肌散、珍珠散等。

②调敷法：是用茶、黄酒、香油等液体将药粉调成或研成糊状，敷于患处，如用茶水调敷如意金黄散，取茶叶解毒消肿的功效；用黄酒调敷七厘散，以提高其活血、化瘀、止痛的效果。

③吹敷法：是将药粉装入硬纸筒中吹到患处，如用冰硼散吹敷治口腔糜烂、牙龈肿痛。

（2）油膏剂和水剂：油膏剂和水剂多采用将药物直接涂敷于患处，如紫草膏、獾膏等。

（3）药膏剂：药膏剂主要包括软膏剂、膏药、橡皮膏三种。在使用膏剂前，应先清洗患部皮肤，以免影响其疗效，尤其是使用化妆品的女性患者，患处皮肤一定要清洗干净，否则膏药容易脱落。软膏剂直接涂抹于患处即可，如青鹏膏等；黑膏药需加热烘软后贴敷患处，如狗皮膏；橡皮膏可直接贴敷患处，如伤湿止痛膏。还有一些特殊使用的膏剂，如奇正消痛贴膏，在贴敷前应揭除药贴的塑料薄膜，再将小袋内的润湿剂均匀涂在中间药垫表面，敷于患处或穴位，轻压周边胶布贴实即可。

此外，还应注意每种膏剂的涂抹和贴敷时间，一般膏药大多贴敷24小时更换一次，但也有特殊的，如南星止痛膏，贴敷24小时后，隔日再贴。

（4）膜剂：膜剂用于贴敷口腔黏膜、眼结膜、阴道黏膜患处表面，可使药物发挥局部或全身的治疗作用，如口腔溃疡膜等。

（5）栓剂：栓剂是将药物塞入肛门或阴道中，待药物溶化吸收后发挥局部或全身的治疗作用，如苦参栓、野菊花栓等。

（6）喷雾剂：有些中成药喷雾剂是专供外用的，如治疗软组织损伤的伤科灵喷雾剂，由于含有酒精，所以不宜长时间大量使用，以防过敏。

中成药如何与别的药物配合使用？

一般中成药的处方是固定的，是专门针对某一病证而制备的，但临床病情复杂，往往有兼证出现，因此有时用单一中成药不能适应病情需要。为适应病情需要，除选用主要中成药外，还需配合其他药物，以期获得最佳治疗效果。中成药配伍应用概括起来有中成药与中成药的配伍、中成药与中药汤剂（免煎颗粒）的配伍、中成药与西药的配伍。

（1）中成药与中成药的配伍使用：当病情比较复杂，一种中成药不能满足治疗需要时，可以配伍使用其他中成药，以达到增强疗效、减少毒副作用的目的。当两种以上中成药联合应用时，应遵循药效互补原则及增效减毒原则，功能相同或基本相同的中成药原则上不宜叠加使用；药性峻烈的或含毒性成分的药物应避免重复使用；合并用药时，注意中成药的各药味、各成分间的配伍禁忌；一些病证可采用中成药的内服与外用药联合使用。因此，在联合使用时，最好咨询医生或药师，看是否有重复用药或配伍禁忌。

这是针对主证而言。如治五更泄泻用四神丸，为加强四神丸的作用，对虚寒型加用理中丸则效果更好。治疗脾胃虚弱、中气下陷的患者，除使用升提中气的补中益气丸外，还可加用人参健脾丸，后者可以补气健脾胃，两药合用相得益彰；功能不同的中成药相配伍可以互补治疗兼证，如气血不足的月经不调兼消化不良，可用八珍丸合香砂枳术丸。但有些人在联合运用中成药时，往往忽略了中药的配伍禁忌，结果造成中成药的疗效不佳或产生不良反应，值得我们重视。总之，药性峻烈的或含毒性成分的药物应避免重复使用；中成药的各味药、各成分间的配伍禁忌必须注意；有的病证可采用中成药的内服与外用药联合应用。

（2）中成药与中药汤剂或免煎颗粒的配伍使用：有时使用中成药治疗疾病时，常在使用汤剂（免煎颗粒）时同服中成药，以增强疗效。其合用时应注意以下几点：

①配伍使用方法：中成药与汤剂合用的形式有同服、交替服用和同煎三种。同服就是用煎好的汤剂送服中成药，一般此类中成药多含贵重药、含挥发性成分或所含药味过多，不宜与汤剂同煎，如安宫牛黄丸、至宝丹、紫雪散等。交替服用就是中成药与汤剂交替使用，一般以汤剂为主要治疗方法，交替使用中成药作辅助治疗或照顾兼证，如肝气郁结并血虚痛经、月经不调等病症可用中成药逍遥丸配伍中药汤剂当归补血汤，疗效较好。同煎就是将中成药入汤剂包煎同服，此法同样具有提高药效、照顾兼证、扶正祛邪等多种作用，如治疗痰火咳嗽、吐痰黄稠，常于清气化痰之剂中加入黛蛤散10克包煎，以增强清肺凉肝、化痰止咳之效。

②配伍关系的改变：中成药与汤剂合用，可能导致其中某种药物剂量相加，出现中毒反应，或改变原有中成药或汤剂的配伍关系，影响疗效，必须注意。如用半夏白术天麻汤配应天丸治疗头痛，应天丸中含有附子，即乌头的根，十八反中半夏反乌头，因此两者不宜配合应用。

（3）中成药与药引的配伍使用：药引是某些中药方剂不可忽略的组成部分。由于药引有引药归经、增强疗效、调和诸药以及矫味等作用，故其与中成药适当配合，往往可收到相得益彰的效果。常用的药引有：

①大枣：可补中益气、养血宁神，适用于脾胃虚弱、中气不足等，如治疗脾虚腹泻可用大枣汤送服健脾丸或理中丸。

②生姜：可温中止呕、解表止咳，适用于外感风寒、胃寒呕吐，如治疗风寒感冒可用姜葱汤送服九味羌活丸。

③红糖：可补血、散寒、祛瘀，适用于产后病，如治产后乳汁不下，用红糖水送服下乳涌泉散。

④黄酒和白酒：可温通经脉、发散风寒，适用于风寒湿痹证及跌打损伤，如用黄酒或白酒送服小活络丹、七厘散。

⑤芦根：可清热、生津、止渴，适用于外感风热感冒及小儿麻疹初起，如用芦根汤送服银翘解毒丸治疗风热感冒。

（4）中成药与西药的配伍使用：目前中成药和西药配伍使用的现象非常普遍，家庭使用时，最好能了解相关的知识，对于提高临床疗效、避免或防止不良反应是很有用的。

①要充分利用能产生协同作用、增强疗效的药物相互配伍。如金匮肾气丸与强的松同用，可增强对肾炎的疗效，有利于消除尿蛋白与水肿，而且能降低强的松的副作用。

②避免使用产生拮抗作用，甚至产生毒副作用的药物配伍。如在治疗急性扁桃体炎、咽喉炎时，常用牛黄解毒片与四环素合用，如果同时服用，牛黄解毒片中的石膏含有钙，易与四环素的成分形成络合物而降低其溶解度，降低疗效。

③注意同种药物的剂量不要重复。许多中成药其实是中西药混合制剂，有的说明书中对西药成分含量未予注明，如三九感冒灵冲剂含扑热息痛，如果西药处方再加服扑热息痛，剂量将加大一倍之多；治疗糖尿病的消渴丸含格列本脲，与其他降糖药联用时，产生剂量叠加，可导致不良反应甚至危及生命。若是有毒性药物，将会产生更严重的不良后果。

④用病名套药名来选用中成药。有人凭主观感觉，想当然用药，认为病名与药名相投就是对症了，这是不对的。因为不少疾病要分若干类型，而每种中成药的主治范围都有一定的局限性，没有一种药物能包治百病。如用开胸顺气丸来治疗冠心病，表面看应该是对症的，岂不知服用开胸顺气丸这样剧烈的破气、泻下、逐水之药反而可能加剧病情，导致体质更加虚弱。因此，选用中成药不能只看药名。

在实际使用时，如果确实需要多种药物配伍使用，为避免中成药与西药产生不良的相互作用，可以考虑间隔2～3小时服用。

必须注意的是，中成药和西药合理配伍固然可以增强疗效，但因中西药分属两个截然不同的医疗体系，不了解中西药知识的人切勿盲目将中西药配伍使用，最好还是咨询医生后使用，以免引起不良后果。

最常见的中成药与西药不合理合用有哪些？

现在中成药和西药的联合应用十分常见。但由于因缺少科学的指导导致的随意性和盲目性问题凸显，给安全用药带来了隐患。常见的中成药与西药的不合理联合应用有以下几类：

（1）清热解毒、抗炎类中药与西药的不合理联用：清热解毒、抗炎类中药有解热、抗病原微生物和免疫调节作用，应用十分广泛。但对于高敏体质患者，柴胡注射液与庆大霉素应避免混合使用，因有引起过敏性休克的报道。板蓝根、穿心莲、鱼腥草等中药制剂与青霉素G合用会增加过敏反应。双黄连注射液与氯苄西林酸合用会使溶液pH值下降、颜色变深、成分改变。穿心莲注射液、喜炎平注射液等含穿心莲内酯，与红霉素不宜合用，因为注射穿心莲内酯能增强机体白细胞的吞噬功能，红霉素

能抑制其吞噬功能，使疗效降低。含麻黄的中成药如麻杏石甘片、大活络丸、防风通圣丸等与痢特灵、异烟肼等单胺氧化酶抑制剂合用，因单胺氧化酶抑制剂能抑制人体内5-羟色胺、多巴胺等不被破坏而贮存于神经末梢内，麻黄碱随血液循环至全身组织，使单胺类神经递质大量释放，引起恶心、呕吐、腹痛、头痛、呼吸困难、运动失调，严重者出现脑出血。麻黄与洋地黄、地高辛等强心苷配伍可能导致心律加快，增强强心苷对心脏的毒性；与镇静催眠药氯丙嗪、非那根、巴比妥合用，可降低西药疗效。含雄黄的中成药牛黄解毒丸、六神丸等不宜与硝酸盐、硫酸盐配伍，因在胃液内产生少量的硝酸或硫酸使雄黄所含硫化砷氧化成三氧化二砷，可引起砷中毒。牛黄解毒片中含硫酸钙，与诺氟沙星同服，钙离子与诺氟沙星形成络合物，溶解度下降，肠道难以吸收，从而降低疗效。

（2）活血化瘀类中药与西药的不合理联用：活血化瘀类中药对改善血液流变、改变微循环、改善血流动力、抗血栓形成作用明显，疗效确切。应用十分广泛的丹参中所含丹参酮可与抗酸药物如硫糖铝的金属离子形成螯合物，降低丹参的生物利用度；丹参中的水溶成分具有鞣质的特性，不宜与士的宁、麻黄碱、络贝林、维生素B合用，因能产生

沉淀；丹参注射液加细胞色素 C 静脉滴注，因丹参酮含酚性成分，细胞色素 C 为含铁络合物，混用后使药液浑浊，妨碍吸收。元胡与氯丙嗪有类似的安定和中枢止呕作用，合用会产生震颤麻痹；元胡所含生物碱能抑制中枢兴奋，与中枢兴奋性药如咖啡因、苯丙胺等同用可使药效降低；还能抑制胃酸，降低胃液酸度，影响铁剂的吸收。

（3）安神类中药与西药的不合理联用：安神类中药多为矿物药，质重性降，多含有金属离子。含此类药物的中成药及汤剂与一些还原性的西药合用时，易产生有毒化合物或不溶性络合物，造成吸收降低，如含朱砂的成药磁朱丸、朱砂安神丸等不宜与碘化钾、溴化钠等西药同用，因化合后可产生具有毒性的碘化汞或溴化汞，引起赤痢样大便。朱砂与抗菌药、解热止痛药合用，可引起消化道损害甚至胃肠道出血及穿孔。龙骨、牡蛎等含大量钙离子的制剂与强心苷合用，钙离子可增强心肌收缩力，抑制 Na^+-K^+-ATP 酶活性，增强强心苷药物的毒性，导致心律失常。

（4）收敛、固涩类中药与西药的不合理联用：收敛、固涩类中药多含有机酸和鞣质，具有收敛、抗菌、止泻作用。含五味子、乌梅、山茱萸等组分的中药与氨茶碱、碳酸氢钠等碱性药物同服，可酸碱中和，疗效降低；与利血平、东

莨菪碱等同用时，会使肾小管对后者的重吸收减少，排泄增多，降低疗效；与氨基糖苷类抗生素同服，可减少后者吸收，降低抗菌活性；与红霉素同服，使红霉素在酸性环境下化学结构被破坏，杀菌作用减弱，降低生物利用度。含五倍子、金樱子、诃子等多鞣质成分的中成药与利福平、林可霉素、羟氨苄青霉素、生物碱类、苷类、酶类、维生素 C、铁剂、钙剂等西药合用，可生成鞣酸盐沉淀物，引发药源性不良反应；与呋喃坦啶、阿司匹林、青霉素、头孢类酸性西药同服，会提高后者的肾小管吸收率，引起药物过量；与磺胺药合用，因有机酸酸化尿液，使磺胺溶解度降低，可导致尿中析出结晶，引起结晶尿或血尿；与淀粉酶、胃蛋白酶制剂合用，可形成络合物沉淀，降低酶制剂的生物利用度。

（5）补益类中药与西药的不合理联用：补益类中药含有大量营养物质和活性物质，对机体免疫系统、中枢神经系统、内分泌系统、物质代谢等有很好的改善和双向调节作用。此类药物富含苷类，不宜与酸性西药如维生素 C、烟酸等合用，因在酸性条件下可使苷类分解成糖和苷元，使其疗效降低。甘草中含甘草甜素，具有去氧皮质酮样作用，能促进钠、水潴留，排钾增加，使体内的钾离子减少，与强心苷类药物合用，可引起低血钾。甘草、鹿茸具有糖皮质激

素样作用，能促进糖异生，加速蛋白质和脂肪的分解，使甘油、乳酸和各种成糖氨基酸转化成葡萄糖，与降糖药优降糖、胰岛素合用，可产生拮抗作用，降低降糖药疗效。

最常被滥用的中成药有哪些？

据有关部门统计，感冒类、活血化瘀类、补益类和泻下通便类中成药是最为常见的被滥用的中成药。

（1）感冒类中成药：其中代表性的是板蓝根。大家知道，中医一般把常见的感冒分为风寒感冒和风热感冒两大类。市面上的感冒药多以清热解毒为主，主要是针对风热患者的。很多人每每感冒便翻出家里的维C银翘片、复方感冒灵、夏桑菊片等一大堆感冒药，甚至认为"吃的越多见效越快"。这些感冒药通常都有至少两种以上的成分交叉重复，同类药或同种药重复应用，增大了服药剂量，增大了药物过量的风险，特别是含毒性药材的中成药发生毒副反应的风险大增。

目前的气候特点导致人体很容易上火，很多年轻妈妈都将板蓝根当作了"万金油"，以防止上火、预防感冒为由，有事没事都冲泡给小孩喝。岂不知这样会给儿童的生长发育带来不良影响，因为处在生长发育期的儿童是"稚阳之体"，需要一些"火"来助长发育，而板蓝根性属寒凉，过多使用不仅伤害脾胃，使小孩食欲下降，还在一定程度上浇灭了生长发育所需之"火"，不利于儿童的发育。同时，板蓝根药性苦寒，是清热解毒的药物，对于体质较强、爱上火的人群疗效较好，但如果患者本身属于虚寒体质，面色苍白、体弱无力，此时服用板蓝根过多，会伤及脾胃，而且容易引发其他疾病，以至于感冒没治好，反而引起胃痛、畏寒、食欲不振等。尤其是小孩脾胃功能尚未健全，多服板蓝根更容易引起消化不良等症状。

（2）补益类中成药：曾有一位患者在市面上看到"人参养荣丸"，便单凭"人参"两字，将其当作了美容保健补品，使用后才发现"人参养荣丸"原本是治疗中风后遗症的药物，与美容完全不搭边。

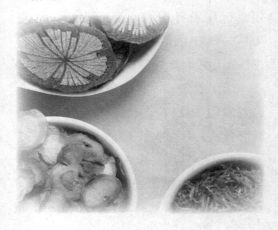

凭药名字面意思判断,"名字中有什么就补什么"的现象在中成药使用中较为常见,且将中成药当作补品,完全不考虑其药理和副作用的消费者大有人在。

首先要搞清楚是否真的是虚证,体质强壮者不宜进补,如果邪气盛者更不能随便进补;其次,要分清是气虚还是血虚,阴虚还是阳虚,是肾虚还是脾虚,"缺什么补什么",有针对性地选择补益药。此外,脾胃素虚者,应先调理脾胃,或在补益方中佐以健脾和胃、理气消导的中成药。

补益类中成药中被滥用的代表性药物是阿胶。在中药里,阿胶确实是妇科上等良药,有补血的功效,但并非适用于所有人,滥用会对胃肠消化功能造成负面影响。有些脾胃虚弱者服用阿胶后,会出现食欲不振、胃部饱胀等消化功能障碍症状。

补益类中成药中被滥用的另一个代表性药物是乌鸡白凤丸。乌鸡白凤丸被很多女性奉为"美容调经上品",但事实上,如果乱用乌鸡白凤丸,不仅不能调理月经,反而会使月经失调。乌鸡白凤丸的功效主要是益气养血、补气活血,用于调理一些妇科疾病症状包括月经不调。但月经不调分很多种,乌鸡白凤丸主要适合于气血亏虚的月经失调,并不能包治所有的月经病,对一些因肝郁、痰湿等因素引起的月经不调,服用乌鸡白凤丸效果可能会适得其反。如果身体有湿热、瘀血等其他情况,就更不能服用乌鸡白凤丸。不适当地长期服乌鸡白凤丸还可能引起其他问题,如干扰正常生理周期,造成月经紊乱。

(3)活血化瘀类中成药:活血化瘀的中成药常被滥用于高血压、冠心病等心脑血管疾病患者,一有手麻、头晕,就自己吃一粒,但并非所有的心脑血管疾病患者都是瘀血所致,不能只看说明书上写的"可用于高血压、动脉硬化、冠心病",就乱用,而先要明确是否确有"血瘀",因为气虚、肾虚、痰浊等也可导致高血压、冠心病。还有妇女经期、月经过多及孕妇均应慎用或禁用活血祛瘀中成药,因为活血化瘀过猛或久用,均易耗血伤正,故只能暂用,不能久服。有些活血化瘀药对胃有刺激作用,更不能长期服用。

丹参是活血化瘀的代表性中药。研究表明,丹参能改善周围循环和微循环,具有抗血栓形成和溶解血栓效果,对缺血心肌有显著保护作用,因此,丹参对心脏病引起的血瘀证具有良好的治疗效果。丹参制剂有多种,成分功效不尽相同,适应证也略有区别。速效救心丸与复方丹参滴丸同属于治疗气滞血瘀的中成药,选择其中一种即可,不适宜将这两种药同时使用。

（4）泻下通便类中成药：市面上的很多通便减肥药不能随便吃，因为多数都含有大黄、番泻叶、芦荟等泻药，一旦服用过度，会导致药物依赖，影响正常的排便功能，严重者甚至导致大肠黑便病。专家强调，泻下剂作用峻猛，易于耗损胃气，要中病即止，切勿过量和久用。老年人体质虚弱，刚生孩子不久的妇女血虚，大病初愈者津液耗伤，更应攻补兼施，虚实兼顾。

比如，牛黄解毒片是大家非常熟悉的祛火药，许多人只要一有牙疼、上火的症状就买来吃，一些爱美女性甚至为它开发了新用途——利用其泄泻的作用来通便减肥。如此滥用此药，解毒片也会变成"中毒片"。还有很多有便秘、痤疮的人，为了泻火解毒，缓解症状，长期服用牛黄解毒片，多数人都出现了胸闷、心悸、胃痛、腹泻、腰膝酸软等不良反应。

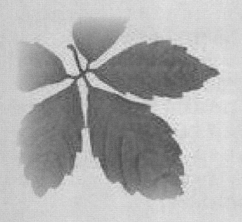

中成药会过敏吗？

众所周知，不少西药会过敏。同时，有很多人认为中药是天然的，中成药不会过敏。其实，中药过敏也是很常见的，在服用中成药时，也一定注意过敏的问题。

据统计，中药不良反应占全部药物不良反应的 15%～17%，其中以药物过敏为主要表现。任何药物，甚至食物，都可能会引起过敏反应，包括中药。大多数人长期服用中药都没事，但有的患者服中药后会马上出现过敏反应。中药过敏往往与用法、用量关系不大，而是与个人的体质差异有关，如用药者的遗传基因、体内代谢酶及免疫系统等。就像缺乏乳糖酶的人会对牛奶过敏一样，道理是类似的。所以，过敏体质的人、体质虚弱的人要慎用中成药，使用时应该从小剂量开始，慢慢加量。用药期间要密切观察药物反应，一旦有过敏症状立即停药，症状轻者可使用抗过敏药物，症状重者应立即送医院进行救治。

中成药和西药合用是可能导致过敏的原因之一。现在中西药合剂日益增多，例如维 C 银翘片、复方大青叶片、感冒清等，这些药物都有使用者过敏的报道，而且好多患者单独使用上述药时不过敏，但合用后却可能发生过敏反应。

要特别强调的是，中成药不论是外用、肌内注射还是静脉注射，均可引起过敏反应，但静脉注射是最容易发生过敏的，而且反应会比较重，所以在应用中成药时，能口服的就不要注射，家庭最好不要用中成药注射剂，如果确实需要，应当到医院进行治疗，以免发生意外。

中成药引起的过敏反应和西药类似，主要有三类，一是全身过敏反应，临床表现为四肢麻木、大汗淋漓、面色苍白、胸闷气短、血压下降等，也可以引起血管神经性水肿、哮喘等症状，严重者出现休克，若抢救不及时，可能导致死亡。能引起此类过敏反应的药物有：口服的牛黄解毒丸；肌内注射的板蓝根、穿心莲、柴胡；静脉滴注的复方丹参液等。二是皮肤过敏反应，主要表现为荨麻疹、猩红热样皮疹、麻疹样皮疹、多形红斑、湿疹样皮疹。常见的致敏中药为：煎服的蒲公英、熟地、木香、砂仁、金钱草、瓦楞子、土鳖虫、天竺黄等；冲服的生蜈蚣粉；口服的复方丹参片、牛黄解毒丸（片）、犀黄丸、回天再造丸、六味地黄丸、小活络丹等；外敷的五虎丹或石膏粉；肌内注射的板蓝根、柴胡等。还有一种是局部过敏反应，如口服的六神丸、枇杷膏，可以引起喉头水肿。

如果在服药时出现了上述过敏反应，应当立即停药，及时到医院就诊。千万要注意正确区分中药引起的过敏症状和疾病自身的症状，不要把过敏反应看成是疾病加重，而再加量用药，否则可导致严重后果。

为什么同一药方的汤剂会有不同的价格？

经常会遇到这种情况，同一药方在不同的药店买药，药价却不同。甚至在同一药店连续使用，其先后药价也不相同，因此，有些患者常常担心药价是否划错了或药是否取错了。这是怎么回事呢？

由于中药材的来源主要是植物、动物及矿物，其产地、品质不完全相同，药店进药每一批的价格不尽相同。另外，现在大部分药材价格放开，随着供求情况随行就市，上下浮动变化很大。药店的药材进价不同，当然药材的零售价也是经常变化的。

中药的"药引"有没有科学道理？

药引又称引药或引子药，可"引导诸药直达病所"，是为了增强药物对某些病症的特殊治疗效果而使用的。汤剂处方中除正方药物外，常需加有药引，尤

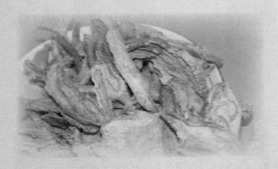

其在验方、秘方、土方中更为多见。

中药处方是按君、臣、佐、使组成的。君药就是主药；臣药是辅助主药和加强主药功效的药物；佐药是对主药有制约作用并协助主药治疗一些次要症状的药物；使药是能引导诸药直达疾病所在的药物，使药也就是人们所说的"药引"。

药引多是既可药用又可食用的物质，如生姜、葱白、酒、醋等，可增强方剂中药物的疗效，如治疗风寒感冒，放几片生姜可增强发汗解表的作用。

药引主要有以下作用：

（1）解除或降低药物的毒副作用。如服用含有毒或烈性药物时，常加生姜、大枣等为药引，以减少毒性；又如服石膏知母汤用粳米作药引，可减少药物对胃的刺激。

（2）引导药物入经发挥治疗作用。如咸入肾，服用六味地黄丸时可用淡盐水送服。

（3）掩盖、矫正药物的不良气味。如一些药剂中放入一些冰糖或饴糖等。

药引在药方中虽不是主要药物，却能起到画龙点睛的作用，但不是所有方剂中必有药引，应根据病情由医生来决定。

抓好的汤剂长时间放置后还能否再用？

原则上说，配好的中药饮片不宜长期放置，久置后这些混合在一起的药材不宜再继续使用。

中医十分讲究辨证施治，医生根据患者当时的病情开的中药配方，过了一段时间，随着患者身体状况的变化，就不一定完全适合了。

药材饮片未配方前都是单独存放，而配好的汤剂药材饮片是混合在一起的，药物间难免相互影响，发生"串味"，会不同程度地影响疗效。有些中药是以整体药材保存，配药前才临时粉碎，以防"走油跑味"或酸败变质，如杏仁、桃仁等药材。如果粉碎配好后存放一段时间，就可以发现药袋上会有斑斑点点的油迹，煎服这样的药物，疗效肯定会受到影响。薄荷、佩兰、藿香等药材含有挥发油，贮放过久，药效成分也会损失。

中药材贮存需要干燥、低温、密闭、避光等条件，一般在家庭中很难具备这些贮藏条件。

为什么中药缺味不能随意替代？

有些中药比较紧缺，配方时常常会有缺味，可不可以用其他中药替代呢？一般来讲是不行的。

中医非常重视辨证施治。医生开方是根据病情的需要、药物的性味、配伍禁忌及"君、臣、佐、使"的原则，药方里每一味药物都有其特有的作用。譬如川贝母与浙贝母，川贝母味淡、性平，润肺作用较强，多用于虚劳咳嗽；浙贝母味苦、性寒，清热作用较强，宜用于外感咳嗽，二者作用不同，不宜替代。又如药用姜又有生姜、干姜之分，生姜含挥发油较多，发散作用强，多用于风寒感冒；而干姜含姜辣素较多，温中作用强，宜于胃寒不适，二者也不宜替代。

还有许多中药性质完全不同，但药名却很相近，如五味子与五倍子，前者是果实，后者是植物叶子上干燥虫瘿；石决明与草决明，前者是贝壳，后者是

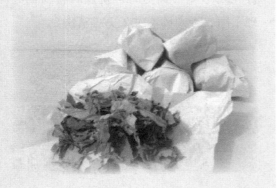

种子；穿山龙与穿山甲，前者为植物根，后者为动物。诸如此类还有许多，表面一字之差，实质迥然不同，绝不能替代。

总之，缺味药物不能随意替代，而应由医生更改药方。尤其不能望文生义，将作用完全不同的药物替代使用。

中药材为什么不宜放在冰箱内保存？

中药材贮存需要干燥、低温、密闭、避光等条件，电冰箱内平常会保持一定的湿度，药材放在冰箱里，时间一久易受潮变霉，失去药效，所以，药材应置于密封、干燥容器中保存，并放于避免高温和阳光直射的阴凉处。

煎煮中药用何种容器最佳？

煎煮中药以砂锅为宜。砂锅是由特种土质烧结而成，呈黑灰色，为传统的煎药容器。其特点是性质稳定、传热均匀、不易煳锅，煎药时不会与药液发生反应而影响药效，是最理想的煎药容器。

砂锅虽然有不少优点，但其壁薄质

脆，极易损坏。为延长砂锅的使用寿命，除了轻拿轻放之外，还应注意以下几点：①砂锅无水时一定不能干烧，防止烧裂；②切忌热锅骤加冷水，以防热锅骤冷被激裂；③热锅不能随意放在冰凉的地面或台面上，应放在能缓慢散热的木板或垫子上，防止冷热不均而爆裂。黑砂锅若买不到，用带彩釉的白砂锅也可以。

因砂锅极易损坏，故许多人便使用经久耐用的金属器皿煎煮中药。在金属容器中，搪瓷锅与不锈钢锅为最好，虽然也有传热不均的缺点，但其性能稳定，煎药时不会对药液有干扰。

最好不用铝锅煎药，除因其壁薄传热太快，极易煳锅外，铝离子与某些药液成分会发生反应，影响药效。

用铁锅煎煮中药时，铁离子会与药液中的鞣质、苷类等发生化学反应，不仅颜色会有变化，而且会生成对人体有害的物质，因此，煎中药时绝对忌用铁锅。

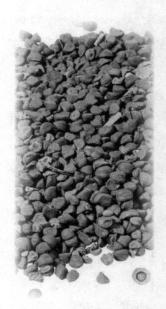

煎药锅用前为什么一定要擦洗干净？

中药汤剂煎药时，药锅内壁上常常会沉积一些药垢，如不擦洗掉，在煎煮另一剂性质不同的中药时，便会被或多或少地溶解在新药液中，造成相互干扰，

这也就是通常所说的"串气"或"串味"。因此必须将药锅擦洗干净，再煎另一种不同组方的药。

如果先煎的中药内含有毒、剧药物，那么在煎另一剂中药之前更应注意将药锅擦洗干净。

药垢最易在药锅底部沉积，如不及时擦净会越积越厚，甚至炭化，既影响药效，又影响药液的色与味，所以，最好在每煎完一剂药时，就及时将药锅处理干净，否则放置过久更难清洗。

煎中药时为什么要加盖？

煎煮中药时是加盖好还是不加盖

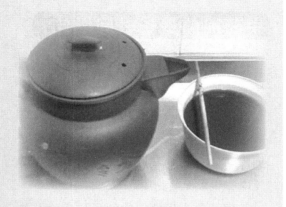

但在用水量上还有不少的讲究。

药剂有大有小，加水量上要根据中药材的体积、性能及吸水性的强弱来控制水量。一般情况下，头煎（第一次）时，将药物倒入药锅内摊平，加水量高于药面约3厘米即可；二煎（第二次）水量较第一次略少，高于药面约1.5厘米即可。如果是需煎煮时间较长的滋补药，可适当多加一点水。一般药煎好后，药液应保持在150～300毫升（约半茶杯）为宜。

总之，煎药时加水要适当，太少容易熬干，太多则煎熬时间过长，会使药物的挥发性成分丧失过多，还会破坏某些药物的有效成分。

好？一般来说，为了使药物煎透，以加盖为宜。尤其是煎煮薄荷、苏叶、藿香、佩兰、砂仁等含有挥发性成分的中药时，最好加盖，这样含药物挥发性成分的水蒸气可在盖内冷凝变为水珠滴回药罐，减少药物有效成分的损失。人参、鹿茸等贵重中药煎煮时也应加盖，并文火细煎。

但有些中药质地轻、体积大，煎煮时药液易外溢，故可开盖煎煮，如丝瓜络、夏枯草、通草、茵陈等。煎煮时还应随时搅拌，使其均匀煎透。

煎煮中药应该加多少水？

中药煎制的用水古代颇有讲究，分为井水、泉水、湖水、雪水等，认为水有轻重、动静、厚薄之说，应因地而异，因时而异。现今大部分地区都已使用上了自来水，所以在水质上不易区分了，

为什么煎中药不宜用沸水？

中药汤剂中的药材绝大部分是植物的根、茎、叶、花和果，如果用沸水煎药，药中的植物蛋白和淀粉会因高温而凝固或糊化，使植物细胞壁不易破裂。而治病的有效成分都分布在细胞中，细胞壁难于破裂，有效成分则不易溶出，从而降低了汤剂的疗效。

所以，煎中药时，应先用清水洗去浮土和泥沙，然后再加适量冷水，最好先浸泡半小时，再置于火上煎煮。这

样水分能逐渐向植物细胞内渗透，使植物细胞缓慢地膨胀、破裂，有效成分才能充分地溶解在水中，从而保证药物的疗效。

如何掌握煎中药的火候？

一剂中药汤剂的煎煮离不开三个要素，即放水量、煎煮时间及煎煮火力。用什么样的火力才能煎煮好中药汤剂呢？通常应根据所煎药物的性质和用途来确定，因药而异。例如，在煎煮祛风寒、解表一类药物时，其中多为有挥发性的中药，这时为了保持其有效成分不受损失，在火力上就要采取先大火（也称武火）、后小火（也称文火）的煎煮办法，并且煎煮时间不宜过长，一般 10~20 分钟即可，还要注意一些易挥发药物应采取后下原则。在煎煮滋补调理一类中药时，由于这类药物往往多为质地坚硬、黏稠的中药，所以要用文火慢慢煎煮，每次要煎 0.5~1 小时，才能使药物有效成分充分被煎出。

煎煮中药，火力是个重要因素，但又无固定模式，应根据以上一般原则或医嘱来煎煮，以达到最佳效果。

中药煎熬多长时间最佳？

汤剂煎熬时间掌握的好坏与药物疗效有着直接的关系，并非煎煮时间越长越好。如含挥发油的药物煎久了，其有效成分就会随水蒸气跑掉。还有的药物煎煮时间过长，其有效成分会发生水解反应，生成无效物质。

因此，为保持药物的最佳疗效，煎煮时间要注意以下几点：

（1）一般药物在沸后煎煮 15~30 分钟，根类药物较多或药味较多时，可适当延长煎煮时间 10~15 分钟。

（2）滋补药为使其有效成分充分煎出，宜文火煮沸后再煎 30~50 分钟。

（3）清热解表药为保持其有效成分，宜武火煎沸后再煎 10~15 分钟。

（4）第二煎时，药渣加冷水，煎煮时间要较头煎减少 5~10 分钟。

（5）个别含有挥发油、容易浸出且用量小的药物，如肉桂、藏红花、番泻叶等，不用煎煮，可放入煎好的药液中趁热浸泡，注意盖好杯盖，泡 10~20 分钟后饮服。

煎干的药加水再煎是否可以？

煎药时不慎将汤剂煎干了，能否加

水再煎？服用是否还有效果？这要视情况而定，一般来说是可以再加水煎煮服用的，但有以下几种情况就不应再加水煎服：

（1）药物已煎煳、甚至底层药物已炭化，此时药物的许多有效成分已被破坏，故不宜再用。

（2）含挥发油有效成分的荆芥、防风、薄荷、藿香、桂枝等药物，煎干后，有效成分大部分已挥发掉，再加水煎服，疗效会大大降低。

（3）含糖、酶、氨基酸等成分的党参、黄芪、茯苓、山药等滋补药，煎干后其有效成分被已破坏，再加水煎服肯定影响疗效。

因此，在煎药时应尽量注意避免煎干，更不要煎煳。

煎煳的药是否还能服用？

在煎煮中药汤剂的过程中，稍不注意就易煎煳，甚至底部药物炭化，这样的药液还能服用吗？

易被煎糊的中药往往是含淀粉、黏液质较多的中药，煎煮时间过长或火力太猛，易导致煳锅。煎煮的时间过长，会使部分中药的药效降低，如含挥发油的薄荷、藿香、紫苏、荆芥、生姜、豆蔻、砂

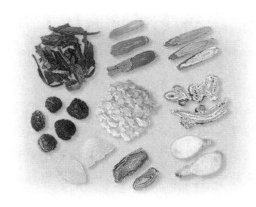

仁等，其挥发性有效成分可随水蒸气挥散掉；又如麦芽、六神曲、鸡内金等所含的酶会因煎煮时间过长而失去活性，所含维生素也会被破坏。有些中药长时间煎煮或炭化，其药理作用也会发生变化，甚至产生截然不同的作用，如大黄主要含蒽醌类、皂苷和鞣质，一般药用是取其蒽醌的泻下作用，但药物长时间加热或炭化后，蒽醌会大部分被破坏，鞣质破坏却较少，而鞣质具有收敛功效，故此时药液反而有止泻作用。

所以，中药汤剂煎煳后不宜再兑水重煎服用，而应将煎煳的药物弃掉，把药锅擦洗干净，另换一剂药重新煎服。

煎药时，应在煮沸几分钟后观察一下药液，如果煎液黏稠，说明里面有些中药含有淀粉、黏液质等易煳锅的物质，此时火力不可过猛，并注意随时搅拌。常见含淀粉较多的中药有白芷、山药、薏苡仁等；含黏液质较多的有知母、车前子、白及等。

为什么有的药要"先煎"或"后下"？

中药来源于植物、动物和矿物，种类繁多。由于各种药物来源不同、性质各异，所以在汤剂的煎药上有不少学问。根据不同药物的特性，在煎药时注意有的药先煎，有的药后下，才可以更好地发挥各味药材的治疗效用，使其有效成分最大限度地被利用。

（1）先煎：是将一些药物先放入药锅内煎 15～20 分钟，然后再放入其他药物。属于先煎的药物主要有两类，一类是矿石和贝壳类药物，如磁石、生石膏、石决明、珍珠母、寒水石、龙骨、牡蛎、生紫石英、生瓦楞子、龟板、鳖甲等，这些药物不仅需先煎，而且还应打碎，这样才能使有效成分充分煎出来；另一类是一些毒性较大的药物，如生附子、生半夏、生乌头、马钱子等，这些药物煎的时间长一些可以减轻其毒性。

（2）后下：指有些药物需要等其他药物快煎好时再放入群药中一起煎煮。

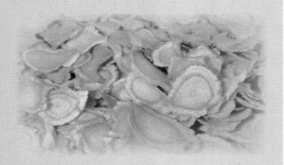

这类药多含芳香挥发性成分，久煎易受到破坏，如薄荷、紫苏叶、藿香、佩兰、芥穗、香薷、菊花、豆蔻、木香、细辛等。这些药物若与其他药同煎，煎煮时间过长，容易破坏药中有效成分而降低疗效。

为什么有的药要"包煎"或"另煎"？

有一些中药煎煮时需要包煎或另煎。

包煎是指某些中药煎煮时需要先用洁净的布袋单装好后，再与其他药物同煎。因为有些种子类中药及一些配好的散剂等，如不单装布袋内，而与其他药物混在一起一同放入药锅内煎煮，会使药液混浊不清，异常黏稠，不但煎好后药液令人难以下咽，而且还易使锅底药材焦煳或影响其他药材有效成分的煎出，从而影响疗效。这些药主要包括那些粉状或细小种子类药物、絮状或带毛类药物，如车前子、葶苈子、蒲黄、青黛、海金砂、灶心土、滑石粉、神曲、旋覆花等，还有一些散剂如益元散、黛蛤散和六一散等。一般从药房拿药时，包煎药物会同时配给小布袋，若未配给，需自备包装材料，此时应注意选用质地较密的白色纱布或棉布。如纱布过于稀疏，装入药面易漏出，需多叠一两层。注意不要选用化纤织物，以免加热变性及带色织物煎煮时染料掉色而干扰药液。此外，包煎的药物不宜装得过于饱满，以免袋内药物浸湿后膨胀变得更加坚实，影响其成分煎出。

另煎主要是一些名贵中药煎煮时不能与其他药材混在一起煎，而需另行煎煮，然后将其药液与煎好的其他药液合并服用，如人参、西洋参、鹿茸、麝香等。这些药物在配方内虽用量很少，但作用重要，若与其他药混煎，有效成分不能充分煎出，不仅造成浪费，而且影响疗效，因此，煎药时若遇到需另煎的药物一定别嫌麻烦，不要与别的药同煎。

"烊化"是怎么回事？

烊化是中药煎法的一种，也叫"烊冲""烊服"。烊化就是用热溶液熔化，是为了防止与其他药物同煎，其药物的有效成分被药渣吸去。

具体做法是：将趁热滤过去渣的药液或白开水倒入欲烊化的药物中搅拌，使之溶解，若溶解不完全时，可适当微热至溶解，或放入蒸锅内溶化。

需烊化的药物主要是动物的皮、骨、甲、角等经加工制成的胶类药，如阿胶、龟板胶、鹿角胶等。

为什么汤剂一般要煎两次？

通常一剂汤药要煎两次（即头煎和二煎），有的甚至要煎三次。能不能多加些水，煎的时间长些，只煎一次呢？

中药汤剂多是复方，少则三五味，多则数十味，如果一次煎煮，药汁过浓，必然影响有效成分的煎出。只煎一次，药渣中的残汁浓度甚高，弃之损失太大。另外各种药的有效成分不同，所需时间也不同。分次煎煮，头煎可先将易提出的成分先提出，二煎可将稍难溶的再煎出来。如一次长时大量水煎煮，有可能将先提出的成分破坏，从而影响药效。

当然这也不是绝对的，清热解表药含挥发成分为主，一煎即可。多味根类药为使有效成分尽量提出，就需二煎或三煎。不论几煎，煎好后将药液合并一处混匀，然后分次服用。

汤剂煎至多少量合适？

汤药煎煮 2～3 次后，将煎得的药液合并。一剂汤药一般分两次服用，早、晚各服一次，有的汤药要少量多次频服。无论是两煎还是三煎，煎出的药液混在一起以 200～300 毫升（约半茶杯）为宜，每次服用 100～150 毫升。这样服药可使药物在体内较长时间地维持一定的浓度，以保证对疾病的治疗作用。

滋补药煎煮后的药液应少些，清热解表药或生津止渴的药液则可多一些。儿童用药为了便于服用，应尽量煎得少一些，药量以 50～80 毫升为宜，可将头煎及二煎药汁滤出混合后再次煎煮使药汁浓缩，既便于小儿服用，又不致因小儿用药量少而影响药效。

汤药可不可以凉服？

根据中医药理论，中药汤剂并非全是要热服，而是根据药性及作用的不同，有所区别。但多数的汤剂仍以温服为宜，因冷却后，有些药物会发生沉淀或起别的变化。中药有凉药与热药之分，一般讲是热药热服，凉药凉服。如治寒证用热药，宜热服，特别是发散风寒药需趁热服用，以达发汗目的。胃肠功能较差的患者服汤药也宜温服，避免药液过凉对胃肠的刺激。但清热解毒药则宜凉服。至于治热病用寒药，如清热药、解毒药，若热在胃肠，喜冷饮者，可凉服；若热在其他脏腑，不欲冷饮者，寒药仍以温服为宜。另外，用从治法时，也有热药凉服或凉药热服者。

过夜汤药还能不能服用？

汤剂煎好后，一般都要分 2～3 次服完。但有时由于种种原因，煎好了一剂药，第一天喝不完，有人就留一次药量到次日早晨服用。一般而言，这样做会影响疗效。

中药每味药都含有多种成分，汤剂又常是由多味药物组成，这些成分之间可发生化学反应而产生沉淀，如生物碱可以与苷类、有机酸等发生反应，鞣质可以与生物碱、蛋白质、苷类等发生反应，生成难溶于水的新化合物。药液放置时间越长，沉淀物越多，其疗效也就越差。所以，中药汤剂以当天服完为好，不宜过夜服用。

另外，过夜的汤剂如存放不当，极易酸败变质，饮用后不仅无效，而且还可能导致腹泻。

服用汤药时为什么不宜多加糖？

口感不好是中药汤剂的一大缺点，多数中药汤剂都有些苦、酸、涩，不太好喝，尤其小儿难以接受，很难主动服用，因而家长常常在药液中和溶化的丸药中加些糖。加少量糖矫味是可以的，加糖过多则不宜。因为白糖本身也有药用，对阴虚者有辅助治疗作用，但对痰多、脘腹胀满、食欲不振的痰湿壅盛者或呕吐者，食糖过多犹如雪上加霜，对病情恢复不利。

时服药；治疟药应在疟疾发作前 2~3 小时服药；急性病不分时间，可随时服用；特殊药物应遵医嘱服用。

一般药物无论饭前或饭后服，服药与进食都应间隔 1 小时左右，以免影响药物与食物的消化吸收及药效的发挥。

怎样正确服用中药煎剂？

汤药的味道较苦，服用时，有些人会出现恶心、呕吐现象，遇到这种情况，可以停一会，先试喝一口，不吐时再喝，或者先喝点生姜汤再服。喝药时，闭着气，做到鼻不闻药气、口不品滋味，一口气喝完，喝后及时含一小块糖。

一般来说，滋补药宜在饭前服用；健胃药、消食药和对胃有刺激性的药物宜饭后立即服用；驱虫药、泻下药及其他治疗肠道疾病的药大多应在空腹时服药；安神药用于安眠应在睡前 0.5~1 小

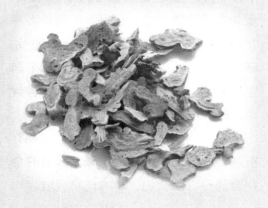

超剂量吃中药是否合适？

有人认为，西药毒性大，副作用多，中药毒性低，多吃点没什么，因而在服中药时，对用药量很随便，随意增大剂量。其实这种想法是不正确的。

确实，有许多中药是无毒的，副作用也相对比西药小些，但也有部分中药是有毒的，甚至是剧毒。在应用这些中药治病时，之所以没有发生中毒反应，是由于我们知道了它们的毒性作用，对这些药物加以炮制，或将有毒药物长时间单独煎煮，破坏其毒性成分，从而降低了它们的毒性，同时在用量上进行了严格控制，才避免了中毒反应的发生。

服用某些中药时，在常用量时可治病，但过量应用则可造成中毒，甚至死亡。比如，巴豆在正常用量下可通便去积、逐水消肿，但使用过量时，则会水泻不止，有生命危险；又如，杏仁或白

果可止咳平喘，但过量服用，则可因其所含的氢氰酸而中毒；枫茄花泡酒治风湿性关节炎，如用量过大，可能会中毒致死。云南白药是治疗内外出血和血瘀肿痛的特效药，成人一次剂量为 0.2～0.3 克，如果一次内服量超过 0.5 克，就会引起头晕、恶心、呕吐、面色苍白、四肢厥冷等不良反应，甚至出现肾功能衰竭等中毒反应。另外，在服用一些常用中成药时也应慎重，不可任意加大剂量，以免其中有些成分过量引起中毒反应，如六神丸等。

此外，中药的药量不同，它的治疗作用会有所不同。比如麻黄 1 克左右为肺经引经药，3～9 克可宣肺止咳平喘，10 克以上可利尿消肿。又如川芎，小剂量可收缩子宫、兴奋心脏，大剂量却反使子宫麻痹而停止收缩，同时可抑制心脏，扩张血管，降低血压。

有些中药如人参、甘草等本身无毒，但有些身体本来健康的人，盲目服用人参进行滋补，服用后反而产生了胃部胀满、血压升高、头晕、头痛等副作用；甘草味甜，性质平和，可调和百药，但有人长期用其泡茶喝，往往会影响脾胃功能，造成消化不良。

由此可见，中药、中成药与西药一样，用药剂量与治疗疾病、患者体质、年龄等都有密切关系，绝不是随意而定的，如果随意加量服用，可能会引起各种不良反应。

服中药有哪些禁忌？

（1）服中药时不能喝浓茶，因为茶叶里含有鞣酸，浓茶里含鞣酸更多，与中药同时服用，会影响人体对中药有效成分的吸收，减低疗效。

（2）服中药时不能吃萝卜，因为萝卜有消食、化痰、通气的作用，特别是服人参等滋补类中药时，吃萝卜会降低滋补药的疗效。

（3）服中药时不能吃辣椒、特别是热证病，服清热凉血药和滋阴药物时，更不能吃辣椒，因为辣椒能使药效降低，或使治疗无效。

以上禁忌不是绝对的，具体情况还需具体分析。

另外，疗疮及皮肤病患者应忌吃咸水鱼、虾、鳖类及羊肉、猪头肉等食物；水肿患者要禁食盐；黄疸和泻病患者忌食油腻；温热病患者忌食一切辛辣食物；高热患者忌油；缓性病患者忌食瓜果和生冷食物。还有荆芥忌鱼鳖、天冬忌鲤鱼、白术忌大蒜等。

患病期间，一般人的脾胃功能都有所减弱，生冷、油性、黏腻、腥臭的食物会妨碍胃肠功能，影响药物吸收，均应注意忌用。

中药“十八反”“十九畏”是什么意思？

中医典籍上记载有十八种中药是“相反”的，即配合应用时可发生毒性或剧烈的不良反应，因而不能配伍应用，这称为“十八反”。有一首十八反歌诀如下：

本草明言十八反，
半蒌贝蔹及攻乌。
藻戟遂芫俱战草，
诸参辛芍叛藜芦。

意为：川乌、草乌反半夏、瓜蒌实、瓜蒌子、天花粉、川贝母、浙贝母、白蔹、白及；甘草反甘遂、芫花、大戟、海藻；藜芦反人参、沙参、丹参、党参、苦参、细辛、白芍、赤芍。

“十九畏”是中医典籍上说的有十九种药物“相畏”，即在配伍上有禁忌。有一首“十九畏歌诀”对此作出了概括：

硫磺原为火中精，朴硝一见便相争；
水银莫与砒霜见，狼毒最怕密陀僧；
巴豆性烈最为上，偏与牵牛不顺情；
丁香莫与郁金见，牙硝难合京三棱；
川乌草乌不顺犀，人参最怕五灵脂；
官桂善能调冷气，若逢石脂便相欺；
大凡修合看顺逆，炮爁炙煿莫相依。

这十九畏歌，简单说来就是：硫黄畏朴硝；水银畏砒霜；狼毒畏密陀僧；巴豆畏牵牛；丁香畏郁金；牙硝畏三棱；川乌、草乌畏犀角；人参畏五灵脂；肉桂畏赤石脂。

古今医家大都在组方应用时将“十八反”作为禁区，避免用相反的药物，以保证用药安全。但也有些学者对此有不同看法，主张冲破“十八反”禁区。现代研究表明，“十八反”是在机体处于一定病理生理状态中的反应，是有条件的配伍禁忌，机械照搬有可能妨害治疗。对“十八反”“十九畏”的实质问题，目前尚未彻底研究清楚，随着医学科学的发展，这个问题必将得到较为科学的说明。

忌与抗生素合用的中药有哪些？

随着中西医结合治疗疾病的不断发展，中西药配伍使用越来越常见，必须严格掌握配伍禁忌，才能取得应有效果。因为配伍不合理不仅影响疗效，而且会产生毒副作用。

下列中药不宜与抗生素合用：

（1）龙骨、珍珠、牡蛎、海螵蛸等含有多种钙质，易与四环素类抗生素形成螯合物而影响吸收，降低疗效。

（2）血余炭、艾叶炭、煅瓦楞有强大吸附力，可减少抗生素在胃肠道的吸收。

（3）神曲、麦芽含有多种消化酶，某些抗生素可抑制其活性，减弱其消食健胃功能。

（4）石膏、赤石脂、滑石等含有镁、铝、铁离子，与四环素类抗生素合用时，可形成螯合物而降低疗效。

（5）元胡、栀子、甘草等可抑制胃酸分泌，影响四环素的吸收。

（6）四季青、黄药子可损害肝脏，与四环素合用，毒性作用会增加。

（7）五味子、山楂、乌梅可酸化尿液，使碱性的四环素、红霉素疗效降低。

（8）生姜、龙胆、萝芙木等可促进胃酸分泌，对红霉素的破坏增加。

（9）颠茄类中药可抑制胃肠蠕动，

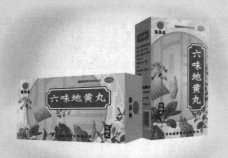

延缓胃排空，可使红霉素在胃中停留时间延长，破坏增加。

（10）巴豆、黑白丑等可加速红霉素通过肠道，影响其吸收。

（11）珍珠中所含蛋白质及水解产物（多种氨基酸），可抵抗黄连素的抑菌作用而降低其疗效。

（12）茵陈对氯霉素的抗菌作用有拮抗作用，可降低氯霉素的疗效。

（13）地榆、虎杖、石榴皮等所含鞣质可与红霉素结合，阻碍红霉素吸收。

（14）含有鞣质的中药如五倍子、诃子、石榴皮、地榆、枣树皮、四季青、大黄等与灰黄霉素、制霉菌素、林可霉素等同服时，可结合成鞣酸盐沉淀，不易被吸收。

（15）碱性中药硼砂与氨基糖苷类抗生素如链霉素、卡那霉素、庆大霉素、新霉素、妥布霉素同时服用，可增加毒副作用。硼砂与弱酸性呋喃坦啶、青霉素、先锋霉素同用时，可减少对这些药物的再吸收，降低血药浓度。

中药方剂中的剂量是如何确定的？

（1）根据病情的需要确定用量：一般情况下，在治疗病情严重的急性病或热性病时，用量常偏重。治疗慢性病，热象不明显或病情较轻时，用药量常轻些。用药量的轻重还会根据病情的变化随时加减调节。

（2）根据患者的体质情况确定药量：儿童、老年人或体质瘦弱的患者用药量一般会轻些，特别是在给这些患者使用清热、降火、泻下药时，药量往往比较轻，否则易损伤元气而加重病情。对一些体质健壮或患有实热病症的患者用药量则会重些，这样才能药到病除。

（3）根据药性确定药量：一些作用较强或具有发散作用的中药及某些名贵中药用量一般会轻些，如牛黄、朱砂、冰片等用量常不过 1 克，而作用平缓的桑白皮、熟地、茯苓、益母草等则可用到 20～30 克。

（4）根据药物的质地确定用量：质地重的矿物类、根茎类中药如磁石、代赭石、生石膏、茯苓、何首乌等用量一般会重些，而质地较轻的花、芯类中药如红花、菊花、旋覆花、莲子芯、竹茹、灯芯草等用量会轻些，介于二者之间的果实、根皮、草类、叶类药用量常居中。

什么是补药？

不少人往往从字面上理解，认为补药就是补养身体的药物，把"补益药""滋补药""补剂""补品""营养药"等各种滋养补益、强身健体的营养保健药统统看成补药，其实这种认识是错误的。

确切地讲，西医中没有"补药"这个概念，至于有些人将维生素 E、维生素 C、维生素 D、维生素 A、鱼肝油等维生素及氨基酸、蛋白质类，以及钙制剂、锌制剂、葡萄糖、球蛋白、性激素等看成补药，这是十分不科学的。如果不加限制地、长期大量地滥用此类药物，会引起程度不同的各种不良反应，甚至会造成死亡。

补药的概念源于中医理论，但也并不是现在许多人认为的"有病治病、无病强身"的营养药的概念。严格地说，"补药"有补药与补品之分，前者是指补气血阴阳、增强正气、治疗虚证的一些药物，如人参、鹿茸、黄芪、阿胶等药材及其制剂，而后者是指滋养补益、强体健身、有一定药疗价值的营养保健食物，如薏苡仁、银耳、蜂蜜、花粉等及其制剂。目前大量销售的滋补保健品是二者兼而有之，譬如人参蜂王浆、灵芝蜂王浆等，还有中西合璧的多维花粉晶、维生素 E 王浆等。

中医的治病方法大体分为汗、吐、下、和、温、清、消、补八类，补法只是其中之一，只有身体虚弱时才需要补。

补药有严格的使用范畴，必须根据人体表现出的四种虚证（气虚、血虚、阴虚、阳虚），分别对证应用，从治疗功能上可分为补气药、补血药、补阴药、补阳药。如果补之不当，气血阴阳就会出现失衡，身体反会受损。这就如同一盘佳肴，葱、姜、油、盐，哪味少了都不好吃，哪味放多了也不好吃。俗话说，"药症相符，大黄（泻下药）也补，药症不符，参茸也毒"，这是有一定道理的。

生活水平提高后，许多人都希望吃些补药以滋补身体，匡扶元气，这无可厚非。但要提醒大家，并非人人都适宜进补。进补的对象，一般是指体质虚弱的人，或大病初愈、手术后、劳累之后有各种虚证表现的人。健康人若从增强体质出发，则应以适当体育锻炼和加强饮食营养为主，不必使用补药。进补应本着缺啥补啥、不虚不补的原则。滥用补药反而会影响人体正常的内在平衡，造成气血、阴阳失调。

如何正确选用补药？

补药也叫补益药，它不同于营养保健品，是补虚证的治疗药，虚证方可补之，不仅无病者不应随意服用，即便是有病者也应根据病情来选择使用。滥用补药有害无益。

中医认为，虚证分为气虚、血虚、阴虚、阳虚四种，不同的虚证应选用不同的补药，因此，补药也应相应地分为益气、补血、补阳、滋阴四大类，也分别叫作补气药、补血药、补阳药、补阴药。要正确选用补药，必须根据虚证的表现，分清是气虚、血虚，还是阴虚、阳虚。为了使读者能掌握补益药的原则，下面将几种虚证的临床表现做一简要介绍。

（1）气虚：一般表现为面色白、出虚汗、舌色淡、脉弱等。可根据不同脏腑表现的不同症状选择益气药物。心气虚常伴有心慌、气短，可选用人参、党参、西洋参、甘草、五味子等；肺气虚常伴有咳嗽、气短、清痰，可选用人参、黄芪、五味子等；脾气虚表现为饭后腹胀、消化不良，严重者有脱肛、脏器下垂等症状，可选用黄芪、党参、山药、白术、甘草等。

（2）血虚：一般表现为面色苍白、头晕眼花、失眠、毛发枯燥、指甲色淡，严重者手足心发麻，妇女还表现为月经少、色淡。心血虚往往有心悸、失眠、健忘，常用药有当归、阿胶、龙眼肉等；肝血虚常伴有头晕眼花、烦躁梦多、月经量少甚至闭经，常用药有当归、白芍、阿胶、首乌、鸡血藤、枸杞子等。

（3）阴虚：一般表现为午后低热、

手足心热、盗汗、咽干等症状。如果是伴有健忘多梦的心阴虚，可选用麦冬、百合、柏子仁、蜂蜜等；肝阴虚见两目干涩、两肋隐隐作痛，可选用女贞子、旱莲草、龟板、鳖甲、乌骨鸡等；肺阴虚伴有干咳少痰，可选用麦冬、天冬、西洋参、银耳等；肾阴虚表现为健忘、耳鸣、耳聋、遗精，可采用女贞子、冬虫夏草、黄精、龟板、鳖甲、蛤蟆油等。

（4）阳虚：一般表现为畏寒喜暖、手足不温、小便清、大便稀、腰膝冷痛等。肾阳虚还表现为下肢浮肿、动则气喘，可选用鹿茸、鹿角胶、鹿鞭、海马、补骨脂、杜仲、锁阳等；心阳虚还表现为心烦、失眠，可选用紫河车、鹿茸、鹿肉等。

中医的辨证施治，有经验的中医师才能掌握，上面只介绍了一点补益常识，欲用补药的人还是请医生诊断后再用药，以免用药不当，造成不良结果。

常用的补益中成药有哪些？

（1）常用的补气中成药：补中益气丸、十全大补丸、参茸膏、香砂六君丸、补中益气丸、人参健脾丸、参苓白术丸、人参养荣丸等。

（2）常用的补血中成药：乌鸡白凤丸、定坤丸、当归养血丸、八珍益母丸、人参归脾丸、四物合剂。

（3）常用的补阴中成药：六味地黄丸、知柏地黄丸、大补阴丸、杞菊地黄丸、七味都气丸、坤宝丸等。

（4）常用的补阳中成药：全鹿丸、金匮肾气丸、鹿茸片、五子衍宗丸、右归丸、龟龄集、参茸大补丸、济生肾气丸等。

为什么健康人不宜吃补药？

有人认为，既然体弱多病的人吃了补药能够补养身体，那么健康人吃点补药身体不是会更加健康吗？其实不然，因为正常人体的阴阳总是处于平衡状态，没有偏盛或偏衰的现象，若服用补药，必然导致阴阳失衡，而阴阳某一方面的亢盛，就可能引发疾病。

比如，鹿茸是一味名贵的补药，健康人服用后往往可导致烦躁、情绪容易激动、失眠，甚至口干舌燥、鼻腔出血等，这是因为鹿茸是温补肾阳之药，如素阳不虚，服药后必然助阳上亢，而出现上述症状。又如，熟地可以补血滋阴，如果正常人大量服用，常可引起腹胀、腹泻、食欲减退等，这是由于熟地性质滋腻，可影响胃的消化功能所致。再如，党参、黄芪能补气虚，如正常人长期服用，可引起腹胀、食欲不佳、四肢乏力等，因为正常人并不气虚，服用参芪膏后反而会壅滞气机，导致这些症状。

总之，补药虽然能补益人体，但不是人人都可服用。如果身体不虚而乱服补药，必然会导致人体阴阳失调而产生疾病。因此，健康人不宜乱吃补药。

吃补药应注意哪些问题？

补药按其性能及应用范围可分为补气药、补血药、补阴药、补阳药，且人体气血阴阳有着相互依存的关系，因此，使用补药时，应全面考虑，灵活掌握。最好求助于医生的指导，不要盲目进补。

（1）补药用于扶正祛邪时，应分清主次缓急，辅以清热、泻下、解表等祛邪药物，以防"闭门留寇"。久病体虚者，补之不可太猛，以防"虚不受补"。

（2）在进补期间，不要吃过于生冷

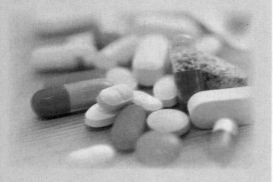

或过于甜腻的食物，以免影响脾胃的消化功能，妨碍补药的吸收。

（3）感冒发热、腹泻时，应暂停服用各种补药。

（4）进补后若出现咽干、咽痛等症状，可饮少许盐水，症状明显甚至出现头晕、发热者，应暂停进补，并咨询医生。

（5）使用的补药若需煎煮，应注意煎煮方法。补药煎煮多用文火，贵重补药要另煎，胶类补药应烊化。

如何自己鉴别几种贵重中药？

（1）伪冬虫夏草：主要假冒伪劣品有：①用淀粉、黄豆粉加胶水混合后压模制成虫草形状，干燥后再表面用水彩颜料涂画。断面为白色，与真品没有区别，但在显微镜下可观察到淀粉和骨状附壁细胞（豆类的显微特征）。这种伪造冬虫夏草的形态可以乱真，内行人如果不品尝它的味道，也很难区别真假；②用地蚕假冒。地蚕是唇形科植物地蚕的块茎，这种块茎外形为长椭圆形或者近似条形，表面有明显的不等数量的环节，干燥后特别像虫草的虫体，但没有子座，这一点可与正品区别；③用僵蚕假冒。有人用僵蚕冒充虫草，但僵蚕外表有白色粉霜，没有子座。

（2）伪麝香：麝香伪造和掺假非常严重，已经发现的掺杂物多达几十种，其中最常见的有牛血或羊血粉（血煮后干燥，磨粉）、蛋黄粉、姜黄粉、锁阳粉、赤石脂粉、桂枝粉、豌豆或黄豆粉（炒后磨粉）、细玻璃粉、红黄泥土等。这些掺伪物的色泽多为棕褐色（玻璃细粉和香囊内的小晶体很相像）；有些伪品具有与麝香不同的味道，如桂枝粉、炒豆粉等，仔细闻味就可加以鉴别。制假者大多先将麝香囊内的麝香挖出，加入掺杂物的粉末，混合后再小心装入原来的囊内。一般都要留大部分或小部分麝香。当然，如果是全部用掺伪者，则很容易鉴别。

（3）伪天麻：最常见的掺伪品是马铃薯（洋芋）、苕花根（大理菊块根）、紫茉莉根以及蕉藕（芭蕉芋）、芋儿、白苕等。鉴别要点是：真天麻上具有鹦哥嘴、红小辫（长得较长的芽）及"老断头"（茎秆残基）；底端有"肚脐眼"（块茎底端圆脐形瘢痕）。表面具有点状的不连续的环纹，断面半透明，冰糖色或松香色。如果是伪品，上述特征就不全。

（4）伪金钱百花蛇：金钱百花蛇为小的银环蛇加工而成，直径约3~4厘米（盘成圆圈状）。造假者用大的银环蛇（长1米以上），从腹部刨开剥皮，将皮割成4~5段，再将每段纵切成3~4条；每条蛇皮内裹以蛇肉或其他肉，搓成细长筒状。一端粘上小水蛇头，另一端搓成尾状，再盘成圆圈状，干燥后直径约3~4厘米。正品与伪品的最大区别是：正品蛇体表面每厘米长度内有白色的环纹1~2个，伪品蛇体表白色的环纹相距1~2厘米。如用水浸泡伪品白花蛇，头与蛇身自然分离，蛇体的皮也自然摊开，体内肉质也脱落，比较容易鉴别。

抗衰老的中药有哪些？

医药专家研究发现，部分中药具有延年益寿的功效，此类有抗衰老作用的中药大致可归纳为以下几类：

（1）提高性功能、改善生理代谢的中药：包括人参、何首乌、枸杞子、地黄、鹿胎盘、王浆、刺五加等。此类药物可使中老年人性功能有不同程度的提高，同时改善全身代谢，使之生理代谢旺盛，对外界应激能力得到提高。

（2）含有抗衰老作用微量元素的中药：如人参、白术、黄芪、淮山、鹿茸、当归、泽泻、蜂蜜等。此类药物富含对人体有益的微量元素，有较好的抗衰老作用。

（3）增进智能的中药：如何首乌、菟丝子、五加皮、杜仲、枸杞子等。此类药物主要作用是改善脑功能。

（4）养血补脑的中药：如何首乌、人参、大枣、龙眼肉、远志、淮山、灵芝、淫羊藿、菖蒲以及核桃肉、天冬、益智、枣仁、五加、肉桂等，此类药物既能健脑，又能补肾和抗衰老。

（5）增强细胞免疫功能的中药：如当归、川芎、杜仲、肉桂、三七、蒲黄、淮山、茯苓、人参、黄精、青蒿、大黄等。

（6）具有清除体内致衰物质"自由基"的中药：如女贞子、旱莲草、灵芝、党参、人参等。

中老年人可根据自身情况，结合医生意见，适当选用上述药物中一种或几种，或煎水服用，或配以瘦肉遂食，或以药炖鸡、炖鸭食用，也可浸成酒液饮用，或者研末为丸吞服。

此外，中成药如六味地黄丸、益龄精、古汉养生精、刺五加片、杞菊地黄丸、人参健脾片、八味丸、八仙长寿丹、首乌延寿丹等都有一定的抗老防衰作用，可咨询医生后服用之。

小儿服用中成药时如何估算药量？

一般小儿专用中成药多是以 1～5 岁的小儿为参照系数来制作的，因此，1～5 岁的小儿，服丸剂一般每次 1 丸；袋装的药量较大，一般每次 1/2 袋或 1/3 袋。有的药物说明书中写有周岁以内小儿酌减，这就是说要视具体情况来处理，如小儿体重较重，可适当多服一些，体重较轻则可少服一些。一般出生 1 个月以内的小儿服规定量的 1/3～1/2；半岁到 1 岁的小儿服规定量的 1/2～3/4，或者服规定剂量。

很多小儿疾病在治疗时需要服用成人的中成药，其剂量也需要酌情减量。一般 1～3 岁服成人量的 1/3；3～7 岁服成人量的 1/3～1/2；7～14 岁服成人的 1/2 至成人量。

中成药的药量既要灵活应用，又要严格掌握，尤其是小儿机体娇嫩，用药时尤要注意，如无把握，最好还是咨询医生后再给孩子使用。

儿童如何选用抗感冒中成药？

普通感冒是由病毒引起的最常见的上呼吸道感染性疾病。患者常常出现咽干、咽痛，随后可有打喷嚏、鼻塞、流涕等，如果体温升高，可出现头痛、乏力、食欲不振等症状。它在人群当中的患病率几乎为 100%，尤其是儿童，因为机体发育还没有完全成熟，自身免疫力较低，更容易患感冒。目前，市场上出售的抗感冒药物品种繁多，不少人在给孩子选择时有很大的盲目性。其实，并非所有的感冒药都适用于儿童。

中医称普通感冒为伤风感冒，分为风寒、风热、暑湿三大证型，另外还有许多兼证。中医治疗感冒是针对患者的整体情况，依据不同季节、不同疫气侵犯人体出现的不同表现，以四诊的方法区别表、里、寒、热、虚、实来选方用药，以期达到祛除毒邪的目的。治疗感冒的儿科中成药常用的有金银花露、导赤丸、小儿感冒颗粒、小儿热速清口服液等。作为非处方药，它们疗效肯定、使用安全，可自行购买使用。

（1）金银花露：主要功效是清热解毒、抗菌消炎，主治暑湿烦热、小儿胎毒，可作为感冒的辅助用药。

（2）导赤丸：导赤丸由黄芩、黄连、栀子、连翘、木通、滑石、赤芍、大黄、天花粉、玄参组成，具有清热除烦、利尿通便之功效。方中黄连、栀子清心除烦；黄芩、连翘、天花粉清湿热解毒；玄参、赤芍清热凉血；木通、滑石清热利小便；大黄泻火通大便，能使心经之火、胃肠积滞从大小便排出。主要用于胃肠型感冒的治疗。

（3）小儿感冒颗粒：由广藿香、菊花、薄荷、板蓝根等组成，主要功效是清热解表，用于小儿感冒发热等的治疗。

（4）小儿热速清口服液：是治疗小儿外感高热的一种药物，由柴胡、连翘、板蓝根、大黄、水牛角、金银花、葛根等组成，其特点是以清热药物治标，解毒药物治本，标本兼治。方中柴胡、葛根辛凉透表，解肌清热；黄芩苦寒，解毒泻热兼清里热；金银花、连翘清宣透表，解毒散热；板蓝根苦寒，解毒清热，兼利咽喉；水牛角可清热解毒，凉血清热；大黄解毒行滞，泻实热，所以小儿热速清口服液在解热的同时，还可以解除头疼、咽喉肿痛、鼻塞、流涕、咳嗽等症状。

需提醒家长注意的是，患了感冒的孩子在服药的同时，应该多喝开水，以

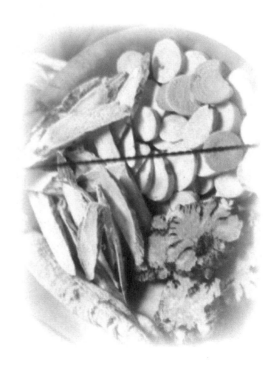

加速自身代谢。如果体温在38℃以下，一般不需采取特殊治疗。如果体温超过38℃，可以选用适当的药物治疗。如果孩子在服药之后体温持续不退，或者出现体温忽高忽低的现象，必须及时就医，以免贻误病情。

患儿不愿服中药怎么办？

只要按照婴幼儿不同时期的特点、不同的药物性质，用不同的喂药方法，那么给婴幼儿服中药并不是一件困难的事。

（1）新生儿：每天药量30～50毫升，分9～10次服完。因新生儿味觉发育尚未健全，可将药汁直接放在奶瓶中由他自己吮吸，或用滴管慢慢滴入其口内。

（2）1～3岁婴幼儿：每天药量100毫升左右，分6～7次服完。这时期的婴幼儿对味觉非常敏感，所以喂药方法很重要。首先药汁的温度要低于37℃，这样可以减轻苦味。另外在不影响药效的情况下，可以在药汁中适当加入些冰糖、白糖等来减轻苦味。

（3）3～7岁幼童：每天药量在300毫升左右，可分3～4次服完。此阶段的幼童已有自己服药的能力，可对他们进行诱导、说理，切不可用粗暴打骂的方式，否则病儿会产生对抗情绪。对极个别不愿服中药的幼童，只好采用被动喂药法了。

（4）被动喂药法：首先将病儿抱成半卧位，头部抬高，颈部垫上毛巾，固定手足，取塑料软管吸满药汁，将管口放在病儿口腔颊黏膜与臼齿之间慢慢挤滴。由于体位的关系，药汁可慢慢从舌下入口，这样可减少药汁与舌尖接触，使苦味大减（因舌尖的味觉最为敏感）。如小儿不肯咽下，可用拇指和食指捏小儿两颊，使之吞咽，切不可捏鼻子灌药，以防药汁呛入气管，导致窒息。

女性怀孕期间能否使用中成药？

众所周知，怀孕的妇女用药必须要谨慎，这是完全正确的。但也有相当多人被误导，认为"是药三分毒"，孕妇生病了都坚持要"挺一挺"，而不积极服药治疗，其实这显然是走向了另一个极端，其后果会导致孕妇自身疾病蔓延发展，对母亲和胎儿都不利。

关于怀孕期间能否使用中成药的问题，2010国家中医药管理局组织专家制定了《中成药临床应用指导原则》，其中孕妇使用中成药的原则有以下规定：

（1）妊娠期妇女必须用药时，应选择对胎儿无损害的中成药。

（2）妊娠期妇女使用中成药，尽量采取口服途径给药，应慎重使用中药注射剂；根据中成药治疗效果，应尽量缩短妊娠期妇女用药疗程，及时减量或停药。

（3）可以导致妊娠期妇女流产或对胎儿有致畸作用的中成药，为妊娠禁忌。此类药物多含有毒性较强或药性猛烈的药物组分，如砒霜、雄黄、轻粉、斑蝥、蟾酥、麝香、马钱子、乌头、附子、土鳖虫、水蛭、虻虫、三棱、莪术、商陆、甘遂、大戟、芫花、牵牛子、巴豆等。

（4）可能导致妊娠期妇女流产等副作用的中成药，属于妊娠慎用药物。这类药物多数含有通经祛瘀类的桃仁、红花、牛膝、蒲黄、五灵脂、穿山甲、王不留行、凌霄花、虎杖、卷柏、三七等，行气破滞类枳实、大黄、芒硝、番泻叶、郁李仁等，辛热燥烈类的干姜、肉桂等，滑利通窍类的冬葵子、瞿麦、木通、漏芦等。

值得提醒的是，目前不少中成药说明书标注比较简单，有的没有副作用说明，这就给孕妇选择中成药带来了困难，因此，对于不良反应言之不详的中成药，孕妇最好还是咨询医生或药师后再用为好。

孕妇应慎用、忌用和禁用哪些中成药？

中成药的成分比较复杂，含有多种中药，又常不以其中所含的中药直接命名，因此在服用时应该慎重小心。尤其对孕妇来说，更要加倍注意。有些中成药应禁止使用，而另一些中成药应在考虑病情需要和利弊得失后谨慎使用。

（1）应禁用和忌用的中成药：主要有牛黄解毒丸、大活络丸、小活络丸、牛黄清心丸、风湿跌打丸（酒）、小金丹、玉真散、失笑散、苏合香丸、木瓜丸、活血止痛散、再造丸、苁蓉通便口服液、正天丸、伤科接骨片、冠心苏合丸、痛经丸、五味麝香丸、利胆排石片（冲剂）、狗皮膏等。

（2）应慎用的中成药：主要有上清丸、藿香正气丸（水）、防风通圣丸、蛇胆半夏末、安宫牛黄丸、附子理中丸、妇科分清丸、祛风舒筋丸、六神丸、十滴水等。

对有些中成药，一时难以明确其是否不利于妊娠，可咨询医生后再用。

孕妇不宜使用哪些中药？

对孕妇来说，主要应禁用活血破气、

滑利攻下、芳香化湿和大热大毒类中药。

（1）活血破气类中药：此类中药可使血液循环加速，迫血下溢，促胎外出；或可使气行逆乱，气乱则无力固胎。包括桃仁、红花、乳香和没药等。

（2）滑利攻下类中药：此类中药具有通利小便、泻下通腑的作用，常会伤阴耗气。包括滑石、冬葵子、甘遂、大戟、芫花、巴豆、牵牛子、薏苡仁和木通等。

（3）大辛大热类中药：此类中药有造成堕胎的危险。包括附子、肉桂、川乌、草乌等。

（4）芳香化湿类中药：此类中药辛温香燥，有迫胎外出之弊。包括草果、丁香和降香等。

（5）有毒类中药：包括水银、硫黄等，都可直接影响胎儿。

哪些中药的名字容易读错?

中药中有许多药名比较特殊，一般人很易读错。下面把容易读错的中药名列出，供参考。

石斛——应读为"石胡"

白术——应读为"白竹"

苍术——应读为"苍竹"

阿胶——应读为"婀胶"

枸杞子——应读为"狗起子"

栀子——应读为"支子"

厚朴——应读为"厚破"

川芎——应读为"川兄"

羌活——应读为"枪活"

枳实——应读为"只实"

牛蒡子——应读为"牛棒子"

连翘——应读为"连桥"

青蒿——应读为"青薅"（薅草的"薅"[hāo]）

粳米——应读为"精米"

荸荠——应读为"必玻"

枳壳——应读为"旨俏"

白蔹——应读为"白脸"

茺蔚子——应读为"玉"

老鹳草——应读为"老关草"

秦艽——应读为"秦交"

山莨菪——应读为"山狼荡"

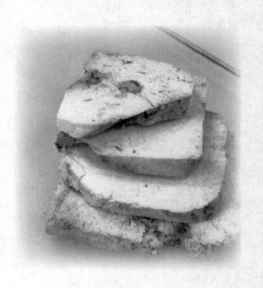

吴茱萸——应读为"吴朱于"

桔梗——应读为"节埂"

蓝靛——应读为"蓝电"

莪术——应读为"鹅竹"

诃子——应读为"喝子"

毛稔——应读为"毛忍"

毛茛——应读为"毛亘"

娑罗子——应读为"梭罗子"

海螵蛸——应读为"海飘消"

枸橼——应读为"举缘"

斑蝥——应读为"斑毛"

豨莶草——应读为"西欠草"

薤白——应读为"谢白"

蕤仁——应读为"蕊仁"

没药——应读为"末药"

藁本——应读为"搞本"

葶苈子——应读为"停立子"

瞿麦——应读为"句麦"

香薷——应读为"香逊"

紫菀——应读为"紫晚"

蛤蚧——应读为"葛介"

黄檗——应读为"黄伯"

楮实——应读为"储实"

菝葜——应读为"拔掐"

香薷——应读为"香茹"

蛏肉——应读为"称肉"

莎草——应读为"梭草"

柘木——应读为"浙木"

缬草——应读为"鞋草"

伽蓝菜——应读为"茄蓝菜"

羊角拗——应读为"羊角扭"

荠菜——应读为"济菜"

硇砂——应读为"挠砂"

荠苨——应读为"济尼"

柽柳——应读为"称柳"

胡荽——应读为"胡虽"

蒟酱——应读为"举酱"

马齿苋——应读为"马齿线"

槲寄生——应读为"胡寄生"

蓍实——应读为"师实"

三棱——应读为"三楞"

山蒟——应读为"山举"

腽肭脐（海狗肾）——应读为"瓦纳脐"

萆薢——应读为"婢蟹"

酢浆草——应读为"醋浆草"

六 家庭购药学问大

什么是非处方药（OTC）？

非处方药是指为方便公众用药，在保证用药安全的前提下，经国家药品监督管理局规定或审定后，不需要医生或其他医疗专业人员开写处方即可购买的药物，一般公众凭自我判断，按照药物标签及使用说明就可自行使用。

非处方药在美国又称为柜台发售药（over the counter drug），简称OTC药。这些药物大都用于多发病和常见病的自行诊治，如感冒、咳嗽、消化不良、头痛、发热等。为了保证公众健康，我国非处方药的包装标签、使用说明书中标注了警示语，明确规定药物的使用时间、疗程，并强调指出："如症状未缓解或消失，应向医师咨询"。

我国自2000年开始实施药物分类管理制度以来，正在大跨度地赶上世界药物监督管理法制化、规范化的步伐，医药研发生产企业也越来越多，各种各样的非处方药也百花齐放，但对广大公众来讲，却有"乱花渐欲迷人眼"之势。

非处方药（OTC）具有如下特点：

（1）一般都经过较长时间的全面考察；

（2）药效一般都比较确定；

（3）按照药物使用说明要求使用相对安全；

（4）毒副作用小，不良反应发生率低；

（5）使用方便，易于储存。

非处方药是保险药吗？

由于非处方药（OTC）不需要医生开处方便可以在药店自行购买，具有较高的安全性，许多人认为非处方药就是"保险药"。其实，非处方药虽然比较安全，但不是绝对保险，在使用中还需掌握以下几个原则：

（1）非处方药并不意味着可以随便应用：因为药物的安全性只是相对而言，药物有治病和不良反应两重性，而且凡药都有一个度，随着剂量加大、使用时间延长，非处方药就会向不安全的方向转化。如在一般剂量情况下，平时常用的含对乙酰氨基酚的退热镇痛药，对胃肠道伤害极少，也较少引起其他不良反应，但若长期大量用药，就会出现肾绞痛或急性肾功能衰竭。一次超量服用对乙酸氨基酚后，即可出现恶心、呕吐、胃痛或胃痉挛、腹泻、厌食、多汗等症状，2～4天可出现肝功能损害，4～6天可出现肝功能衰竭，并伴有低血糖、酸中毒、心律失常、循环衰竭、肾小管坏死等严重症状。再如，一般认为维生素D是很安全的，但如果长期大量服用或短期超量服用，也会导致严重的中毒反应，如导致高钙血症。

（2）非处方药与处方药并无严格区分：有些药具有双重身份，既是处方药又是非处方药，只是作为非处方药时，适应证、使用剂量、使用时间、剂型有特殊的规定。如法莫替丁，作为非处方药可用于胃酸过多的治疗，但连用不能超过7天，而且16岁以下患者不能使用。又如布洛芬，作为非处方药只限用于治疗头痛、背痛、风湿痛、牙痛、痛经及感冒发热等，最大剂量仅为1200毫克，而且只能短期使用。

（3）非处方药不同于常用药：非处方药可以是常用药，但常用药不一定都是非处方药。非处方药必须符合上述所列标准，并经国家药品监督管理局批准认定。

（4）非处方药只适用于轻微病症：非处方药常用于治疗诊断容易、治疗简单的"小毛病"，如感冒、咳嗽、咳痰、消化不良、腹泻、便秘、头痛、偏头痛、痛经等。

总之，非处方药尽管较为安全，但它毕竟是药物，患者不可麻痹大意，随意滥用，如使用不当也会出问题。因此，在购买非处方药时，必须注意说明书中规定的适应证和服用剂量。患者在决定是否用非处方药时，如果对自己的病情没有把握，最好去医院就医，而不要去药店买药自我治疗。

非处方药与处方药的用途有什么区别？

国家药品监督管理局颁布并于2000年1月1日起开始实施的《处方药与非处方药分类管理办法》，对我国的药物生产、流通、使用和管理以及保障人民群众安全有效用药具有重大意义。但也有人认为，处方药和非处方药都是治病，只不过是处方药要凭医生处方购买，非处方药不用处方自己到药店就可买到，给人方便一点而已。其实这是一种模糊的认识。因为非处方药和处方药的用途并不一样，它们是有明确界线的。

《处方药与非处方药分类管理办法》第二条指出："根据药品的品种、规格、适应证、剂量及给药途径不同，对药品分别按处方药与非处方药进行管理。"这一规定说明了非处方药与处方药的用途是不同的。一般而言，处方药适用于需经医生借助于各种诊断技术（物理的或化学的）诊断的各种疾病，因此用药剂量也因疾病的不同和轻重的差异在一定范围内由医生进行调节，不良反应也较多，有的不良反应患者自己不能感知，需要用特殊方法才能测知，用药途径多而复杂。而非处方药仅用于能自我认知与辨别的常见轻微疾病和症状。药物作用比较平和，药效确切，只要按使用说明书正确使用，很少发生不良反应，即使发生不良反应也容易被使用者感知，更不容易在人体内引起积蓄中毒。使用上也比较方便，不需要特殊设备或他人帮助就能自己使用。药物的包装说明及说明书通俗易懂，容易被使用者理解。因此许多国家都将治疗感冒药、解热镇痛药、镇咳祛痰药、止泻药、缓泻药、中和胃酸药、驱肠虫药、抗过敏药、某些抗真菌药和维生素、微量元素、滋补营养药列为非处方药。

按通常的办法，非处方药基本上都是由处方药转化而来的。由于各国文化背景及经济发展差异，同一种药物有的国家为处方药，有的国家则为非处方药。

还有的同一种药物，既可作为处方药，也可作为非处方药。但是任何一种药物，一旦成为非处方药后，就必须按非处方药管理办法管理，用途也就由处方药的用途转变为非处方药的用途了，这点必须清楚。

解热镇痛抗炎药有解热、镇痛、抗炎及抗风湿作用，但作为非处方药是以解热或镇痛为目的，且仅限于口服与外用。如布洛芬，作为处方药用于抗风湿时，每天剂量可达3200毫克；但作为非处方药仅作为一般解热和止痛，用于一般头痛、牙痛、肌肉痛、关节痛、痛经等，也可用于感冒发热，其用量为每次200毫克，每天1~3次。又如双氯芬酸和吲哚美辛，非处方药仅以凝胶、乳膏或洗剂等形式供局部外用，以减轻关节痛和肌肉痛等；而作为处方药，它就可以口服。再如西咪替丁，作为处方药可用于消化性溃疡、胃食管反流、卓－艾综合征等，每天用量为400~1600毫克，必要时还可注射；而作为非处方药仅用于胃酸过多、烧心及嗳气，用量为每天400毫克，分2次口服。再如甲硝唑，作为处方药，其注射液用于抗厌氧菌感染；而作为非处方药，只能以外用膜剂、泡腾片、含漱剂或洗剂等形式用于牙龈炎、口腔溃疡、阴道炎或滴虫病。

以上例子足以说明，非处方药与处方药的用途是不同的。使用者在购用时，必须看清包装上的非处方药标识，并仔细阅读药物说明书，分清是处方药还是非处方药。

如何检查药物质量是否合格？

1. 检查药物的外包装

（1）原包装：一是要检查药物有无批准文号。凡经批准的药物，其包装的左上角和药瓶标签的左上角均有批准文号"国药准字"，如治疗糖尿病的药格华止（盐酸二甲双胍片），批准文号：国药准字 H20023370。请注意，这里是"药准字"，而不是"健字""食字"。没有批准文号的药物千万不要用（国家卫生部明确规定没有批准文号的药均为假药）。二是要检查药名、剂量、药厂、生产批号、有效期等。这样就大概知道了是否是假药或者是伪劣药物、是否过期失效等。

（2）非出厂的原包装：一是要检查贮药器具上是否有医院名称，药物分装批号是否注明有效期限；二是要检查是否有病人的姓名、药物名称、用药方法。如用纸袋包装，要看外观是否变色，药片是否潮解、崩裂，液体药物外观是否正常等。

2. 识别药物的有效期和失效期

药物的有效期是指药物在一定的贮存条件下能保持质量的期限。药物的期限一般以有效期或者失效期表示，还有的药物包装上注明的是保质期。有效期是指可用到标明日期该月的最后 1 天，如有效期是 2024.10，即是指药物可用到 2024 年 10 月 31 日。

失效期是指可用到标明日期该月的前一天。如失效期是 2024 年 10 月 1 日，则该药可用到 2024 年 9 月 30 日。

还有的药物只标明有效期是几年，但有生产批号 × 年 × 月 × 日，应按生产批号推算。

对有效期的标准，不同国家有不同的习惯和方法，如欧洲国家大部分按日 - 月 - 年排列，10th Oct 2022，即表示 2022.10.10。美国大部分按月 - 日 - 年排列，Aug，23th 2023，即表示 2023.8.23。日本大部分按年 - 月 - 日，22-11-3，即表示 2022.11.3。俄罗斯用罗马字母代表，Ⅺ，23，即表示 2023.11。购买进口药物时，要认真识别有效期或向药师咨询，把有效期搞准确，以免造成浪费。

3. 各种剂型药物的检查

（1）片剂：拆开包装后看内袋批号和包装批号是否一致，再检查片剂色泽是否光洁，糖衣片是否崩裂或黏结，胶囊是否变形、药物外溢等。

（2）注射剂：药瓶或安瓿上字迹是否清楚，药瓶玻璃是否有裂纹，溶液是否变色、是否有异物，粉末注射剂是否潮解结块，生物制剂是否浑浊变性。

（3）其他制剂：油膏是否熔融，霜剂是否变色或油水分离等。

自购药物需把握哪些原则？

自从国家实施非处方药制度以来，处方药和非处方药（OTC）已分开销售，大大小小的零售药店遍及大街小巷，给居民购药带来很大的方便。然而，购药者也存在一些盲目性，有的仅凭有限的一点卫生常识就想当然地给自身疾病诊断和下药，由此引发了不少不良后果。

（1）买药之前要充分了解病情：看病吃药，乃人命关天的事。一般患者买药时，只是凭着自己的感觉，或是看广告去买药。有的也许正对病症，有的却会因为药不对症而导致不良结果，轻则无治疗作用，浪费了钱财，延误了病情，重则会危及性命。这种盲目购药的方法

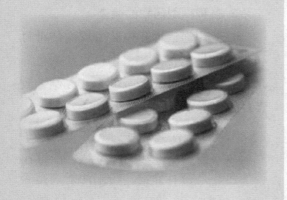

是不可取的。患者到药店购药时，特别是家长给孩子购药时，最好先去咨询医生，请医生看过病后，再去购药，这样才能对症下药。

（2）学会看药物说明书：药物说明书的内容包括药物名称、规格、主要成分、药理作用、药动学、不良反应、适应证、禁忌证、用法、用量、药物相互作用、注意事项、贮存条件、有效期、生产企业、批准文号、产品批号等内容，病人对此应有所了解，尤其对从未服用过的药物，使用前务必认真看看说明书上的适应证、禁忌证是否适合自己；看看该药有哪些主要不良反应，从而提高警惕；看看该药和哪些药物存在不良作用，不能合用；最后还要看看药物的具体用法、用量、贮存条件及有效期等内容。另外，还要认真检查有效期，正规药物的包装上均印有该药的"生产日期"及"有效期"，切勿购买没有标注生产日期和有效期的药物，更不可购买已经过期失效的药物。

（3）正确看待药物说明书上的副作用：不可否认，每种药物都会有一定的副作用，但最终能被批准用于临床的药物，在正常治疗剂量下应当是比较安全的。正规药物（特别是进口药）说明书上，往往把可能出现的各种副作用（尽管发生概率很小）全部列上，不了解情况的人也许会被吓得不敢用。其实，说

明书把副作用写得越详细，越实事求是，对患者越负责，越值得信赖，反倒是对那些自称"无任何毒性作用"的药物说明（尤其是中成药），要仔细掂量，万不可轻信。应该注意，凡是注明有较严重过敏反应的药物，切勿自购自用。

（4）认真观察药物的质量：对片剂、丸剂要观察有无氧化、受潮、碎裂、松软、变色及发霉等现象；对溶剂（口服、针剂）要留心有无漂浮物、异杂物、絮状物及说明书上未注明的沉淀物。

（5）不能东施效颦，不要轻信推销商的推荐：有些患者选用药物有从众心理，往往听别人说用什么药好，自己就选购什么药物，这种做法是不可取的。因为每个人的具体病情不同，需要个体化用药。

到药店买药，经常遇到坐堂医生或促销小姐受商业利益驱动向消费者极力推荐某些所谓的新药、特药。在此提醒患者，不可轻信药托推荐的药物。一些坐堂医生一无行医资格，二无诊断设备，按照他们开的处方吃药，往往药不对症，延误病情，危害健康；即便药物对症，也多是价格不菲，小病大处方。

（6）注意不要乱买替代药物：拿医生处方到药店去购药，有时会遇到药店暂时短缺某个药物的情况，一些药店为了促成交易，或是售药人员出于好心，常给患者推荐一些作用大致相同的药物来代替。许多患者治病心切，并且凭着对药店人员的信任，大都毫不犹豫地听从售药者的推荐。其实这种做法存在较大的隐患。当医生开具的药物缺货时，最好让医生再行选择，而不是盲目地买替代药物。

（7）注意药物质量：近年来，各地药店愈开愈多，竞争趋于白热化，极个别黑心药店以假冒伪劣药物来坑害患者。因此，患者在购药时要特别当心。首先，尽可能到一些规模大、信誉好、有执业药师的药店去买药；二是要认真查验药物的有效期；三是细心观察所购药物是否有假冒伪劣嫌疑；四是买药后一定要求开具并保存购药发票，一旦出现纠纷，因购买有据，就可以得到消费者应有的保护；五是不要贪图便宜。

（8）正确评价药物：评价一种药物是否好药，主要看以下几个方面：一是疗效要好（有效性），二是副作用要小（安全性），三是价格便宜（经济性），四是服用方便（依从性）。而不是简单认为进口药、贵药才算是好药。

家庭如何购买非处方药（OTC）？

家庭自己到药店购买非处方药时，

要注意以下几个方面的问题：

（1）要仔细看药物的外包装上有没有"药准字"批号、注册商标、生产批号、生产厂家等，包装内要有药物使用说明书、有效期、失效期，这些是绝不可缺少的资料。同时，应选购离失效期较长的药物。

（2）要选购在家庭中能够自行使用的常用制剂，如片剂、胶囊剂、丸剂、口服液等。

（3）要选家庭条件下容易贮存、包装完整无损的药物。最好购买小包装的整瓶、整盒药物。对零散的药片、药丸、胶囊制剂，要用小瓶分别装好，并标记上药物的名称、用法、用量及失效期。还应注明购药日期，以便推算药物保存的时间。纸袋贮药法不可取。

（4）应选质优价廉的药物，并要仔细识别药物是否属于假冒伪劣产品。

（5）不能凭药名买药。如今药物市场出现的药物名称繁多，有的药物商品名称非常吸引人，如胃泰、胃康、胃必治……，似乎这些药物只要患胃病的人吃了就能"泰""康""复""必治"。又如中成药的"肥儿丸""肥儿散"等，这些药名与治疗作用并非完全一致，因此单凭药名买药是不科学的。而应看药物说明书中所记载的药物主要成分是什么，主治什么病，然后再考虑对症购药。

（6）千万不要购买地摊上或药贩子所卖的药物，要在国家批准经营的正规药店里购买正规药厂生产的药物。

值得特别提醒的是，切不可轻信一些打着"祖传秘方""高科技"的旗号在"黑电台"里推销各类治疗疑难绝症药物的所谓"专家"，这一类无证游医是彻头彻尾的骗子，推销的"药物"也绝不是真正的药物，切不可上当受骗。

自己到药店购药时具体要注意哪几个关键点？

平时得了小毛小病，难免会去药店自购药物。有的人购药比较盲目，服完后效果自然大打折扣。

要做到正确购药、合理用药，应注意以下几个关键点：

（1）了解自己所购药物是属于处方药还是非处方药（OTC），假如是处方药，一定要按照规定去咨询医生或药师。

（2）如果所购药物为非处方药（OTC），那么自我诊断的症状一定要与非处方药标明的适应证相符，才能具有针对性。

（3）现在非处方药（OTC）中，一药多名现象很多，购药时要问清其成分，避免重复，如扑热息痛又名对乙酰氨基酚，有的公司生产的叫必理通，有的公司生产的叫百服宁，而有的公司生产的叫泰诺，疗效都类似，以免重复购买。

（4）许多药物名称非常相似，常常只有一字之差，但作用与用途相差甚远。如大苏打和小苏打，前者为解毒药，后者为抗酸药；又如左多巴和甲多巴，前者为抗震颤麻痹药，后者为降血压药。一定要咨询清楚。

（5）要认真阅读药物说明书，了解药物的不良反应、毒性反应、禁忌证、过敏反应等。假如本人对该药有过敏史或为过敏体质，一定要禁用或慎用。假如本人伴有其他疾病，那么伴有疾病是否为该药的禁忌证，一定要了解清楚，如青光眼患者忌用颠茄类制剂，高血压合并胃溃疡患者不宜用利血平或含利血平成分的复方降压片。

（6）一定要认准药物外包装上的"两号一标"，"两号"即国家药物监督管理局批准的生产文号和生产单位的生产批号，"一标"即注册商标和条码标志。

（7）一定要了解药物的有效期。一般药物的有效期为1～5年，药物说明书和外包装上都有说明，没有标注具体有效期的药物，计算方法一般为生产批号日期后推5年。

怎样判定假药和劣药？

药物绝非一般商品，它直接关系到人们的生命安全。国家有法律规定，严禁生产、销售、使用假劣药物。那么哪些属于假劣药物呢？

我国的《药品管理法》规定，对生产、销售假药，危害人民健康的个人或者单位直接责任人员，将依照刑法规定追究刑事责任。

有下列情形之一的药物即被视为假药：

（1）药物所含成分的名称与国家药物标准或者省、自治区、直辖市的药物标准规定不相符的；

（2）以非药物冒充药物或者以他种药物冒充此种药物的；

（3）国家药品监督管理局规定禁止使用的；

（4）未经批准取得批准文号而自行生产的；

（5）变质不能药用的；

（6）被污染不能用的。

有下列情形之一的药物被视为劣药：

（1）药物成分的含量与国家药物标准或省、自治区、直辖市药物标准不相符合的；

（2）超过有效期的；

（3）其他不符合药物规定的。

如何从包装及外观上识别假药和劣药？

假药和劣药时有所见，屡禁不止，影响了大众的身体健康，医药监管部门当然应该加强打击力度，把好质量关，消除制售假劣药物的现象，但普通人也应该了解一些辨别假药、劣药的常识，以增强自我保护意识。

要鉴别是不是假药、劣药，当然最好由药品检验部门的专业人员进行检查，才能作出准确的判断，但有些我们自己也完全可以从包装外观上找到假药、劣药的蛛丝马迹。

（1）从说明书上识别：按《药品管理法》规定，药物包装上应印有详细说明书和标签；假药劣药一般都书写不完全或不正确。

（2）从商标上识别：合格药物包装上应印有商标图案及"注册商标"字样，有的还有防伪标志物或防伪激光图案；假药劣药一般都缺少此项。

（3）从批准文号上识别：合格药物在包装上都印有国家药品监督管理局批准生产而授予的"批准文号"；假劣药常因伪造得不准确而在此露出马脚。

（4）从印刷质量上识别：假劣药物在外包装印制一般都不太讲究质量，比较低劣粗糙。

（5）从药物外观质量上识别：假劣

药物的生产都不规范，往往质量低劣，会出现各种变质现象，购药或用药前注意检查一下，即可能发现问题。

怎样判断药物是否变质？

药物外观出现如下变化的，一般说明药物已经变质：

（1）针剂：出现颜色改变，或有沉淀分层，或出现混浊、絮状物或黑霉点，或有其他固体结晶等。

（2）药片：白色药片颜色变黄，或出现花斑、霉点、潮解等；糖衣片出现表面褪色、露底、裂开、发霉等。

（3）糖浆：出现沉淀、发霉。

（4）冲剂：出现发黏、结块、溶化。

（5）眼药水：出现结晶、絮状物。

（6）眼药膏及其他药膏：出现失水、干涸、水油分离，或有油败气味。

什么样的药物才算好药？

平常人们生病用药的时候，都希望医生能够给自己开些"好药"，以便能达到药到病除、尽快痊愈的目的。但是，究竟什么药才算好药，却是大多数人难以说清的。

专家认为，衡量一种药物是否"好"，必须从三个面入手：一是必须疗效确切；二是对人体的毒性或副作用最小；三是相比之下价格最便宜，而且使用方便。如果同时具备了这三点，这样的药就可以说是好药。

从这可以看出，不以单纯从药的名气大不大、广告做得多不多、价格贵不贵、是不是进口药等方面来衡量是不是好药。也就是说，即使非常有名气、价格很贵，或者是进口的药物，但治疗效果不确切，也不能算是好药。

患者对好药的要求，最根本的一条无非是想早日把病治愈，减轻和摆脱疾病的折磨，这也是临床用药最根本的目的，任何时候脱离了这一目的而随意用药，都是不应该的，也很容易造成不良后果。这些不良后果包括：药不对症，会延误疾病治疗，甚至会导致健康的更大损害；在治疗某种疾病时，不考虑病情的实际需要而过于频繁地更换药物的种类，这也是很不好的做法，不仅影响药物作用的发挥，而且有些药物之间还可能因相互作用而使副作用增加；随意加大药物剂量，同样是不对的，药物的剂量规定是建立在严格的毒性试验和临床应用基础上的。所以，可以这样理解，越是有严格剂量规定的药物，其有效成分毒性也就越大一些，也就越是不能随意加大剂

量，否则极易引起药物中毒，对健康造成损害。因此，生病需要用药时，还是接受医生的指导，严格按医嘱服用药物为好，而不要盲目追求所谓的"好药"。

为什么说新药不一定就是好药？

药物的研制非常复杂和艰难。一种新药的问世，常标志着在征服某种疾病的道路上又迈出了新的一步。但我们还得一分为二地看待新药。任何药物只有经过长期临床实践，才能对其作出最后的公正评价。因此，即使是值得推广的药物，在其应用早期也仍属研究性质，需要不断地加以研究总结。因为有些新药在使用过程中，随着时间的推移，有些不良反应，乃至严重的不良反应才会逐渐暴露出来。另一方面还要说明，新药未必总比老药好，因为有不少老药久经临床验证，疗效卓著，经久不衰；有的老药还发现了新用途。

有些人认为新研制出的药物要比老药好，尤其一些慢性病患者久治不愈或疗效不佳时，对网络、报刊、电台、电视台上的新药广告特别注意，一有新药问世，就要买来用一用。也有些人对新药不以为然，认为新药不如老药牢靠可

信，甚至有些患者用某种药好，从此就非用此药不可，对其他药一概不信任。这些做法都有失偏颇。

一个新药的出现肯定要有它的特点，与同类老药相比或是疗效好，或是毒副作用小，或者作用快。目前研制新药都要经过严密的科学试验研究，如进行药物的质量及稳定性考察，在动物身上进行药物的毒性试验、"三致"（致畸、致癌、致突变）试验等一系列安全试验。在这些试验的基础上，还会进行几百例到几千例临床观察。只有这样严格的程序，才能避免20世纪60年代"反应停"造成全世界近万名畸形儿出生的历史悲剧。

对于新药，正确的做法是，一定要严格掌握适应证，注意剂量和疗程，排除禁忌证，不能唯新就用。还需指出的是，现在有些所谓"新药"，其实就是一些常用的老药，只不过是改换了名称，或被冠以洋名，或被改换了包装，由国产变成了中外合资，其有效成分还是同一药物，患者在使用时必须加以注意。

究竟进口药物好还是国产药物好？

进口药物在我国医疗市场的品种很多，覆盖面很大。不少人在选择药物时喜欢进口药，认为进口药比国产药好。其实，这种看法是十分片面的。究竟进口药好还是国产药好，应该具体分析。

从药物的剂型来看，由于国外药物企业尤其国际制药巨头的生产工艺较为先进，生产的控释剂和缓释剂的疗效较好。而国内制药企业受工业原料和生产工艺的影响，生产的控释剂和缓释剂有时会出现药物进入体内后释放不出来或释放过快等状况，难以达到理想的疗效。但目前一般片剂、注射剂、胶囊、软膏等剂型的药物，国产药物疗效与进口药物没有什么差别。特别是抗生素类药物，国产药已完全替代了进口药，进口的抗生素价格是国产的数倍，而从临床疗效和实验结果来看，效果却是一样的。

由于目前从国外进口药物的途径比较多，渠道杂乱，进口的伪劣药物时有所闻，不仅给国家造成较大损失，而且已经影响到患者的健康。

另外，中国人与外国人体质存在着种族差异，对药物的敏感性也不一样，比如，心血管药普萘洛尔可使患者的心率下降20%，所需的血浆药物浓度，黄种人比美国白种人要低1倍多。

因此，对盲目迷信进口药物的人，有必要提醒他们注意，治疗疾病的有效程度，主要是看是否对症用药，治疗方案和药物使用是否合理，并不取决于是国产药还是进口药。不论是国产药还是进口药，只要是符合药物质量标准的合格产品，同样都是有效的。

价格贵的药是否就是好药？

药物是特殊商品，它的价格和疗效并不成正比，价钱的贵贱并不是衡量药物好差的标准。药价的售价是由成本高低、工艺难易、研制周期长短等多种因素决定的。一个新药在研制过程中，从开发、研究，到进入临床有很多步骤，有的药物研制周期长达 10 年以上，投入越大，生产工艺要求越复杂，原料越昂贵，价格就越高。比如，人参和一般中草药相比，前者产量稀少，生长缓慢，出土后还要经过复杂的加工程序才能作为药用，因此价格昂贵；而一般中草药多是土生土长，采集来后只经简单加工即可使用，药价当然就便宜些。有的药厂投入大量的药物宣传广告费，也是导致药物价格昂贵的重要原因。

有些患者在医院看病时，十分关注医生所开药物的价格，认为医生开的药越贵就越好，好像药物的价格决定了治疗效果。如果知道药价仅几毛钱，就怀疑药物的治疗作用；如果医生开的药物价格很贵，则认为医生给自己用了好药，准能治好病。这种想法显然是错误的。药物治疗的关键在于对症，只有对症的药物才能发挥效力。例如衣原体感染的患者，服用价格昂贵的头孢拉定类药物效果并不好，而用最普通的四环素、红霉素却有立竿见影的疗效。具有降压、治疗心脏病作用的心痛定片，国产的药很便宜，而药效却与进口药相同。一个普通的感冒，本来花很少钱就能治好，但如果吃上一大堆价钱很高的进口药，反而会产生不良反应。

即便是价高疗效也好的药物，也须对症治疗，若是滥用，同样会产生不良后果。

另外，市场供应紧张的药物也不一定是疗效好的药物。供应紧张的原因是多种多样的，有的是原材料紧张，有的是成本过高，厂家无利可图，不安排生产，致使某些药物断档。

因此，不能以价格高低评论药物的

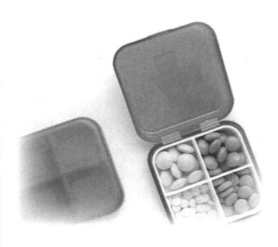

好坏，更不能一味迷信贵重药物。事实证明，贵重药物并非药效一定就好，便宜药物（包括中药在内）如服用适当，照样能够药到病除。

为什么说偏方乱用不得？

民间一直流传一句俗语："偏方治大病"，于是有些人患了病，尤其是在得了久治不愈的慢性病或疑难症时，常不去医院求医，而是四处寻找偏方，以求康复。

偏方亦称"土方""便方"或"验方"。顾名思义，偏方非正方，它是一种在民间流传的、并非完全遵循中医理论制订的药方。毋庸置疑，偏方具有简便易得、省事省钱等特点，在人们的防病治病中有时可起到一定作用，但如果不问病情轻重原委，不管偏方是否科学合理，滥用一气，往往后果极为严重，轻则贻误病情，重则危及生命。

近年来不少地方有游医打着所谓"祖传秘方""宫廷秘方"的旗号，大肆推销各种"药物"，有的甚至大言不惭地宣称"专治癌症等疑难杂症"。这类所谓"药物"，很少不是伪药，其目的是骗取钱财，上当受骗者往往人财两空。前些年，湖南医科大学附院曾对一种传得神乎其神的所谓"抗癫痫秘方"进行化验分析，结果发现其中含有大量西药成分安定、苯巴比妥、苯妥英钠，许多患者服用后出现中毒症状。而常见的治疗风湿病的所谓"偏方"中往往含有大量激素，患者服用后出现了"满月脸""水牛背"等激素的副作用，才知自己上当。

如果有人希望试用偏方，最好在医生指导下使用。偏方大多是民间口传耳闻而来，可能以讹传讹，在药名、用法、用量、适应证等方面存在着许多不确定性，再加之疾病及患者的年龄、性别、体质存在差异，疾病种类复杂，同一偏方很可能张三用了有效，而李四用了就不一定有效。比如，同是咳嗽，中医有寒热虚实之分，因此，人人皆知的"川贝冰糖蒸梨"的偏方也不是止咳的"万能药"，只适用于虚热久咳、痰少咽燥的咳嗽，而对痰多色白、畏寒鼻塞的风寒咳嗽等就不适宜。

此外，有的偏方中含有毒剧药或有毒药物，这类偏方使用要格外注意，尤其老、孕、幼及体弱患者更应慎而又慎。比如细辛，中医有"细辛一般不过钱（约3克）"的要求，如果偏方中细辛量用大了，很可能会出现不良反应。再如治疗便秘的大黄，如果用量大了会造成腹泻，甚至导致脱水。

如果服用偏方的同时，又服用其他药物，还要注意偏方中的药物与所服其他药物有无配伍禁忌或增加毒性等问题。

因此，总的来讲，不应随便使用偏方，即使是服用确有疗效的偏方，也应征得医生的同意。

为什么街头游医、药贩的药不能买？

无论是在县镇乡村，还是在繁华城市，只要你稍加留意，就常会发现在大街小巷的墙头、电线杆上贴有许多传单式的医疗广告，治尽人间各种疑难杂症，什么癌症、不孕症、性功能低下、性病、癫痫、狐臭、中耳炎、肝硬化、慢性肾炎、糖尿病等等，概言之，凡正规医院治不了的病，他们全能治，似乎个个是"华佗重现""扁鹊再生"。其实这些人纯粹是些攫取不义之财的江湖骗子，治病心切的人们切不可轻信这些人的花言巧语，有病绝不能找他们看，更不能买他们的药。

医学发达的今天，已非当年江湖医生、走街郎中的时代，治疗疾病有了各种正规的医院，人们完全可以"大病上医院，小病去药店"。

街头药贩也轻信不得。许多骗子利用贵重药材较为紧缺的机会倒卖假药，如用大理菊根、紫茉莉根、甚至土豆做

的假天麻；鸡蛋黄、砂子掺成的假麝香；破皮鞋熬制的假阿胶；牛鞭冒充鹿鞭等。街头常见伪品的名贵药材还有人参、牛黄、灵芝、虫草、羚羊角、蛤蚧、熊胆、马宝、狗宝、猴枣、珍珠、琥珀、红花等。最可恶的是，有些假药不仅不能治病，反而会使人中毒，如人参伪品商陆、华山参，大料伪品莽草等均能使人中毒。

为什么他人赠送或转送的药物不可乱用？

在日常生活中，常有人将自己吃不完的药物给家人服用或转赠他人服用，或者接受他人赠送、转送的药物来治疗疾病。专家提醒，并不是所有赠送、转送的药物都不能用，而是不能乱用。如要使用，应该注意以下几个方面：

（1）对于处方药，切不可乱用，一定要咨询医生或药师，特别是抗生素、心血管类药物，随意使用可能出现严重后果。

（2）对于非处方药，要仔细阅读药物说明书，并明确自己患什么病，要根据症状对症用药，不可盲目服用。

（3）对于进口药物，特别是直接从国外带进来的没有中文说明书的药物，必须准确弄清楚该药的名称、性质、适

应证、用法、用量等。最好向医生或药师咨询后再用。

（4）对于名贵中药材，要认真确认是否为真品，是否已变质。

（5）对于一些补药和保健品，切不可随意服用，并非所有的补药人人皆可服用，必须根据中医理论和自己的身体状况有选择地服用。

（6）对于赠送或转送的药物还要仔细查阅药物有效期，过期药物再昂贵也应弃之不用。

为什么不能轻信虚假广告？

目前，网络、电视、电台、报刊上的药物广告非常多。在药店里、大街上或者医院门口也不时会接到递到手中的一张张药物广告。看一下这些广告，你会发现这其中有相当一部分"神药"，有的能包治百病，有的对癌症、风湿病、牛皮癣等疑难顽症有独特疗效，有效率和治愈率高达90%以上，而且起效快、安全、无痛苦、几乎没有任何不良反应。粗看这些广告真让人兴奋不已，"患者的福音""疾病的克星""一粒见效""有效率98%"等动人语言对不谙医药知识的公众来说无疑具有很大的吸引力。可是如果你再仔细看一下，就会发现这些广

告都没有药品管理部门批准的准许药物生产的文号即"药准字号"和准许做广告宣传的"药品广告审批文号"。

社会上常见的这种虚假药物广告，已成为当今"公害"之一。其实，这种蒙骗欺诈的商业行为，不单是我国的"土特产"，在世界上最发达的国家美国，骗人的药物广告也层出不穷。据美国食品和药品管理局（FDA）估计，美国人因上虚假医药广告的当而花费的金钱，每年高达200亿美元以上。这些骗子天花乱坠地吹嘘某种"神奇疗法"（包括药物）可以治愈癌症、艾滋病、肥胖、糖尿病、牛皮癣等疑难疾病，为此受骗上当者屡见不鲜，有的人甚至失去了生命，有的留下了终身残疾，给他们及其家人带来了无法弥补的损失。

普通人由于缺乏医药方面的知识，对于如何识别虚假医药广告，很是茫然。

为此，美国一位名叫霍普金斯的医生提出了下面5项有益的忠告，对人们

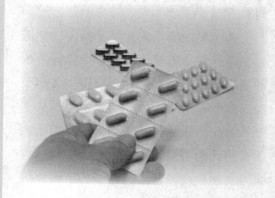

颇有参考价值。

（1）世界上没有十全十美的疗法。如果有人标榜自己研制的治疗方法疗效神奇，药到病除，疗效完美无比，无任何毒副作用，那么你最好不要轻信它，因为所有的药物都有毒副作用，所有的外科手术都具有一定的危险性，也都有留下后遗症的可能性。

（2）世界上没有不被公开报道的科研成果。只要某项科研一有突破，必定先由权威的专业期刊披露，接下来是网络、电视、报纸等传媒的广泛宣传与报道。这些科研成果一经报道，有关科学家首先会知道，他们就会对新药或新的治疗方法提出各种意见，并重新进行验证，有的科学家还会提出截然不同的试验结果。过去有些新药或新疗法就是通过这种重复性的验证最终被证明无效而停止使用的。如果有人向你推荐的是未经公开报道的新疗法，你最好不要轻易相信。

（3）当今世界公认的疑难病，没有简便、快速和无痛苦的疗法和药物。当医学界尚未找到一种有效疗法对付某一种疾病（如癌症、艾滋病）时，如果有人向你推销对付这些病的特效药物或疗法，你还是把钱留在自己的口袋里为好。那些对多种疾病都非常有效的药物和疗法，也同样不能轻信。

（4）世界上没有什么秘而不宣的疗法。任何人只要发现了治愈癌症、艾滋病等绝症的方法，他一定会名震四海，各种媒体也会争先报道。如果有人告诉你，医学界因为他的成就而迫害他，政府也压制他的发明创造，他只好悄悄地暗地里施展自己的才能，这时你一定要小心，这个人极可能正在编织谎言设圈套来引你上钩。

（5）有人证也不足全信。如果有人宣称自己的疗法早已被医学界承认，并且有十余人治愈的资料供查证，奉劝你也不要太轻易相信他们的话，因为这种"真的有效"可能是偶然的，也可能是像安慰剂似的心理作用，还有的可能是诊断错误，患者实际上根本没有得这种病。更不容忽视的是，在当今商业社会中，商家收买个别医生和患者作伪证的事也时有发生。

此外，还应提醒大家，对某些新闻媒体的医疗、药物专题报道也应辩证分析和看待，因为新闻记者大多不具有医药专业知识，加上个别人不深入调查研究，做出的报道并不是真正科学的、公正的、属实的，有时甚至帮了骗子的忙。当年轰动一时的"还阳草治癌仙姑"案，不就是很好的例子吗？

为什么不能按广告吃药？

用药治病是一件专业性极强的事情，其关键在于能否对症用药。对于不同的病，该用哪种药物，该用多大的药量，该用多长时间，只有专业的医生经过认真诊断才有处方权。而按广告吃药，由于患者通常缺乏基本的医药知识，而病情又千差万别，因而很难达到对症下药。更何况药物都有一定副作用和禁忌证，而广告是为了推销药物的，往往只宣传其长处而故意不去提及它的不良反应，因此，盲目按广告服用药物，不但难以治病，而且也是十分危险的。

如何自己去药店选购中成药？

自己去药店购买中成药时，一定要注意以下几点：

（1）现在正规药店都配备有执业药师，所以自己到药店购买中成药时，要尽量把病情、症状描述给药店内的药师，以便得到他推荐的药物。尤其是很多中成药的药名十分相像，可它们的功效却不相同，比如银翘解毒丸与羚翘解毒丸、活络丹和小活络丹、人参归脾丸和人参健脾丸等等，因此切不可望文生义，不要光看名字差不多就购买，患感冒就买

与"感冒"有关的药物，有胃病就买与"胃"字有关的药物。一定要咨询药师，以免错买了不确切的药。如喉症丸由苦寒清热药组成，具有清热解毒、消肿止痛之功，对急性咽喉炎、急性扁桃腺炎有效，但对慢性喉炎效果并不好。又如痛经丸能治疗妇女痛经，但只适应于寒凝血瘀之痛经，对气血虚弱的痛经就无效。

（2）一定要注意药物的批准文号。购买治疗用的中成药不同于购买保健药，必须要购买标有"国药准字"的药物。

（3）选药时要仔细阅读药物说明书，然后根据药物的功效选择适合自己病情的一种或几种中成药，或者按照医嘱购买中成药。中成药的说明书中"功能与主治"一栏告诉了我们很多信息，这个药适合什么病什么证都一目了然。还有"不良反应"和"注意事项"，也需要了解清楚，看自己是不是在不能服用或慎重服用这种药物的人群范围内。

（4）选购中成药时，一定要注意药物的有效期或失效期，快到有效期的药物最好不要购买。不少人会忽略这一点。

（5）选中成药时要注意选择合适的剂型，比如，为孩子选中成药要注意药物的口感、服用是否方便、用量是否可以控制得比较准确等问题，因为儿童对苦味很反感，糖浆剂或是体积较小的片剂、丸剂就比较好服用。再比如，糖尿

病患者一般要非常慎重地选择含糖多的中成药，像糖浆剂或含糖颗粒剂等就应尽量不要购买。

（6）千万不要"不求最好，只求最贵"。购买中成药时，有这种心态的人不在少数，尤其在选择与孩子健康相关的药物时，有些家长不由自主地会选择最贵的。其实，很多价格比较贵的中成药，定价里面有一半以上的钱是药厂的广告费。所以要"货比三家"，好好比较一下同类产品，主要是看处方中主药（排在前面的几味药）类似的那些产品，可以选那些厂家信誉较好的、价格适中的药。有些人购买中成药时也看药物的成分，却主要是看有无贵重的药物成分，认为贵重的药物功效必佳。有些药物如安宫牛黄丸、清心牛黄丸中的牛黄是一味贵重而起主要作用的药物，缺之则功效较差。但有些人看到"××虎骨丸"或"虎骨××丸"就认为是好药，药效必佳，殊不知现在老虎都少见，哪来那么多虎骨入药呢？"乌鸡丸"与"乌鸡白凤丸"是同药不同名，有些人买后者而不

买前者，因为有"白凤"会更贵重（实际哪有什么白凤）。有些人买补肾壮阳药，见有"鞭"字的才买，只因为鹿鞭、海狗鞭稀有。事实上，好药不在于药物的贵重与否，而在于药物是否对症。

家庭购买中成药时最容易犯的错误有哪些？

家庭在自行购买中成药时，最容易犯的错误有以下几个：

（1）随意选药：前面讲过，中医讲究辨证施治，同一疾病会有不同的证型，家庭自行购买中成药时，必须要根据疾病的不同证型选择对症的药才行，否则有时疗效会适得其反。比如，感冒的种类繁多，假如不能很好地分清自己的感冒属于风寒还是风热就随意购买，反而会导致药物服用后上火或者是加重脾胃虚寒。

（2）认为中成药没有副作用：常言道，"是药三分毒"，不论什么药物，在其发挥治疗作用的同时，通常会存在一些不良反应，中成药当然也不例外，若使用不当，也会出现一定的毒副作用。另外，有些中成药本身含有毒成分，如大活络丸含草乌，补肾益脑丸和柏子养心丸含朱砂等，此类药物一定要在中医

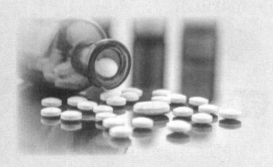

师的指导下服用。

（3）剂型选择不合理：中成药的剂型较多，每种剂型都有自己的适用范围，在购买时必须合理选择。如丸剂和片剂吸收较慢而作用持久，适用于较轻或慢性病患者；冲剂和散剂一般吸收较快，适用于急性病患者；浸膏剂通常以滋补为主；注射剂因作用快、吸收迅速，适用于重症和急救或不能口服的患者。

（4）随意加大剂量：中成药的用量应以药物的性质、患者的病情及个体差异等诸多因素综合分析而定。如果不了解药物的成分，尤其是含有毒性成分的中成药，随意加大剂量，不但无法达到治疗目的，有时反而可能出现较为严重的不良反应。

（5）把补益类中成药当营养品：补益类药物有补阳、补气、补血、补阴之不同，分别适用于不同的人群。应用补益药应遵循"虚则补之"的原则，要注意"防止不当补而误补"和避免"当补而补之不当"。补气、补阳药多温燥，易助火生热，补血、补阴药易滋腻碍胃。如高血压患者

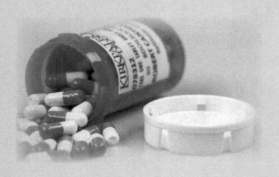

甚至健康人服用过量人参，可能出现"滥用人参综合征"；痰湿体质者选用六味地黄丸、阿胶等来滋补身体，则可能出现腹胀等不良反应。有些人对补脑、补肾、补气、补阳的药物感兴趣，常常对号入座，认为自己肾虚、气虚、血虚而大量服用。实际上，中医治病讲究辨证施治，是虚证才用补药，非虚证用补药反而适得其反，加重病情。就算是精神不佳或是一些"亚健康"状态，通过适当休息，调节饮食，也完全可以恢复，没必要盲目服用补药。

（6）不合理的联合用药：中成药与汤药、不同的中成药之间、中成药与西药等的联合用药，必须仔细阅读说明书，了解其成分，避免含"十八反"的中成药联合应用。例如消渴丸是含有西药格列本脲的降糖中成药，若随意与其他降糖西药合用，很可能会导致血糖过低等严重不良反应。

因此，家庭在自行购买中成药时，一是最好根据医生的嘱咐购买药物，不能自行购买不符自身身体情况的中成药；二是在选择中成药时，一定要明确其治疗范围和禁忌证等。

在网上购买药物安全吗？

非处方药相对来说较为安全，因此，

一般而言是可以在网上自行购买的。但互联网具有复杂、开放、多变等特点。与线下消费不同，线上消费具有很多不确定性，受各方因素的影响，如今网上药物销售仍存在安全性难以把控的问题。

在实体药店购买药物都有收据、小票作为凭证，可以让消费者买得放心，即便出现问题也投诉有门，但网上购药则存在一定风险。尽管发展网上售药渠道是一件方便百姓的好事，而且目前多数正规的网上药店都是从实体药店脱胎而来，但这并不排除违规网上销售渠道的存在。

除了药物真伪难辨，物流配送也是网购药物安全性出现问题的重要隐患。比如环境变化、温湿度差异等都会对药物保存产生较大影响，如何保存药物，是物流配送需要解决的一大问题。

自己在网上购买药物，首先要学会判别店家是否有销售药物的资质。按照国家药品监督管理局的规定，通过网络发布药物信息必须获得药监部门核发的《互联网药物交易服务资格证书》。所以，一定要选择有资质的网上药店购买中成药。如果心存顾虑，目前最靠谱的购药渠道仍为实体药房。

在核实完商家是否有销售药物资格后，还应核实所售药物的资质。我国目前生产新药或者已有国家标准药物的，须经药物监督管理部门批准，并发给药

物批准文号（生产没有实施批准文号管理的中药材和中药饮片除外）。药物的相关信息消费者可以登录国家药品监督管理局官方网站查询。

如何从批准文号上区分西药和中成药？

我国一般把药物分为中药、化学药物、生物制剂、进口药物国内分包装、辅料。通过药物包装上的批准文号"国药准字"后面的字母就能判断是什么药物了。药物在包装上一定能够看到批准文号："国药准字 H（或 Z.S.J.B.F）+4 位年号 +4 位流水号"，它的意思是国家药品监督管理局批准生产、上市的药物，H 字母代表化学药物、Z 中成药、S 生物制品、J 进口药物国内分包装、B 保健药物、F 辅料。你看到药物包装上有批准文号"国药准字"就是药物了，"国药准字"后面的字母 H 就是化学药，Z 就是中成药。

如何识别中成药中是否非法添加了西药？

一些不法商人为了获取高额利润，

在中成药中非法添加西药，却往往以所谓"纯天然"中成药的名义销售，而且多用于治疗一些常见慢性病和疑难病症，令许多人上当，欺骗性很大，一定要小心鉴别。

非法添加西药的所谓"中成药"大致有以下几种常见的类型：

（1）抗风湿类中成药：此类中成药多擅自添加强地松、醋酸强地松、磷酸地塞米松等，或添加炎痛喜康、双氯灭痛等其他抗炎镇痛药。由于添加了激素类药物，风湿患者在服用假药后，症状能在短时间内得到缓解，因而往往误认为假药的疗效好，但长期服用此类假药会造成药源性疾病，后果非常严重。

（2）补肾壮阳类中成药：此类中成药往往非法添加枸橼酸西地那非（即伟哥）或甲磺酸酚妥拉明等化学药物。假药往往在药物外包装上印有"速效型""无效退款"等广告语，标示的主要成分以"××鞭""××肾"较为多见。除了非法添加化学药物的补肾壮阳类假药外，目前市场上一些补肾壮阳类保健食品中也有非法添加枸橼酸西地那非的现象，应注意辨别。

（3）降血糖类中成药：治疗糖尿病的中成药多数显效缓慢，疗程较长，而添加降糖西药后，常常疗效迅速，但若长期服用，会引起严重副作用。此类假药多是在中成药中非法添加盐酸二甲双胍、格列本脲、格列吡嗪等价格低廉的降糖西药，而后以高出原来十几倍甚至上百倍的价格销售，并冠以"糖尿病新药特药"的名称。

（4）降血压类中成药：西药降血压药一般疗效迅速，但长期服用往往有一定副作用，所以许多患者希望服用副作用小、见效快的中成药。造假者迎合患者的这一需求，在某些具有降血压作用的中成药中擅自添加氢氯噻嗪、利血平、盐酸可乐定、硝苯地平等常用的降血压西药。

（5）抗菌消炎类中成药：这类假药多在中成药中非法添加化学合成抗菌消炎药或抗生素，如甲硝唑、磺胺类药、诺氟沙星、盐酸四环素等。典型的案例就是曾经震惊全国的"梅花K"假药案。

（6）平喘类中成药：正规的治疗哮喘的中成药一般显效较慢，造假者为达到"速效"的目的，常常在中成药中添加醋酸泼尼松、氨茶碱、磺胺类等西药。如被查处的假药"复方川羚定喘胶囊"，就是在中成药中添加了大量的氨茶碱和激素类药物。

（7）催眠类中成药：这些假中成药中往往非法添加一些常见的镇静类药物，如安定、利眠宁、舒乐安定等，却以中成药的名义蒙骗患者。

作为个人，可以从下面几点来识别

中成药中是否添加了西药：

（1）非法添加西药的中成药多以厂家直销的形式在市场销售。

（2）非法添加西药的中成药往往肆意夸大药物的功能和主治范围。

（3）非法添加西药的中成药以片剂、胶囊剂、丸剂居多，参照药物说明书中标示的成分对片心、丸心、胶囊内容物的颜色、气味、状态等进行对照，即可初步识别药物真伪。

（4）非法添加西药的中成药外包装往往都很精美、华丽，比正规药物的包装盒要大，或采取组合包装盒。

（5）非法添加西药的中成药的生产日期、生产批号和有效期常常是与包装盒同版印刷出来的，而不是在生产过程中喷码打印出来的。

（6）非法添加西药的中成药在包装上多印有"最新技术""疗效最佳""国家级新药"等绝对性广告宣传语。

（7）非法添加西药的中成药的商品名称字号通常硕大而突出，通用名称则很小或根本没有。

当然，对中成药非法添加西药的最可靠的鉴别方法是理化鉴别法。利用现有西药制剂的快速鉴别方法，结合中成药的一些特点，绝大多数非法添加西药的中成药能够被检验出来。常用的理化鉴别方法包括显色反应和薄层色谱法，这是鉴别中成药中是否添加西药的重要

检测手段，具有快速、灵敏、准确等特点，但这需要专业的药物检验机构才能进行。

怎样避免买到假药？

要避免买到假药，最关键的是要注意以下几点：

（1）从合法正规的渠道购买药物。到药店买药，首先要看是否具有《药物经营许可证》《营业执照》等；其次要看是否有佩戴胸卡的药师在岗。

（2）查看药物批准文号。每个药物都对应唯一的批准文号，可到国家药品监督管理局网站（www.sfda.gov.cn）查询药物批准文号的真伪。

（3）要查看药物外包装上标示的药物通用名称、适应证、规格、生产厂家、生产日期、产品批号、有效期等是否清晰易辨，药物是否在有效期内。

（4）处方药要凭医生开出的处方购

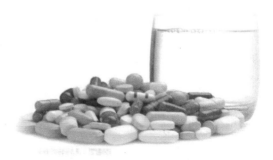

买；购买非处方药要留意标示的适应证或功能主治与自己的病情是否相符等。

（5）购买药物时要索取标明药物名称、生产厂商、数量、价格、批号等内容的销售凭证。

如何正确阅读和理解药物说明书？

药物说明书是指药物生产企业印制并提供的，包含药理学、毒理学、药效学、医学等药物安全性、有效性重要科学数据和结论的，用以指导患者正确使用药物的技术性资料。通常一个整包装的药物内部都会有一份药物说明书，也有的是直接印在包装上或瓶签上。中药习惯上称为仿单。

按照国家规定，药物说明书必须包括以下内容：药物名称、成分、适应证或者功能主治、用法、用量、不良反应、禁忌、注意事项、规格、有效期、批准文号和生产企业。

药物说明书还必须包括孕妇及哺乳期妇女用药、药物相互作用，缺乏可靠的实验或者文献依据而无法表述的，说明书保留该项标题并应当注明"尚不明确"。

药物说明书还应当包括临床研究、

儿童用药、老年用药和药物过量、药理毒理和药代动力学。缺乏可靠的实验或者文献依据而无法表述的，说明书不再保留该项标题。

化学药物、治疗用生物制品、中药、预防用生物制品说明书书写的具体内容和格式按照《化学药品及治疗用生物制品说明书规范细则》《中药说明书规范细则》《预防用生物制品说明书规范细则》的规定执行。

可见，药物说明书十分重要，在自购药物时和服用之前，一定要仔细阅读。

（1）药物名称：药物的名称通常可分为商品名或通用名。通用名是全世界通用的，一般用英文表示，任何书刊杂志上出现的应是统一的名称。统一通用名的药物可以有很多商品名，因此，不同的商品名意味着不同的厂牌，也意味着不同品质的产品。有些不同的药物，名称只差一个字，要注意区分，不要认错。

（2）批准文号、生产批号：药物批准文号是国家药品监督管理局批准药物在中国境内上市的文号，是药物合法性的重要标志。国外以及中国香港、澳门和台湾地区生产的药物进入内地上市销售的，必须经国家药品监督管理局批准注册，并取得相应药物批准文号。批准文号是判别假药、劣药的重要依据。

药物批准文号格式如下。

境内生产的药物批准文号格式为：国药准字 H（Z、S）+4 位年号 +4 位顺序号。

中国香港、澳门和台湾地区生产的药物批准文号格式为：国药准字 H（Z、S）C+4 位年号 +4 位顺序号。

境外生产的药物批准文号格式为：国药准字 H（Z、S）J+4 位年号 +4 位顺序号。

其中，H 代表化学药，Z 代表中药，S 代表生物制品。

生产批号表示具体生产日期。

（3）有效期或失效期：有效期或失效期用来确定效期药物的有效时间。

（4）药物成分：若是复方制剂，则标明主要成分。

（5）适应证：它是生产厂家在充分的动物药效学实验及患者临床观察的基础上所确定，并经国家药品监督管理局审核后才允许刊印的，往往包含很多适应证。也有的标明"药理作用和用途"。中药此栏目标为"功能与主治"。

（6）用法用量：如果没有特别说明，一般标明的剂量为成年人常用剂量。如若小儿或老人，则会标出如何折算。应当提醒的是，有些说明书上用法用量是以药物的含量为单位标明的。如每次25～50毫克，这要根据瓶签的每片含量折算。如果标示量为25毫克/片，那就是等于每次限用1～2片。千万不要以为

"毫克（mg）"等于片，一次吃上 25～50 片，这种事不是没有发生过，媒体上就报道过如此服用药物导致中毒的例子。

（7）毒副作用：每一种药物或多或少都会存在毒副作用，毒副作用是药物药理作用的另一侧面。药物的其他不良反应也常包括在这一栏，但不一定与药物的药理作用有直接关系。

（8）注意事项或禁忌：安全剂量范围小的药物必标此栏，而安全性较高的药物可能无此栏。注意事项还包括孕妇、哺乳期妇女、小儿、慢性病等特殊患者应注意的内容及与其他药物合用的禁忌。

（9）贮存：需特殊贮藏条件的药物，则在此栏标明，如避光、冷藏等。

（10）规格：包括药物最小计算单位的含量及每个包装所含药物的数量。

当然，药物说明书虽然可以帮助患者了解药物，但对于全面认识药物还远远不够。所以患者切不可凭借一份说明书想当然地擅自乱用药物。

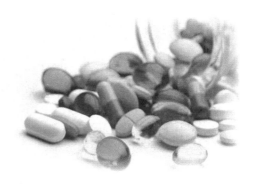

如何看懂中成药的说明书?

（1）重点要看明白中成药说明书上"用于……引起的……"那一句话，而不是只看它治疗的症状，因为同样的症状，可以是不同原因引起的，中药治疗的多是病因，症状只会在药物中兼顾到，这也是中医治本的宗旨所在。

"用于……"后边的话，往往确定了病性和药性，比如："用于中气不足引起的……"就说明是补药，因为中气不足是因为气虚，这个药肯定是补气的。要是"用于肝郁气滞引起的……"就是个疏肝药。虽然这两个药物后边的症状可能都是胃疼，但引起胃疼的原因不同，一个是因为中气不足，一个是因为肝郁气滞，前者是补的，后者是疏泄的，不能用反了，如果是气虚的人吃了疏肝的，可能会加重气虚，如果是肝郁的吃了补

气的，会增加郁滞。

（2）一定要分清中成药的寒和热，这是服用中成药之前最基本的要求。这一点可以从药物名称上下手，一般有"清热""清火"乃至有"清"这类词的药物，性质都是偏凉偏寒的，比如牛黄清火丸、黄连上清丸。而有"温""补"字样的一般都是偏温的或有滋补作用的药，比如补中益气丸、金匮肾气丸。

但是也有例外，比如最常用的"感冒清热冲剂"，就是个起反了名字的药，这个药实际上是温性的，治疗由于受寒引起的感冒，一般症状是浑身怕冷、酸疼，无汗，鼻流清涕，而且嗓子不疼、不肿，如果按它的"清热"意思当凉性的药物吃，那就用反了。辨别感冒属寒属热有个诀窍，感冒同时有嗓子疼的，一般都是热性的，这个时候至少不能吃感冒清热冲剂，而应该吃双黄连、银翘解毒丸之类。

七 家庭存药讲究多

家庭如何正确保存药物？

引起药物变质的原因，除了存放时间太长外，就是环境因素的影响了。环境因素主要有湿度、温度、空气、光线等，如果保存不当，会加速药物变质。

家庭药箱中的药物保存时应注意以下几点：

（1）防潮保存：很多药物在潮湿的空气中会吸收空气中的水分而潮解，如阿司匹林、APC、胃蛋白酶、胰酶、酵母片、复方甘草片、维生素 B_1 片、安络血片、碘喉片、苯妥英钠片、葡萄糖酸钙、乳酸钙及一些含糖多的片剂、冲剂、中药丸剂、胶囊剂、浸膏片等。潮解后的药物可出现溶化、发霉、发酵、粘连

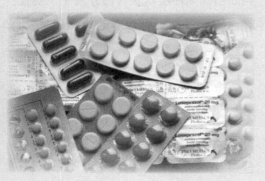

等现象。药物应尽量放在密闭的小瓶内保存，并置于干燥处。尤其夏季更应注意防潮。

（2）冷藏保存：温度过高会使某些药物变质，家庭需低温保存的常用药物如胎盘球蛋白、红霉素眼药水、利福平眼药水等，这类药最好放在冰箱内的冷藏室。受热易挥发的药物虽不需要冰箱内保存，但也应置阴凉处，如一些芳香水剂等。栓剂也应置阴凉处保存，因为温度稍高即会使其变形。糖尿病患者用的胰岛素、备用的血液制品和疫苗等，也应低温保存，单独包装并放入冰箱的冷藏室，以防失效。

（3）密闭保存：有些药物放置空气中太久容易风化，故应密闭保存，如硼砂、柠檬酸、硫酸镁、奎尼丁、硫酸奎宁等。有些药物长期接触空气会被氧化，如维生素 C、鱼肝油滴剂等。有的则可与空气中的二氧化碳发生作用，如氨茶碱、氧化镁、苯妥英钠、巴比妥钠、苯巴比妥钠等。还有一些易挥发药物也要密闭保存，如碘酒、十滴水及其他酒精制剂。

（4）避光保存：有些药物在光线的作用下，会促其变质，应置于棕色瓶中，并置暗处保存。尽管要求避光保存的大多是针剂，家庭用药中不常用，但其他药物也都应尽量避光存放。

（5）中药材置阴干处：中药材不要放在冰箱内保存，因为冰箱内潮湿，久放会使药材发霉，故中药材一般放在阴凉干燥处即可。

（6）分类保存：药物应存放于洁净、干燥、阴凉处固定的箱子或抽屉内，并应按内用、外用、成人、儿童等类别存放，以免用错。内服药和外用药要严格分开，并用不同颜色的标签，通常内服药用蓝色标签，外用药用红色标签。尽可能保存原包装，无原包装的可在贮器上标明药名、有效期、服用方法及主要治疗何种疾病等。同一贮器内千万不能贮不同种和不同效期的同一种药物。

（7）定期检查：定期处理过期或外观有变化和久存不用的药物。如发现药物变质或存放时间较久，应及时弃掉。另外，要放在小儿不易拿到的地方，以防意外。

（8）随身携带的自我急救用药，如硝酸甘油等，应放在左胸上衣口袋内，最好在外衣明显处作一文字标记，注明"我是心脏病人，急救药放在内衣左上口袋内"，并写明用药方法，一旦意外情况发生，他人帮助时用药便利。

过期的药物还能不能继续使用？

凡是规定了有效期限的药物，应当严格按照规定的贮藏条件保管，并在有效期内用完。如果过了有效期限药物还没有用完，作为销售与医疗部门，如果存量较多，外观又无异常变化，可送药检所检验。如仍属合格，根据情况可考虑适当延长使用期限。作为家庭，如果只剩了几片、几支药了，一般就不值得去做检验，应停止使用，并及时处理掉。

家庭怎么识别药物是否已经变质？

要准确判断药物是否已经变质，必须送到专业的药物检验部门进行检验，才能下结论。但有些常用药物，在观察其外观、形状等外部变化后，一般便可判断出其内在质量是否已经发生了变化。

（1）片剂：不包衣的压制白色片颜色变黄，或有色片颜色加深，并有斑点、表面粗糙凹凸不平、疏松、裂片、粘连、异臭等现象时，说明药片已经潮解或发霉、变质，不应再继续使用。如阿司匹林片上析出小结晶、维生素C片变色、酵母片发霉等。糖衣片稍有褪色时，尚可考虑继续使用，若已全部褪色，或露出药物，或糖衣面发黑，或出现严重花斑、发霉、包衣层裂开、粘连等现象，说明已经变质，则不应再使用。

（2）颗粒剂（冲剂）和胶囊剂：颗粒剂（冲剂）和胶囊剂若出现发霉、异臭、变色等情况时，表明已经变质，不宜再用。

（3）针剂：无论是水针还是粉针，如无色的变色，有色的颜色加深，一般表明已经变质，均不应再使用。水针药液中若出现真菌污染的絮状物、黑白斑点、霉点、安瓿裂纹等，也不能继续使用。有些针剂低温时溶解度小，天气冷时或冰箱存放时会析出结晶，用温水稍稍加热便可溶解，这类药物一般会在说明书上注明，应依据药物说明使用。

（4）滴眼药：眼药水应是澄明溶液，如有结晶、沉淀、花点、絮状物或变色，一般表明已经变质，不能再使用。如斑马眼药水变黄时，利福平眼药水由鲜红色变浅橙红色时，都不宜再用。

（5）糖浆剂、合剂等液体口服制剂：糖浆剂、合剂等液体口服制剂颜色本身虽有深有浅，但如果在原色的基础上出现变色或发霉，或大量沉淀、产生异臭等现象，一般表明已经变质，不宜再使用。

特别要强调的是，凡是注明有效期的药物，无论外观有无变化，只要过了有效期，就不应再继续使用了。

如何处理用剩下的药物？

每当患病痊愈后，使用的药物一般不会恰好用完，全部弃掉，确是浪费。不加选择地一概留存，时间一长，有些会失效变质，再用还可能反受其害。哪些该留哪些不该留，要视具体情况而定，不宜留存的及时弃掉，适宜留存的要进行妥善保管备用。

不宜留存的药物应掌握以下几条原则：

（1）需要服用时间较长而所剩无几不够一个疗程的药物不留，如某种药是每天2次，每次2片，一个疗程2～3天，共需十几片，若所剩药物只有两三片，就没有保留价值了。

（2）极易分解变质的药物不留，如阿司匹林极易分解出对胃肠有刺激性的物质；维生素C久置易分解而失去药效。

（3）有效期短、没有长期保留价值的药物不留，如乳酶生片、胃蛋白酶合剂等放置时间稍久就会药效降低，以致失去药效。

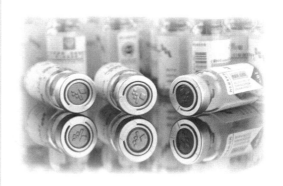

（4）没有良好包装的药物不留。一些药物遇潮容易变质，需要有避光防潮的良好包装，如包装不好的中药片剂吸潮后会霉变。

（5）没有标明有效期、失效期，或自己忘记标明购买日期、使用日期的药物不宜留，因这类药物无法掌握是否失效和存放时间。

（6）不常用的药物不留。这类药物若存放多了，既不便管理，也易造成混淆。

（7）不掌握作用与用途的药物不留。因不了解其适应证，根本不可能再用。

（8）注射液及某些眼药水等灭菌制剂不留。注射液使用要求很严格，家庭不宜存留。一些抗生素眼药水需临用新配，放置久了会变质失效，也不宜存留。

经过筛选准备留存的药物，在存放前还要做以下处理：

（1）包装处理：没有良好包装的药物应更换包装。如医院药房取的药大多是用纸制药袋装放，最好换装到小瓶内

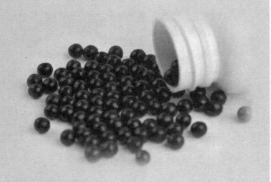

密闭保存，防止水分与空气的影响。如需避光，应置于棕色瓶内。

（2）标签处理：要及时贴好标签，注明药名、适应证及用法用量。内用药与外用药要用不同颜色标签或不同颜色笔书写，以示区别。另外还要标明购买日期或医院拿取日期，作为今后清查药物时的参考。

怎样正确解读药物的有效期？

凡规定了有效期限的药物，在外包装及说明书上都有注明。通常有以下几种表示方法。

（1）注明有效期限的规定年限：使用时可根据生产批号推算。国内药物的生产批号是指制造药物时，用同种原料、同种辅料、经同一次加工所得产品的生产时间。它是以日期来表示的，多数以6位数字标号，前两位数字表示年，中间两位数表示月，后两位数表示日。有些在6位数后还标有当时生产的第若干批。如批号为230809—2，有效期限为2年，即表示该药物是2023年8月9日第二批生产的，可以用到2025年8月8日。

（2）注明有效期：表示方法同药物批号。如某一药物标明有效期221123，即表示该药可以使用到2022年11月23

日。但多数药物的有效期精确到月，如有效期2308，即表示该药物仅能用到2023年8月31日。

（3）注明失效期：表示方法与有效期相同，代表药物失效的时间，虽然与有效期仅差一字，但在使用期限上却相差很多。如失效期2208，则表示该药8月份已失效，只能用到2022年7月31日。因此，应当注意区分有效期和失效期。

另外，不同国家的使用习惯不同，标注方法也不同。主要有以下几种表示方法：

（1）用"Exp."（Expiry Date）表示，意思是"使用到……末为止"。如Exp. 102023表示该药物可使用到2023年10月31日，也即2023年11月1日起失效，相当于我国使用的有效期。以前一直将Exp当失效期使用，应予以纠正。

（2）用"Use By"表示，与Exp相同。

（3）用"Valid"（Valid Date）表示，与Exp相同。

（4）用"Use Before"表示，意思是"在……之前使用"，相当于我国使用的失效期。如Use Before 10. 2023. 表示该药物须在2023年10月1日之前使用，2023年10月1日起已经失效，不能再使用。

进口药物的年月日表示习惯与汉语不同，常见的是以月、年或月、日、年的顺序表示，而且有时月份用英文字母缩写来表示。英文月份的缩写如下：Jan（1月）、Feb（2月）、Mar（3月）、Apr（4月）、May（5月）、Jun（6月）、Jul（7月）、Aug（8月）、Sep（9月）、Oct（10月）、Nov（11月）、Dec（12月）。

除了东南亚多数国家与日本对年月日的表示方法与我国基本相同之外，其他国家对年月日的表示方法与我国不同，因而对药物有效期的表示也不完全一致。欧洲一些国家是按日、月、年的顺序排列，如有效期2023年9月28日，表示为28.9.2023；而美国是按月、日、年的顺序排列，如有效期为2023年10月24日，则表示为10.24.2023。

家里如何保存中成药？

很多家庭的小药箱中，都有相当多的中成药，但不少人对如何正确妥善地保存中成药并不很清楚。其实，中成药的保存是十分有讲究的。

实验证明，药物储存温度每升高10℃，药物中的化学反应速度就会增加3~4倍，这将会导致还在有效期内的药物变为不合格药物。因此不论西药还是中药，都要严格按照说明书上的储存条件进行保存。

一般来讲，室温一般是指10~30℃；阴凉处不超过20℃，冷处是指2~10℃。

特别值得注意的是，通常所说"冷藏"，是指在冷处（2～10℃）保存，而非冷冻，过低温度会导致一些药物失活失效。

当然，并非所有的中成药都是怕热的，中药糖浆和中药乳膏就是一个例外。中药糖浆置于低温会出现沉淀、结晶，让药物浓度不均匀，导致服用时剂量不准确，影响疗效。中药乳膏剂一旦温度过低，会导致基质分层，也影响药效。这些中成药一般常温保存即可。

此外，中成药质量除受温度的影响外，还受日光、湿度、空气等影响，因此要避免将中成药放在窗台等阳光直射的地方，并需密封保存。如遇环境潮湿，应把药物置于干燥阴凉的地方保存。

这里介绍几种具体的中成药保存方法：

（1）丸剂：中药丸大都用蜂蜜和药物制成。由于蜂蜜用量较大，而药粉吸湿性又强，故容易发霉变质，所以储藏时应以防潮及防虫为主。可用玻璃瓶盛装密封后，放在阴凉、通风、干燥处，同时还要防止高温及微生物污染。

（2）片剂：药片最怕受潮，也最易吸潮。若包装不严或环境湿度大、温度高，储存不久即会发生变色、霉变、崩解、粉碎等。这样的药片服用后不仅药效大打折扣，还会引起胃肠道的不良反应。所以，中药片的储藏应采用玻璃瓶

包装，且要密闭、遮光，置于阴凉干燥处。有条件者可同时在药瓶内放入一小袋密封的生石灰或烘干的硅胶以防潮。

（3）药膏：药膏是将药材充分煎煮去渣浓缩后，加入炼蜜和炒制过的糖而制成的稠厚的半流质制剂。因药物成分与糖的比重不同，故温度过高会使药膏变稀、分层，或因发酵而腐败。贮存时应装入瓷瓶或茶色玻璃瓶密闭，并放于阴凉处。入夏则应放入冰箱内。

（4）糖浆：糖浆是内含中药成分的提取物，并加有防腐剂、芳香剂及浓蔗糖溶液。糖浆剂本身在一定程度上能抑制微生物的生长繁殖，但在较高温度的环境下，糖浆会很快酸解，产生浑浊、异味，并彻底变质。所以中药糖浆剂必须装在干燥无菌的容器中（最好装满瓶，瓶内不留空气），密闭后将瓶置于20℃以下的恒定低温环境中避光储存。

另外，中成药贮存还要注意以下几点：

（1）应密闭贮存：如散剂、胶剂、膏药、软膏、鼻用制剂、栓剂、凝胶剂。

（2）应密封贮存：如丸剂、片剂、煎膏剂、合剂、颗粒剂、胶囊剂、糖浆剂、注射剂、酒剂、露剂。

（3）应遮光贮存：如软膏剂、注射剂、酊剂、流浸膏与浸膏剂、凝胶剂、眼用制剂。

（4）应低温贮存：温度宜低于30℃的剂型有胶囊剂、栓剂。

过期的中成药还能继续使用吗？

根据我国《药典》的规定，药物的有效期一般根据药物的长期稳定性试验结果而定，即将不同时间的取样检查结果与 0 月比较，以确定药物的有效期；由于实测数据的分散性，一般应按 95% 可信限进行统计分析，得出合理的有效期；如试验没有取得足够的数据（例如只有 18 个月），也可用统计分析的方法来确定药物的有效期；若三批统计分析结果差别较小，则取其平均值为有效期；若差别较大，则取其最短的为有效期；数据表明很稳定的药物，则不作统计分析。说得通俗一点就是，药物在规定的环境下（一般都是常温、常压、普通光照、一般湿度）分解 5% 所需要的时间就是有效期。

中药的有效期和西药有所不同，专家一般认为，对中药的有效期，具体的药物要做具体的分析。比如藿香、薄荷、荆芥等中药，保存时间一长，它们所含有的挥发油就会挥发，有效成分就会降低；而黄连则可以保存 10 年以上，陈皮则是越陈越好，因为它们的有效成分比较稳定。

目前我国还没有制定符合中药本身特征和传统的有效期确定方法，但一般认为，不应生硬地套用西药确定有效期的规则。

专家认为，决定中成药有效期的关键是制剂的质量，而决定中成药制剂质量的因素很多，包括药材是否地道、药材采摘季节和时间是否合适、药材晾晒贮藏是否谨慎和认真、药材炮制是否符合规矩、煎熬程序是否符合传统流程、制剂贮藏是否符合要求等。因此，只能笼统地把握中成药的质量，很难用具体时间来判断中成药的有效期。

对于中成药如丸剂，假如是原生药或者中药提取物制成，那么即使超过有效期，在短时间内还是安全的。但一般尽量不要服用过期药物，尤其是没有单独分装的中成药，最好是算好服用时间，在有效期内或者开瓶后半年内服用完毕，可以避免不必要的安全隐患。

专家特别指出，由于保存不当而导致变质的中成药，虽然还未到有效期，也千万不要再侥幸服用，以免造成严重后果。这是因为药物上所标的有效期是指在未开封的情况下，一旦开封，药物

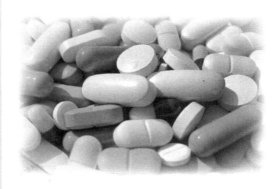

与空气接触后就会发生氧化变质，其有效期就会大大缩短。

没有规定有效期的滋补中药放久了是否能用？

临床使用的药物，并非都规定了有效期限，对于没有有效期限的药物，并不意味着可以无限期地使用，也应时刻注意药物的质量，并可从其生产批号上判断出厂时间的长短，对年代久远的药物，一般不宜继续使用。

每个家庭都或多或少贮存有一些滋补中药，那么，这些陈年补药是否还能服用，该如何鉴别呢？下面列举几种情况供参考。

（1）人参和银耳若由原来的白色或淡黄色变成米黄色或炒米色，则仍可食用；但若变成棕色或褐色，说用药物已发生质变，不能再用。

（2）党参、当归、枸杞子、虫草等若贮存不当，表面会出现"走油"现象，折断面呈深棕色或嗅之有哈喇气，如此则不可再用。

（3）十全大补丸、参茸丸、乌鸡白凤丸等多为蜜丸，有浓厚的药香，如果出现严重皱缩、无滋润光泽、潮湿发黏、嗅之有酸味或异味，说明药物已变质，

不能再用。

（4）十全大补膏、参鹿膏、参杞膏等滋补膏如果瓶口或表面产生白色或黑色真菌斑块，膏体膨胀翻泡、有异味，则不能再用。

（5）酒剂是常见的滋补剂，一般不易变质，但如包装不严，酒精挥发，出现严重沉淀、混浊或酸败变质，就不能再用。

（6）蜂王浆等糖浆或口服液滋补品如出现絮状沉淀物，甚至发酵、发酶、有异味，表明已经变质，不能再服用。

（7）一些滋补药材如已出现大量蛀粉，或发生霉变、腐烂，就绝对不能再用了。

（8）洋参丸、龟鳖丸等多为胶囊，如出现发黏、发霉、严重软化、破裂等现象，都不能再服。

总之，千万不能因为是补药，就不顾其是否变质而继续服用，结果往往是得不偿失。

如何辨别中成药是否已经变质？

通常可以通过下面几点来辨别中成药是否已经变质：

（1）观察中成药的外形：如果中成药的外形失去固定形状，如原为粉末状或颗粒状，现黏成一团或潮解成糊状，或胶囊变扁成凹凸不平，手感潮湿、粘手等，都是变质的表现。

（2）查看中成药的颜色：如果中成药的片剂、胶囊、糖衣片、水剂、糖浆等发生了明显的变色，通常是变质的表现。

（3）感觉中成药的味道：假如糖浆的味道变酸了，丸剂或片剂闻到有异味了，通常是变质的结果。

（4）闻中成药的气味：中成药一般都有自己特有的气味，如果闻到中成药有酸败、发霉的气味，通常是变质的结果。

家庭应常备哪些药物？

家庭选择备用药物的原则应是少而精，品种不宜过多，数量应适当。

（1）应备些感冒药：家中可备用

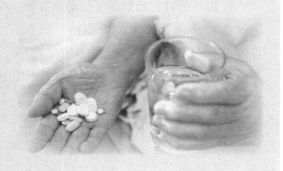

2～3种治疗感冒的药物，有3～7天量就足够了。如缓解感冒症状的板蓝根冲剂（10袋，每次1～2袋，每天3次）、新速效伤风胶囊（20粒，每次1～2粒，每天2次）。

（2）应备些消炎药：主要备用2～3种口服的抗生素，如复方新诺明（12片，每天2次，每次2片）、氟哌酸（20粒，每天3次，每次2粒）、黄连素（0.1克×30片，每天3次，每次0.2～0.3克）、先锋霉素4号（0.125克×30片，每天3次，每次0.25～0.5克），发生细菌性感染时可选服上述药物。

（3）应备些助消化药、抗过敏药、治便秘等症的内服药物：如多酶片、吗丁啉、扑尔敏、普鲁本辛、果导等，在发生不适时，对症适量使用。上述药物每种备20片就可以了。

（4）应备些止痛药：如去痛片或撒利痛，每种有10片就够用了，在有头痛、骨关节或肌肉疼痛时，临时服用一片。

（5）应备一些外用消毒药或皮肤科用药：如75％酒精棉球、红药水、2％碘酒（或PVP碘）或龙胆紫25毫升（1小瓶）、创可贴10个及高锰酸钾粉、伤湿止痛膏（或麝香止痛膏）、醋酸去炎松尿素软膏、烫伤膏等各若干。

（6）根据具体需要应准备的药物：如家中有高血压患者，应备些降血压药；

有哮喘患者，应备些氨茶碱或某些气雾剂；有失眠症者，应备些安定或舒乐安定等。

（7）应备些应季用药：夏季应增添防暑、防蚊药物，如风油精、藿香正气水、无极膏、抗敏止痒水等；冬季增添防寒、护肤药物，如防裂膏、治冻疮膏等。

（8）应备些简单医用物品：如药棉或棉签、纱布、绷带、医用胶布、体温计等。

外出旅行应带哪些药物？

在外出旅行（如出差、旅游等）时，难免会有个头痛脑热，为了防治方便，应备带些简单药物，当发生一些小病小伤时能自行处理，做到早治早愈，避免酿成大患。需备带的药物要根据旅行地点、季节、时间长短和本人健康情况而定，一般可从以下几方面考虑：

（1）防治晕动症药：最常用的是乘晕宁，在乘车、船、飞机前半小时服用，每次1～2片，每片50毫克。

（2）防治胃肠道感染药：出外旅行时饮食卫生很难讲究，稍不注意就会腹痛、腹泻、呕吐，因此可备带些黄连素、氟哌酸等。

（3）防治感冒药：由于旅途疲劳和对气候的不适应，很容易患感冒，可备些可解除不适症状的药，如酚麻美敏宁、感冒清热冲剂等。

（4）抗过敏药：因环境改变会出现水土不服，特别是过敏体质者，身上可能出现许多红色疹块，通常是荨麻疹，可带些扑尔敏、息斯敏等。

（5）外用药：外出游山玩水难免有个磕磕碰碰，因此要带点消毒纱布、脱脂棉、创可贴、止痛膏（或喷雾剂）、消毒药水（乙醇棉球、PVP碘）等。

（6）防暑药：夏季外出易中暑，应带上风油精、藿香正气水等防暑药，还应带上防蚊虫叮咬和止痒消肿的药物，如无极膏。

（7）止痛药：如撒利痛、去痛片和解痉止痛药颠茄片等。

（8）其他：有些特殊疾病的患者，应随身携带自己常用的药物，如高血压者应带降压药。

长途外出时，药带多了行动不方便，因此选择药物时要掌握少而精的原则，最好是具有用法简单、疗效良好、携带方便的药物，同时还应注意保管好，以防受潮、污染而变质。

家庭备用的医药器械如何消毒？

家庭小药箱里备用的剪刀、镊子、棉棒、纱布、绷带、制备乙醇棉用的脱脂棉及贮存这些物品的铝盒、瓶子等均需洁净无菌，否则反而会污染伤口。如何做到洁净无菌呢？家庭采用蒸气消毒法最为方便。

将欲消毒的物品放在铝锅、不锈钢锅、搪瓷锅及高压锅等容器内，待水烧开后再蒸45分钟（高压锅20分钟），即可达到灭菌消毒的目的。

在蒸气消毒操作时应严格注意以下几点：

（1）蒸煮的锅、屉及剪刀、镊子、铝盒、瓶子应先用洗涤剂洗刷，并用清水冲洗干净，不得有油渍污迹。

（2）制备消毒棉必须用药店购来的脱脂棉，不能随意用其他棉花代替。

（3）纱布、绷带、卫生棉等为了避免蒸后潮湿，可放在加盖铝盒内蒸气消毒。

（4）剪刀、镊子、瓶子等可用洁净白纱布（医院称为敷料）包好再蒸。

（5）进行瓶子等玻璃器皿消毒时，锅内不可直接加入热水煮沸，而应加入冷水逐渐加温至沸，以防瓶子裂损。

（6）消毒好的物品应放在消毒的铝盒、敷料布包内保存，以免污染。

（7）剪刀、镊子及用来拔刺的针，用前可再用消毒酒精擦拭一下。